『化粧品科学へのいざない』シリーズ　第5巻

化粧品そぞろ歩き

坂本一民、山下裕司［編］

薬事日報社

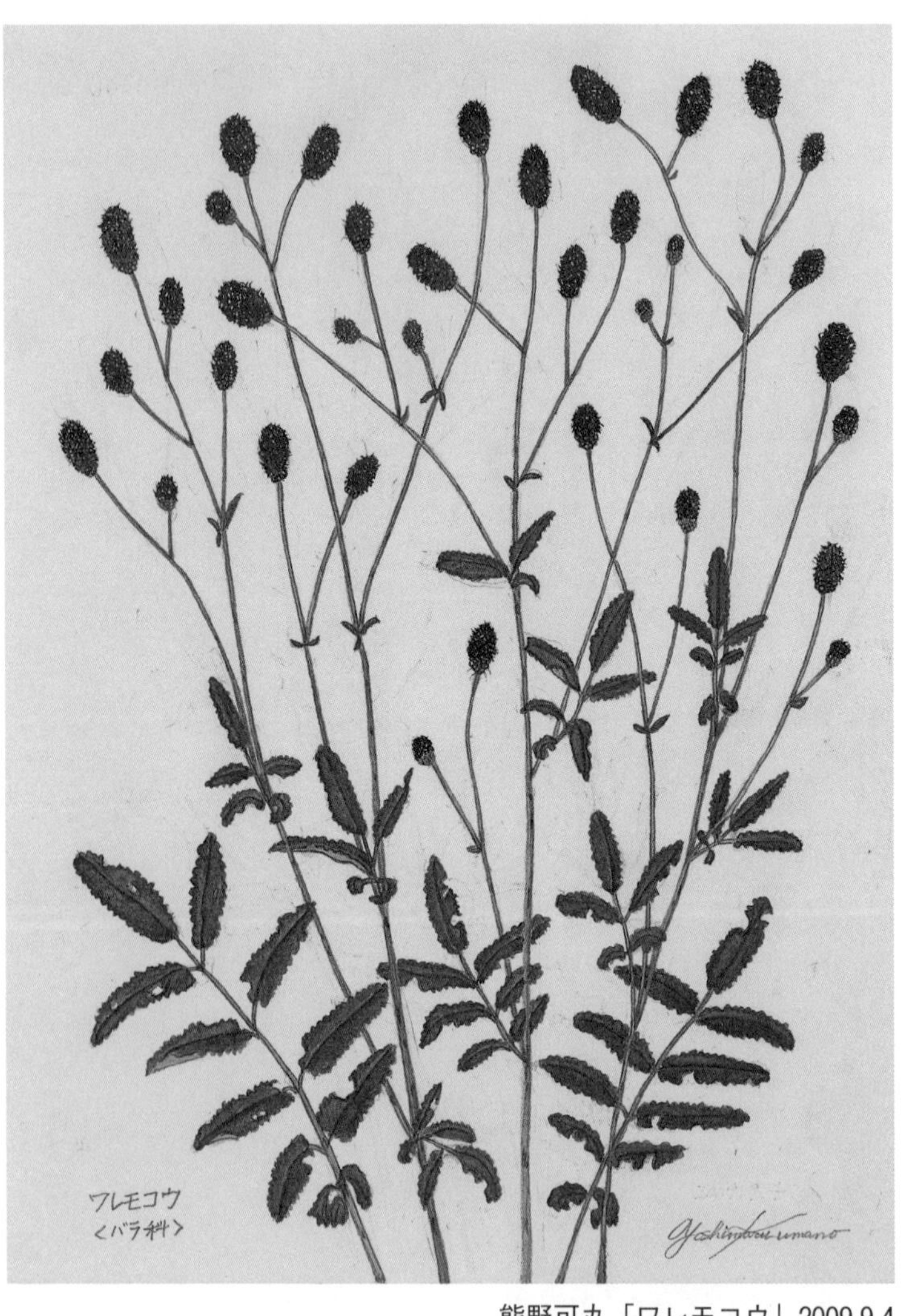

熊野可丸「ワレモコウ」2009.9.4
水彩画ボタニカルアート

シリーズを終了するにあたって

坂本一民・山下裕司

第1巻の序文で述べた様に、本シリーズはElsevier社から出版した“Cosmetic Science and Technology：Theoretical Principles and Applications”のうち日本の著者の方々が担当された章を、異なった視点で編集し直し5巻のそれぞれ手にしやすいサイズと分量の本として出版してきた。あわせて、次に示す本シリーズオリジナルの章およびコラムを適宜組み込んだ。

第2巻第8章　化粧品の製造と製造装置　高木和行
　コラム1　毛髪における濡れのピン止め効果の実感　辻井　薫
　コラム2　平衡接触角とは　辻井　薫
　コラム3　界面活性剤の吸着によって表面(界面)張力は何故下がるのか?　辻井　薫
　コラム4　疎水性相互作用　辻井　薫
　コラム5　物質の5態と液晶　辻井　薫

コラム6　界面活性剤ベシクルが発見されたころ　辻井　薫
第3巻コラム1　幻の脂質、オメガ－O－アシルスフィンゴミエリン　内田良一
コラム2　紫外線としみの裏話　安藤秀哉
第4巻第8章　化粧品分析　高橋　守
コラム1　重水　福井　寛
第5巻コラム1　マイクロエマルションの型を理解するための豆知識　渡辺　啓
コラム2　きめ細かい泡は、皮脂洗浄力と皮膚への優しさを制す?　坂井隆也

以上の様に、当初の企画に対し巻ごとの思いを込めた編集ができた満足感がある一方で、化粧品という多様な製品群を擁し、支える科学技術の分野も極めて広範であるテーマを十分カバーできたとは言い難い心残りもある。

振りかえってみれば第1巻刊行からすでに4年目に入り、この間も科学技術の発展や化粧品を取り巻く社会環境の変化は著しい。従って、ここでひとまずシリーズを完了としたい。もし、本シリーズが読者各位のご支持を頂けて、将来的に世の中の進歩・変遷に合わせた改定の機会に恵まれた際には、本シリーズで取りこぼしたテーマも含めての見直しをしたいと

思う。

最後に本シリーズの完了にあたり、ご執筆頂いた著者の方々、編集・制作にご尽力頂いた薬事日報社の方々に深く御礼申し上げます。

第5巻のまえがき

坂本一民

本シリーズの第1巻から第4巻では、化粧品という生活に身近な製品が成り立つための社会的要請、基盤となる科学技術、使用対象である皮膚（肌）・毛髪とのかかわり、製品を構成する成分について順次まとめてきた。本巻は、最終巻として化粧品そのものについて整理し考える趣旨で「化粧品そぞろ歩き」のタイトルとした。第1章から4章には主要な化粧品の種類別にそれらの分類や使用目的および期待される機能について、製品の研究開発および用途評価に詳しい専門家に執筆をお願いした。さらに、本シリーズのタイトルである「化粧品科学」の視点から、第5章に科学技術史、第6章は製品の構造解析を収載した。

第1章は「スキンケア化粧品」の題で渡辺啓氏に執筆頂いた。本章では、スキンケア化粧品の最も重要な役割は「皮膚が自ら健康になろうとする力を引き出すことであり、理想的な皮膚の状態に近づくことを助けるもの」との観点から、スキンケア化粧品の製剤化における、「モイスチャーバランスの基本である水、油および保湿剤という物理化学的には必ずしもお互いに混ざり合わない成分を、いかに目標とする剤型に仕立て上げ、安定性を確保し、使用感触の心地よいものに作り上げるか」について、分かり易く解説されている。さらに、乳化および可溶化についての原理的違いを分かり易く説明の上で、乳化という本来不安定な配合物を、目的とする商品形態や安定性のものに作り上げるための基礎知識と応用上のヒントに満ちた内容がコンパクトにまとめられている。これら概論と合わせて、界面科学者としてのこだわりを持ってユニークな製品開発を続けておられる渡辺氏ならではの視点から、科学に裏付けられた技術開発の一例を取り上げて頂いた。さらに、関連のコラム「マイクロエマルションの型を理解するための豆知識」もご担当頂いた。

第2章は「メークアップ化粧品」について中村直生氏に執筆頂いた。本章では、メークアップ化粧品に関する基礎知識として、その種類（剤型、使い方など）、見た目を変える化粧品としての仕上がり効果（ソフトフォーカス、自然な仕上がり、カバーリングなど）、およびメークアップ化粧品の使用に付随する課題（化粧持ち、紫外線防御、保護効果など）について網羅的かつ分かり易く解説されている。さらに項目ごとに、なぜそれぞれの機能が求められ、どうすればそれが叶うかという点をサイエンスとしての本質から平明に説明してある。特に光とイメージに関心の高い読者にとっては、より深く学ぶヒントに満ちた、楽しんで読める章となっている。

第3章は「ボディケア化粧品」の題で坂井隆也氏に執筆頂いた。本章では、まずボディケア化粧品についてそのカバーするカテゴリーの大きさを述べた上で、最も重要かつ市場規模の大きい身体洗浄料について詳しい解説がなされている。数千年の歴史を持つ石鹸の洗浄剤としての応用の歴史について文化や生活環境を背景とした説明のうえで、身体洗浄剤として求められる機能（洗浄力、泡立ち、使用感、洗いあがり後の感触、マイルド性など）について、合成洗剤の登場とその主力界面活性剤としての確立などの歴史的な背景や消費者の求める性能との関連を交えて論じられている。さらに、泡立ち、洗浄力、安全性などの性能向上のための補助界面活性剤の効果についても、それらが求められる市場ニーズにも触れつつ作用機構にも踏み込んで解説されている。さらに、洗浄性・マイルド性という従来二律背反と思われていた特性について、近年見直されている泡を活かし、両機能を同時に向上させる技術を紹介いただいた。関連してコラム「きめ細かい泡は、皮脂洗浄力と皮膚への優しさを制す?」で泡に関する最新のユニークな取り組みについて執筆頂いた。

第4章は「ヘアケア化粧品」の題で楊建中氏に執筆頂いた。本章はヘアケア化粧品の種類とその目的についての概要を説明の上で、ヘアクレンジング、コンディショニング、スタイリング、カラーリング、およびパーマネントウェーブについての主な機能とメカニズムが説明され、それぞれの目的別の製品の分類や主な成分とそれらの役割が分かり易く解説されている。楊氏はＰ＆Ｇ社の神戸研究所で世界に向けたヘアケア製品の開発を担当されたのち独立し、ヘアケア製品開発に関連した処方提供や情報発信をされており、グローバル視点から、異なる市場ニーズや使用習慣に対応するためのヘアケア化粧品開発の考え方にも触れている。

第5章は「ＩＦＳＣＣ受賞論文からみる化粧品研究開発のトレンド」の題で南野美紀氏と神田不二宏氏に執筆頂いた。本章はＩＦＳＣＣの役割である「化粧品の科学・技術の進歩とそれに携わる人々の専門性の水準の向上を目指すというミッション」として最大の事業である、ＩＦＳＣＣ世界大会および中間大会における受賞論文に焦点をあて、発表テーマの変遷、受賞論文についてまとめられている。本章によって化粧品科学の国際的な発展の推移とこれに対する日本の化粧品技術者の多大な貢献が定量的に明らかにされており、日本の化粧品産業の更なる発展と、これを導く化粧品に関する科学技術の目指すべき方向性を考える上で有用な指針となろう。

第6章は「製品の構造解析」の題で山下裕司、坂本一民の共著としてまとめた。複雑な配合製品である化粧品が期待通りの性能を発揮するためには、商品コンセプトに合致する特性であるか否かの判定が極めて重要である。伝統的には製品を使ってのヒトによる性能評価、種々の保存条件での長期的な安定性の確認など時間と手間がかかる方法が中心であった。一方、現代の優れた分析機器の活用で、短時間でより詳細に製品の構造や性質を判別できるようになった。しかしながら、データの詳細な解析はそれぞれの機器の原理や解析法に熟知しないと困難である。本章では種々の分析機器を駆使した化粧品の構造解析をする上での基礎知識と応用例について分かり易く解説した。

なお、本巻には前述の二つのコラムと合わせて、前巻に引き続き熊野可丸氏のご好意で、挿絵として「ワレモコウ」の水彩画ボタニカルアートをご提供頂いた。

本巻のあとがきはシリーズ全体のまとめの意味も込めて、第4巻と第5巻に挿絵をご提供頂いた熊野可丸氏にお願いした。熊野氏は第5章184頁に紹介されているように日本人として初のIFSCC Congressの最優秀論文賞を受賞され、その後の世界をリードする日本の製剤化技術を世界に示す先駆的業績をあげられた方であり、シリーズのまとめにふさわしい化粧品技術者としての矜持を書いて頂いた。

第5巻　化粧品そぞろ歩き　目次

第1章　スキンケア化粧品　渡辺　啓

第2章　メークアップ化粧品　中村直生

第3章　ボディケア化粧品　坂井隆也

第6章　製品の構造解析　山下裕司、坂本一民

第5巻のあとがき　熊野可丸

第1章

スキンケア化粧品

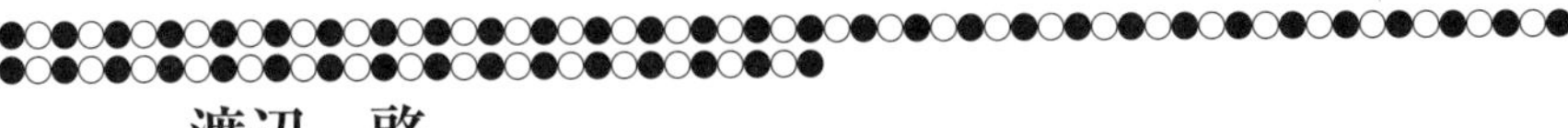

渡辺　啓

1　スキンケア化粧品の機能

スキンケア化粧品の最も重要な役割は、「皮膚が自ら健康になろうとする力、すなわち生体の恒常性維持能力（ホメオスタシス）」を引き出すこと、である。そして、その結果、理想的な皮膚の状態に近づくことを助ける。理想的な皮膚の状態とは、様々なケースがあるが、例えば「なめらかで、しっとりとしており、はりがあり、しわがなく、色むらのない、均一な状態」などである。

皮膚は上部から内部に向かって、表皮、真皮、皮下組織の3層から構成される。表皮の最上部には20㎛ほどの厚みの角層が存在する。角層の主な構成成分は、水、脂質および天然保湿因子（NMF）である。脂質は脂肪酸、コレステロール、セラミドなどから構成される。NMFは表皮の深部に由来し保湿効果を有する成分であり、主成分はアミノ酸である。

角層での保湿機能に問題が生じた場合には、角層の主な構成成分である水、脂質、NMFを模した油や保湿剤の3成分を適切に選択して与えることによって、ホメオスタシスを助けることが有効である。この概念はモイスチャーバランスと呼ばれ、スキンケア化粧品を構成する成分および量を選択する際に非常に重要である(1-3)。

スキンケア化粧品が皮膚上に展開すると、疑似的な角層とも言える膜が形成し、ここからグリセリンなどに代表される保湿剤および水が角層に浸透し、ワセリンなどの半固形油や流動性の油が角層からの水分の蒸散を防ぎ（オクルージョン効果と呼ぶ）、皮膚本来の働きを助け理想的な皮膚の状態に近づける。

スキンケア化粧品の製剤化においては、モイスチャーバランスの基本である水、油および保湿剤という物理化学的には必ずしもお互いに混ざり合わない成分を、いかに目標とする剤型に仕立て上げ、安定性を確保し、使用感触の心地よいものに作り上げるかが重要となる。伝統的には製剤化は匠の技として伝承されてきたが、今では界面科学に基づき現象を捉え・解析した上で様々な技術が開発され、処方に生かすことができるようになっている。

2　スキンケア化粧品の構成成分と技術

スキンケア化粧品の製剤を構成するためのキーテクノロジーは、水と油を均一化、安定化する乳化・可溶化技術である。保湿剤は水溶性のものがほとんどであるため、正確には保湿剤水溶液と油を均一で安定な状態に保つ技術がキーであるといえる。乳化による生成物が乳化物（エマルション）であり、可溶化により生成する溶液が可溶化物（マイクロエマルション）である。

スキンケア化粧品はおおまかに化粧水、乳液、クリームに分類される。これらは配合されている油、保湿剤の量が異なる。

化粧水には、油がほとんど配合されておらず、保湿剤水溶液と薬剤、安定化剤および香料が主たる構成成分である。油溶性薬剤や香料を配合するためには、水溶性の界面活性剤が構成するミセルと呼ばれる会合体を用いた可溶化技術が使用される。界面活性剤の濃度はおおよそ油溶性薬剤と香料の総量の5～10倍程度である。保湿剤の濃度は5～20％程度である。オクルージョン効果のために化粧水に油を少量（0・1～1％程度）配合することがあるが、この場合には後述の微細乳化と呼ばれる方法で100㎚～1㎛程度の油粒子を生成させ、水中に安定分散させる。

乳液には油が2％～25％程度配合されており、保湿剤も5～20％程度配合されている。薬剤、安定化剤なども配合される。油の配合量が多いため、微細乳化は困難であり、界面活性剤を乳化剤として用いて乳化物を形成し、さらに粘度を高めることにより安定化を達成する。このための増粘剤なども配合される。界面活性剤の配合量は1～5％程度であり、増粘剤は0・1～1％程度配合される。近年、増粘剤に界面活性剤のような両親媒性を付与し、増粘効果と乳化能を合わせ持ったものが頻繁に使用されている。

クリームには油が10％～50％程度配合されており、保湿剤も5～30％程度配合されている。水中油型（O／W）だけでなく、油中水型（W／O）のものも存在する。クリームは油の配合量が極めて多いため、弾性的な性質を付与することによって安定化を達成している。

水中油型乳化物において、このような弾性を与えるために、しばしば活用されるのがα型水和結晶である。クリームに用いられるα型水和結晶は、界面活性剤、高級アルコールおよび水からなる場合が多い。α型水和結晶の構造は以下のとおりである。長周期構造は界面活性剤と高級アルコールからなる2分子膜の積層構造を形成し、親水基間には水を可溶化して親水面と親水面の間隔が広がっている。副格子構造としては、界面活性剤と高級アルコールのアルキル基が六方晶型（α型と呼ぶ）に充填している（図1）。

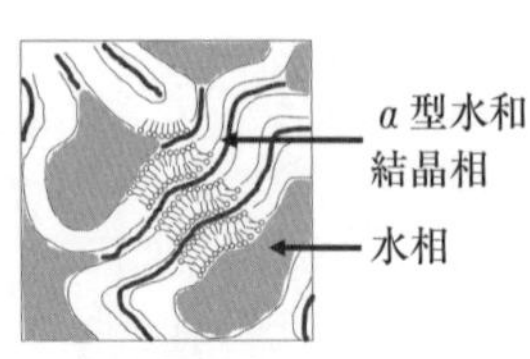

α型水和結晶と
過剰水相による
２相状態

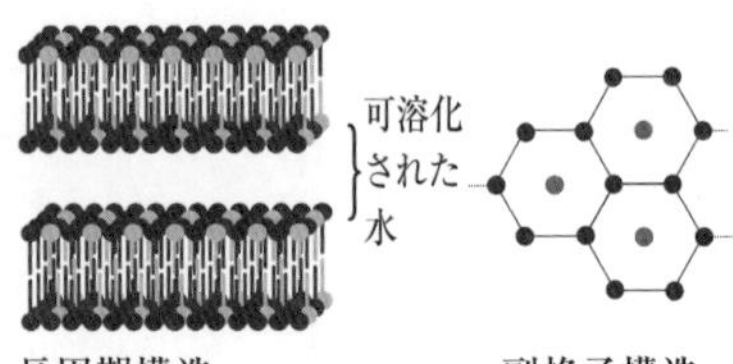

長周期構造

副格子構造

図１　α型水和結晶相のミクロ構造

さらに、興味深い挙動として、親水面と親水面の間に水を可溶化できるタイプのα型水和結晶は大量の水を均一に保持することができる。このとき、水を可溶化したα型水和結晶は水中で縦横無尽に広がりネットワークを形成している。このネットワークは連続構造であるので、水滴をネットワーク中に保持することができる。連続構造体による溶媒の不動化、すなわちゲル状態になっていると言える。このため、αゲルと呼ばれることが多い。ただし、この状態は正確にはα型水和結晶と親水基間に可溶化できない過剰な水相の2相共存系である。

この系中には多量の油滴を安定に保持することができる。このように安定化されたO／W乳化物をαゲル乳化と呼ぶ。また、高級アルコールやワックスなどの微細結晶や金属酸化物の粉末、有機粉末などを安定に保持することができる。これらの成分は使用感触やスキンケア効果の調整、日焼け止め効果の付与などに重要である。これらの保持能にはαゲルの弾性的な性質が寄与している。

油中水型の乳化物においては、有機変性粘土鉱物によるオイルゲルを使用したり、水粒子の充填により弾性的な性質を付与することがある。

3　可溶化

界面活性剤などが溶媒中で形成するミセルなどの会合体を用いて、本来、溶媒に溶けない物質を溶かす現象が可溶化である(4)。スキンケア化粧品に用いられるのは水中に形成したミセルである。水中におけるミセルは、界面活性剤親水基を外側に、親油基を内側に向けて集合している。油中では親水基と親油基の位置関係が逆になった逆ミセルが生成する。逆ミセルはスキンケアオイルやオイルタイプのメイク落とし(5)などに用いられることがある。ミセルのサイズは数nmから数10nm程度である。水中におけるミセルは内部に集合した親油基近辺に油を溶かすことができる。ミセルによる可溶化によって生成した溶液をマイクロエマルションと呼ぶ。

マイクロエマルションは１９４０年にSchulmanによって見出され、系統的な研究が開始された(6)。光学的に等方性であり、その外観は完全に透明か、僅かに青色の散乱光を呈する。そのため、発見当初は光の波長より小さなエマルションの分散系であると考えられ、マイク

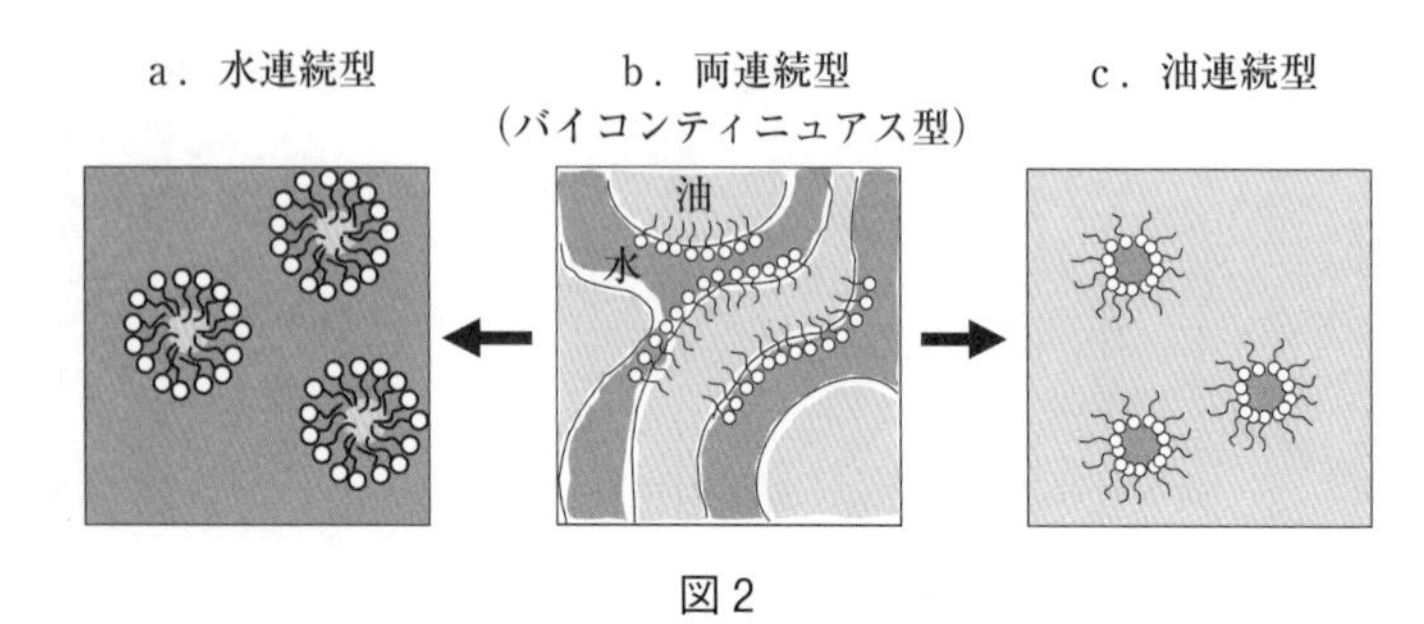

図２

ロエマルションと命名されたが、その後の研究により、マイクロエマルションはミセル水溶液中に油、または逆ミセル油溶液中に水を可溶化した熱力学的に平衡な系であり、熱力学的非平衡系である小さなエマルション（微細乳化）とは本質的に異なることが明らかにされた。ここで熱力学的に平衡とは、温度、圧力が変化しない限り、当初の状態が変化しないことを示す。

可溶化技術の中で非常に興味深いものとして、バイコンティニュアスマイクロエマルションがある。これは、ミセルを形成する界面活性剤の会合数が増加し、無限会合となることで水および油の両者が連続構造となったものであり（図２）、両連続型マイクロエマルションとも呼ばれる。バイコンティニュアスマイクロエマルションはメイク落としに使用されている(7)。

可溶化を成立させるもっとも基本的な条件は、界面活性剤と被可溶化物質の最適な組み合わせを見出すことである。例えば、シリコーン油を可溶化する場合には、ジメチルシロキサンを親油基として有する界面活性剤を用い、炭化水素油を可溶化する場合にはアルキル基を親油基として有する界面活性剤を用いる。また、香料成分のような分子量が小さく極性を有している分子を可溶化する場合は、プロピレンオキサイドが親油基として好適なことが多い。

さらに、界面活性剤のＨＬＢ（親水性－親油性バランス）を制御することで、同一の界面活性剤濃度であっても可溶化量を高めることができる。ＨＬＢが釣り合った付近で可溶化量は最大となる。ＨＬＢを釣り合わせる方法としては、エチレンオキサイド系の界面活性剤の温度を変化させる方法がある。すべての界面活性剤に有効な方法として、アルコール（グリコール含む）を添加する、コサーファクタントと呼ばれる両親媒性物質を添加するなどの方法がある。

4　微細乳化

化粧水に使用できる微細乳化としては、マイクロエマルションからのナノサイズエマルション調製法がある(8)。

まず、水溶液中に油を可溶化したマイクロエマルションの生成する領域が室温より高温に出現するよう油およびエチレンオキサイド系界面活性剤を選択する（図３）。マイクロエマ

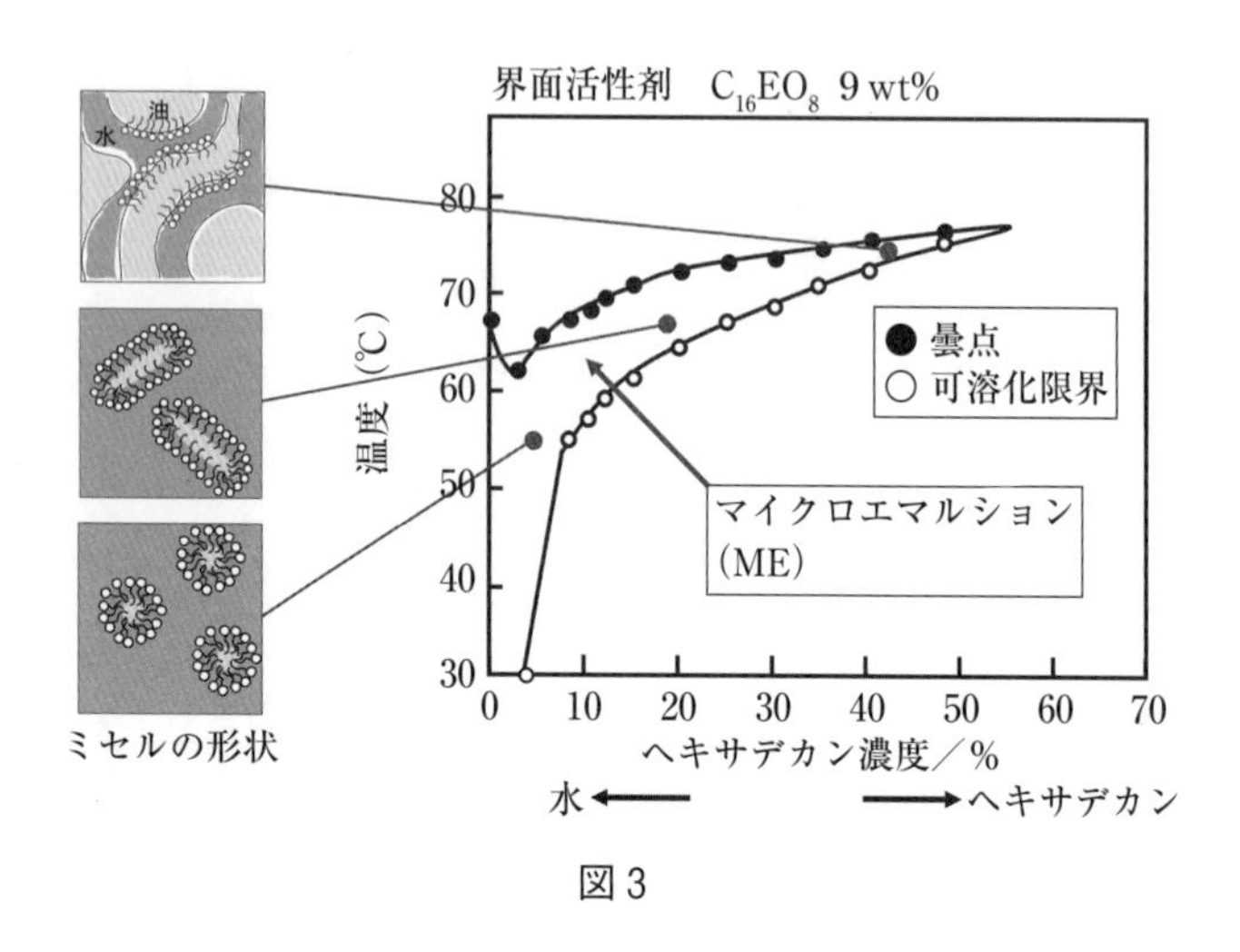

図３

ルション領域においては油を可溶化したミセルが水中に分散している。この溶液を冷却するとマイクロエマルション領域から外れ、マイクロエマルションと過剰な油の2相領域に入り、油が分離するはずである。ところが、冷却速度が速い場合（急冷）に限って、マイクロエマルションのような透明な外観で分散状態が保たれる。

この溶液はマイクロエマルションの粒径をそのまま維持した微細乳化物であり、透明ではあるが、分類としてはエマルションである。そのため長期間の保存後には2相に分離するが、粒子径が極めて小さいため実用上問題のない程度の安定性を有していることが特徴である。

5　乳化

お互いに溶解しない2種類の液相の一方を、もう一方に液滴として分散させることを乳化と呼ぶ。2種類の液相はほとんどの場合、水と油であるが、近年、水と水により膨潤したポリマー、フッ素系油とアルキル油などの興味深い組み合わせも研究されている。

液滴のサイズはおおよそ0・1～100㎛程度である。油滴が水に分散したO／W型、内と外の関係が逆転したW／O型が主に存在するが、さらに複雑な多重エマルションとしてO／Wエマルションが油相中に分散したO／W／O型(9)やW／Oエマルションが水相中に分散したW／O／W型も存在する。

エマルションを生成させるには一方を他方に分散する必要がある。このとき、両者の接する界面積は大きくなる。混ざり合わない2つの液相間には界面張力が存在している。界面張力と界面積の積により定義されるのが界面自由エネルギーであり、界面自由エネルギーを小さくする方向に自発的な変化が生じるので、界面は小さくなろうとする。これによりエマルションは時間変化とともに液滴のサイズが増大し最終的に相分離に至る。

エマルションの生成に際しては、界面自由エネルギーを増加させなければならない。したがってこれに相当する仕事（エネルギー）を外部から与える必要がある。一般的にはこのときホモジナイザーなどの機械的なエネルギーを活用する。界面自由エネルギーは界面張力と界面積の積により定義されるので、液相間の界面張力を小さくすれば与える仕事量を小さくしても同等の液滴サイズを得ることができる。つまり、界面張力が小さいときに同一の仕事量であれば小さな乳化粒子を得ることができる。界面張力を下げるために配合されるのが界面活性剤である。

界面張力が小さいことはエマルションを生成させる際には好都合であるが、エマルションの初期状態を長期間維持すること（エマルションの安定性）に好都合であるとは限らない。すなわちエマルションの生成とエマルションの安定性は区別して考える必要がある。

エマルションの安定性を考えるうえでは、不安定化のプロセスを知ることが役に立つ。エマルションの不安定化過程としては、クリーミング、凝集、合一、オストワルド熟成が知られている。

クリーミングは分散相と連続相の比重差により、内相の粒子が浮上または沈降する現象である。浮上および沈降の速度を求める式としてストークスの式が知られている。

$$V = 2gr^2\Delta\rho / 9\eta$$（ストークスの式）

ここで、Vは粒子の移動速度、gは重力加速度、rは分散相粒子の半径、Δρは分散相と連続相の密度差、ηは連続相の粘度である。この式から、分散相粒子の半径は速度に2乗で寄与するため、粒子径を小さくすることが非常に有効であることが判る。

凝集は複数の粒子が寄り集まる現象で、クリーミング速度の上昇や合一につながる。イオン性界面活性剤による静電反発の利用、親水基の長い非イオン界面活性剤によるエントロピー反発の利用が有効である。

合一は複数の粒子が接触した際に融合して粒子径の大きな新たな粒子を形成する現象である。連続相の粘度を高めて接触を防ぐことや、会合体を界面に吸着させ接触した場合でも合一しないようにする方法がある。

オストワルド熟成は半径の小さな粒子から構成成分が連続相に溶け出し、大きな粒子中に再度溶け込んだ結果、小さな粒子が消失して大きな粒子が増える現象である。内相の構成成分を外相への溶解度の低いものとする方法が有効である。例えば、O／W乳化の場合は、油の極性を下げるなどの方法である。また、粒子径が数μm以上の大きなエマルションにおいては、オストワルド熟成は著しい不安定化を引き起こすほどの影響はないとされている。

6　乳化法

エマルションは組成が同じでも調製方法によって状態（乳化粒子径、粘性率など）が異なる。そのためエマルションをスキンケア化粧品として活用する際には、目的に応じた乳化法を選択することが必要である。多くの場合、乳化法は安定性を向上させることに主眼が置かれている。これはエマルションが熱力学的非平衡系であるためである。また、最近では塗布後に形成される膜の状態を好ましく制御する目的で乳化法が選択されることもある[10]。

O／Wエマルションの調製法としては、転相温度乳化法[11]、D相（界面活性剤相）乳化法[12]、液晶乳化法[13]などがある。

転相温度乳化法は篠田らにより考案された方法で、ポリオキシエチレン型の親水性非イオン界面活性剤の性質をうまく利用した方法である。ポリオキシエチレン型親水性界面活性剤は温度が低いときには親水性が高く水中でミセルを形成する。一方、高温では親水性が低下して油中で逆ミセルを形成する。この結果、乳化物の乳化型は低温および高温では、それぞれO／WおよびW／Oとなる。この中間にあり乳化型が逆転する温度を転相温度と呼ぶ。転相温度付近においては油水間の界面張力が極小となるため、この温度で乳化すると小さな乳化粒子が得られる。ただし、転相温度付近では低温状態に比べ、界面活性剤は親水性が低下しているため、O／W乳化物を初期状態のまま維持するのに適しておらず、不安定である。そこで乳化後、速やかに冷却することで界面活性剤の親水性を回復し安定化を図る。この転相温度乳化法はエマルションの調製と安定化を温度制御により最適化する優れた方法である。

W／O型のエマルションの調製法としては、アミノ酸ゲル乳化法(14)、液晶乳化法、有機変性粘土鉱物による乳化法(15)、水酸基を有する界面活性剤による高内水相W／O乳化法(10)などがある。

有機変性粘土鉱物による乳化法には、水溶性粘土鉱物（モンモリロナイトなど）に親油性のカチオン性界面活性剤を吸着させて得られる有機変性粘土鉱物を用いる。水溶性粘土鉱物は水に分散して粘性を与えることができるが、これを有機変性すると油に分散して増粘する性質が付与される。有機変性粘土鉱物と油によって生成するオイルゲルに適切な界面活性剤を加え、さらに水を加えて乳化粒子として保持することでW／Oエマルションが得られる。

W／Oエマルションの調製においては、外相である油を増粘するゲル化剤がキーとなる。油の種類は多様なことから、使用する油との相性の良いゲル化剤を選択することが必要である。その際、原子団、分子量、網目構造形成のメカニズムなどを考慮する。また、界面活性剤の選択も重要である。界面活性剤は親油性が高く、オイルゲル構造に悪影響を与えないものを選択する必要がある。

7　最近のスキンケア化粧品のO／W乳化技術の進化

科学に裏付けられた技術開発の一例として、先に述べたα型水和結晶によるαゲル乳化をさらに進化させたステアロイルメチルタウリンナトリウム／高級アルコール／水系で生成するα型水和結晶をゲル中の水のキャラクタリゼーションの観点で深耕した我々の研究を紹介する。

α型水和結晶は界面活性剤の会合体（水和結晶）の1種であり、高粘性で滑らかな白色の外観を呈する。クラフト温度以下の界面活性剤／水系において生成する。さらに界面活性剤のクラフト温度以上においても界面活性剤に高級アルコールを混合することにより生成する[17]。α型水和結晶の長周期構造は、2分子膜の繰り返し構造（層状構造）になっている。また、親油基の充填構造（副格子構造）は六方晶型（α型）になっている。親水面と親水面の間には多量の水が平衡的に可溶化されている。

α型水和結晶の実用を考えるうえで重要な因子として、融点及び粘性率があげられる。この観点からの研究は古くから広く行われてきた。その結果、高級アルコール、界面活性剤と水から構成されるα型水和結晶は、高級アルコールと界面活性剤の混合比により、その性質が大きく変化することが知られている。

例えば、ヘキサデカノール／オクタデシルトリメチルアンモニウムクロリド（ＯＴＡＣ）／水３成分系で生成するαゲルについてＤＳＣ（示差走査熱量計）測定により詳細な検討が行われ、ヘキサデカノール／ＯＴＡＣのモル比が３／１に達すると、融点が高いα型水和結晶を形成すると報告されている[17]。

α型水和結晶は水中でネットワークを形成し、溶媒をゲル化することができる[18]。たとえば、α型水和結晶の親水基間に可溶化できる量を超えて水が含まれる系、すなわち相平衡的にはα型水和結晶＋過剰な水相の２相状態においても、外観上、均一なゲル状態を呈することが多い[19, 20]。さらに、αゲル＋過剰な水相が構成するゲル中に油を乳化し、均一なゲル状態とすることができる。このα型水和結晶＋水＋油の３相からなる均一なゲルは、弾性的な性質のおかげで水と油の均一混合状態を長時間維持できることから、スキンケアクリーム、シャンプー、リンス、外用薬などの工業製品に用いられている。

長時間にわたってαゲルとその他の成分の均一混合状態が維持されるためには、十分な量のα型水和結晶が系内に存在し、ネットワークの構造が変化しないことが必要である。しかし、前述のように高級アルコールと界面活性剤の混合比に着目した研究は存在したが、もう

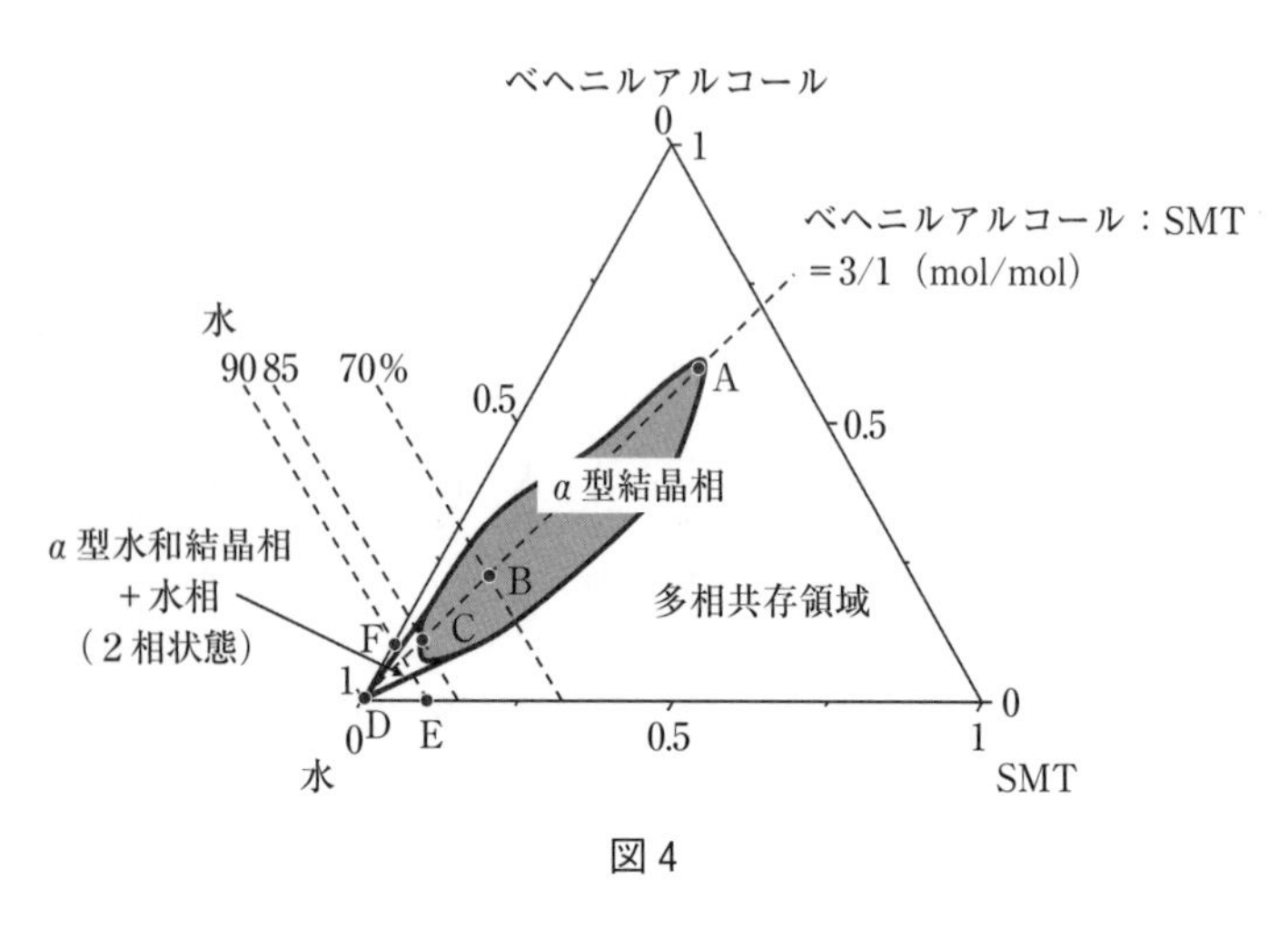

図４

一つの重要な成分である水の濃度変化に伴うα型水和結晶量、過剰な水相の量、およびネットワーク構造変化に着目した研究は知られていない。

本研究では、ステアロイルメチルタウリンナトリウム（ＳＭＴ）／ベヘニルアルコール／水系で生成するα型水和結晶（図４）を検討の対象とし、ベヘニルアルコール／ＳＭＴ比に加え、水濃度の点からキャラクタリゼーションを行った。さらに、ＮＭＲ（核磁気共鳴装置）による自己拡散係数測定[21]によりα型水和結晶の親水基間に可溶化された水、およびα型水和結晶のネットワーク構造により保持された過剰な水相のキャラクタリゼーションの可能性について検討を行った。

まず、水の濃度変化に伴うαゲル面間隔の変化を調べた。ベヘニルアルコール／ＳＭＴ比が３／１（mol／mol）において、水濃度の変化に伴うα型

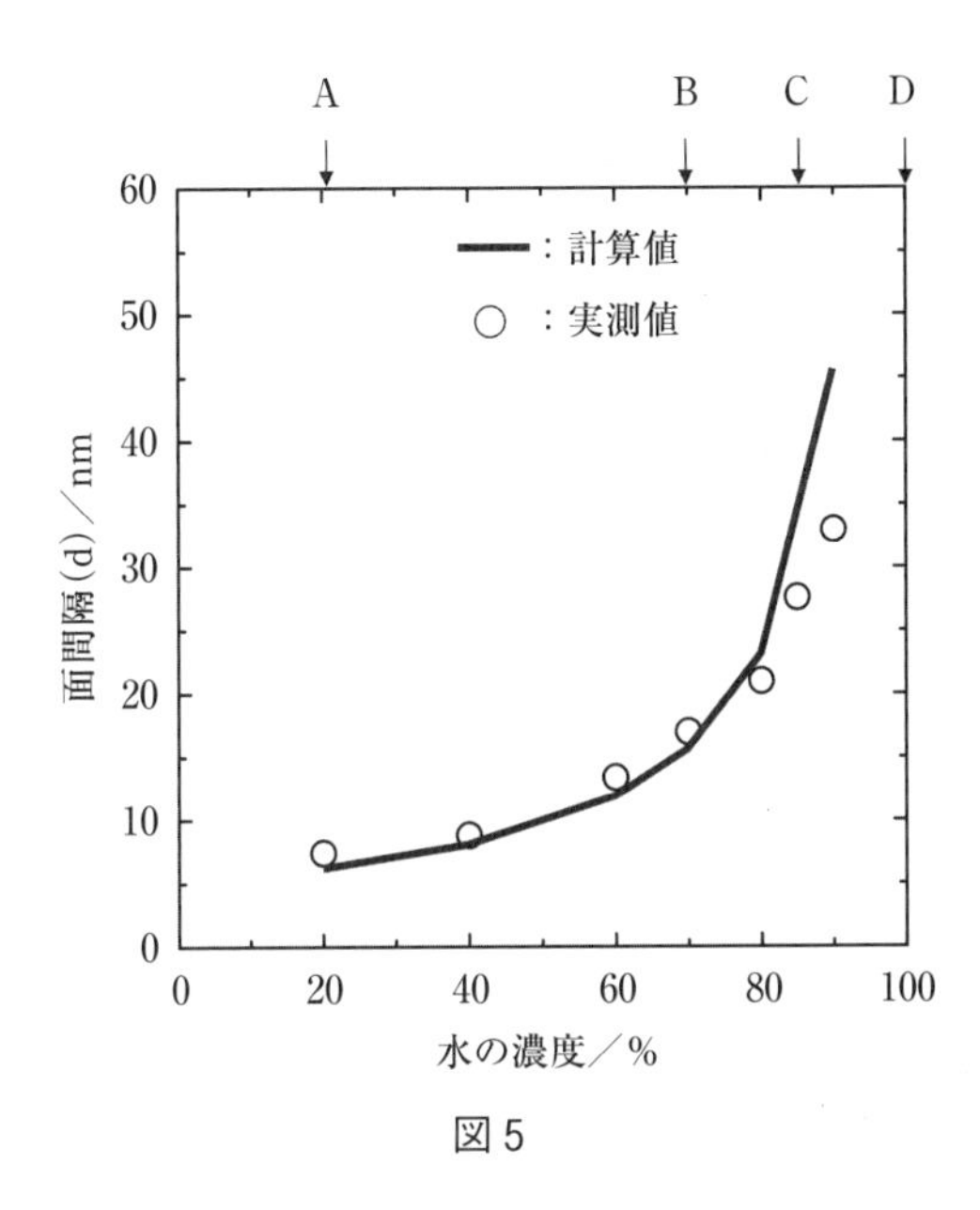

図5

水和結晶、およびα型水和結晶と過剰な水相が構成するゲルの面間隔を測定した結果を図5に示す。プロットは小角X線散乱測定による実測値を示す。水濃度がもっとも少ない20%においては、面間隔は8nm程度であったが、水濃度の増加に従い面間隔は拡大し、2相領域との境界線付近の水濃度85%においては約28nmもの値を示した。SMTの親油基であるステアリル基の長さを2nmと仮定すると、2分子膜（計4nm）ととなり合う2分子膜の間に24nmもの水の層が存在している。これはα型水和結晶が結晶でありながら界面活性剤会合体としての性質を有することを示す一例といえる。

一方、実線は以下の式によって求めた理論値である。

$$d = 2\ell\{(\phi/\rho) + (1 - \phi)\}/(\phi/\rho) \quad (1)$$

ここで、dは面間隔、ρは親油基の比重であり、ここではアルキル基であるため0・9g／㎤とした。ℓは親油基の長さであり、2㎚とした。φは界面活性剤と高級アルコールの合計量が系に占める重量分率である。理論値と実測値は水濃度が20％から80％までの1相領域の範囲内において非常によく一致した。また、水濃度85％以上においては、水の一部は可溶化されず、過剰な水相としてα型水和結晶のネットワーク構造に保持されているため、面間隔を広げることができないことを反映して、理論値とのずれが生じた。

次に、α型水和結晶、およびα型水和結晶と過剰な水相が構成するゲルを4万Gにおいて3時間にわたり超遠心分離処理し、α型水和結晶から分離した過剰な水相の容積を求めた結果を図6に示す。水濃度が80％以下のサンプルからは水は分離されなかった。水濃度が90％のとき5vol％、水濃度が95％のとき40vol％の水が分離した。このとき、上層に存在するゲル中における水の重量比は、計算によりそれぞれ0・89および0・91と求められた。これらの値は、α型水和結晶が親水基間に可溶化できる水の最大重量分率である0・85に近い

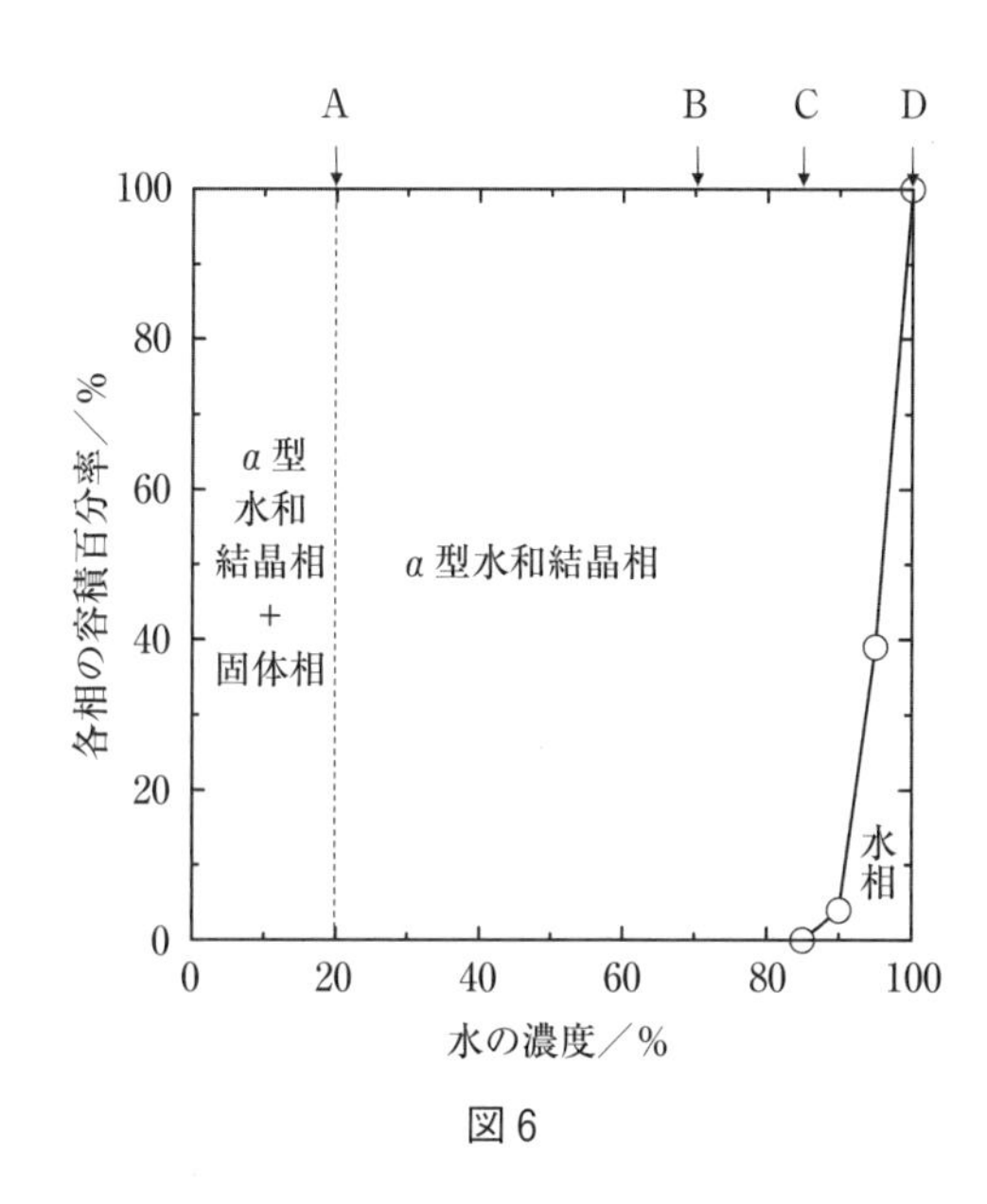

図6

値である。この結果から、この遠心分離条件においてほとんどすべての過剰水を下層に分離させることができたと考えられる。つまり、下層に分離した水は、α型水和結晶の親水基間に可溶化できない過剰な水相が、α型水和結晶の弾性的な性質によって非平衡的に保持されていたものであり、親水基間に可溶化された水は分離できていないと考えられる。

この遠心分離条件において親水基間の水をα型水和結晶の2分子膜から分離できないことからもわかるように、実用の観点からは、2種類の水は安定性上、異なる挙動を示す水である。すなわち、親水基間に可溶化された水は比較的分離の恐れの少ない水、α型水和結晶のネット

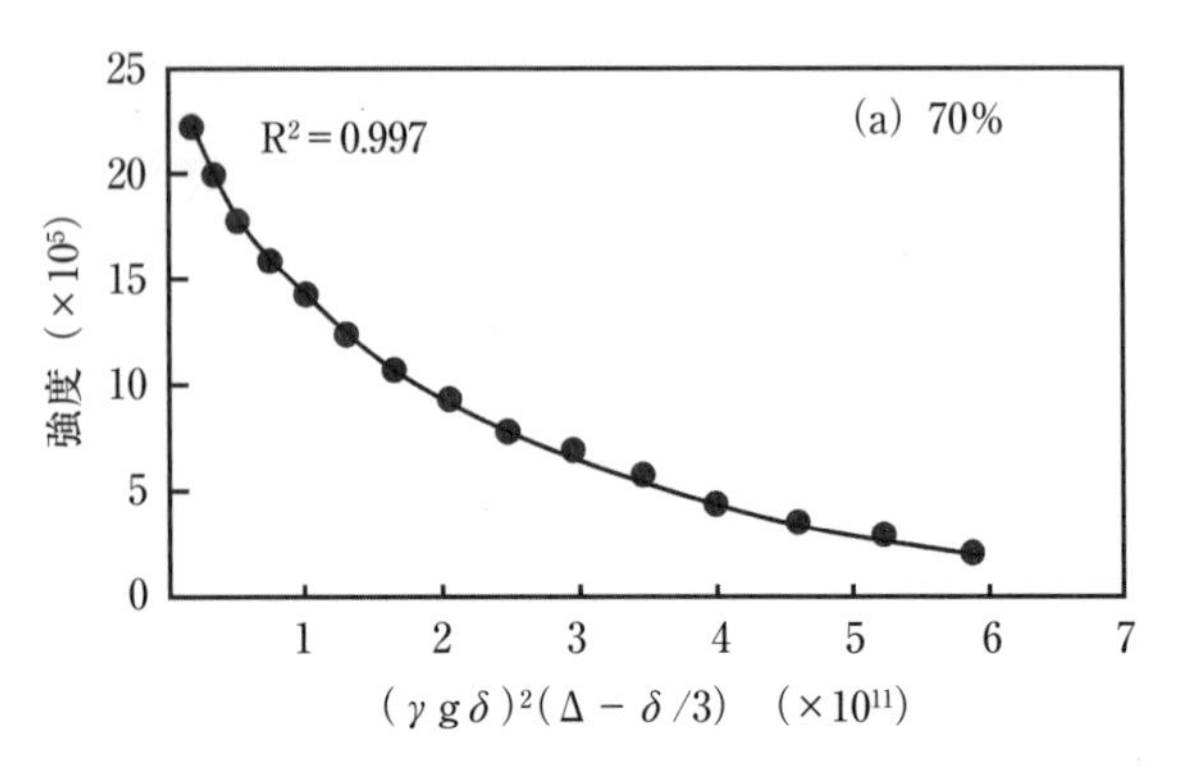

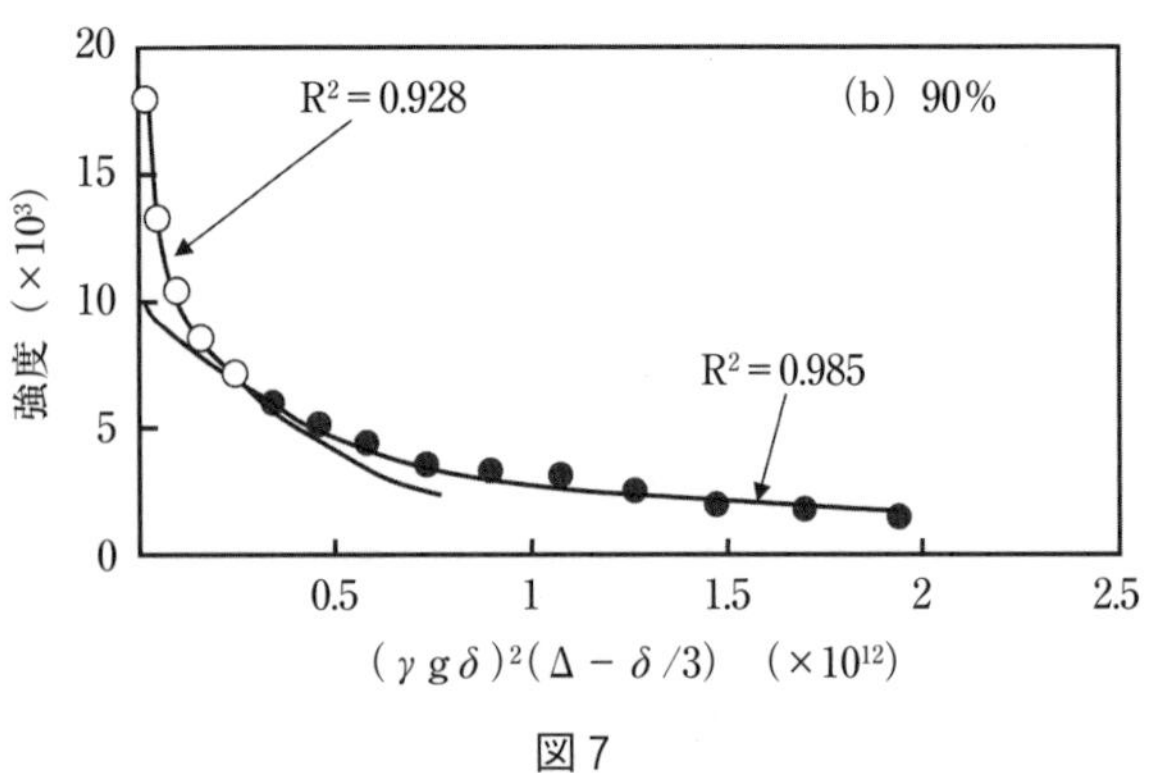

図7

ワーク構造中に保持された水は分離の可能性がある水と考えられる。

この性質の異なる2種類の水のキャラクタリゼーションをさらに進め、NMRによる2種類の水の自己拡散係数測定を実施した。

水濃度が70%であるα型水和結晶、およびα型水和結晶と過剰な水相が構成するゲル（水濃度90%）についてNMRを用いて水分子の自己拡散係数を測

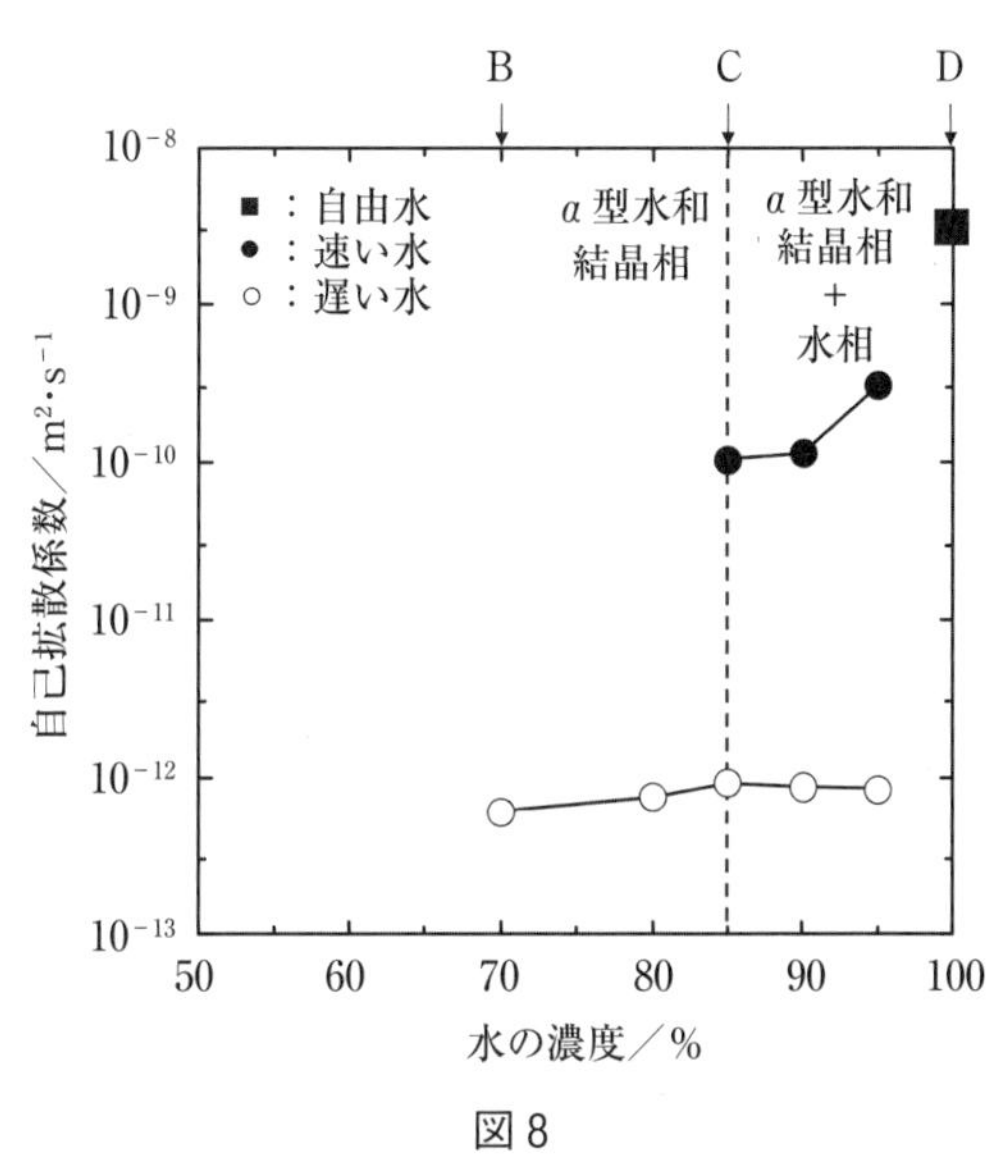

図8

定した結果を図7に示す。α型水和結晶（水濃度70％）の磁場強度減衰曲線のガウス関数へのフィッティングの相関係数は0・997であり、良い相関を示した（図7(a)）。一方、α型水和結晶と過剰な水相が構成するゲル（水濃度90％）においては、相関係数が極端に低く、これを2種類の曲線でフィットすると高い相関性（0・928および0・985）が得られた（図7(b)）。これらの2種類のフィッティングの結果得られた自己拡散係数は、α型水和結晶内の異なる2種類の水に対応するものと考えることができる。

水分子の自己拡散係数の水濃度依存性を図8に示す。水濃度70％においては、

$10^{-12}m^2 \cdot s^{-1}$以下の「遅い水」のみが観測された。「遅い水」の自己拡散係数は水濃度の上昇に伴い大きくなる傾向が認められた。一方、水濃度が85％を超えると、「遅い水」に加え、$10^{-10}m^2 \cdot s^{-1}$以上の自己拡散係数を有する「速い水」が同時に観測された。「速い水」の自己拡散係数は水濃度の上昇に伴い明確に大きくなり、自由水の自己拡散係数の値である3.08×$10^{-9}m^2 \cdot s^{-1}$に近づいた。水濃度85％はα型水和結晶1相領域とα型水和結晶と過剰な水相が共存する2相領域との相境界線上であることから、「遅い水」および「速い水」はそれぞれ親水基間に可溶化された水、およびα型水和結晶のネットワーク構造中に保持された水であると結論付けられた。

α型水和結晶の親水基間に可溶化された「遅い水」の自己拡散係数が水濃度に依存して大きくなるのは、αゲルの面間隔が拡大するためと考えられる。α型水和結晶のネットワーク構造中に保持された「速い水」の自己拡散係数が水濃度に依存して明確に大きくなるのは、水の存在するドメインのサイズが拡大したためと考えられる。

同一の水濃度であれば、ドメインサイズが小さいほど、α型水和結晶のネットワーク構造は緻密であり、高粘性となり、水の分離に対して安定であることが期待できる。しかしながら、従来は水の存在するドメインサイズを比較する方法はなかった。本研究により見出されたNMRによる自己拡散係数法によれば、具体的なドメインサイズを求めることはできないが、一連のサンプルについての比較、評価が可能となる。これにより、従来困難であった水の分離に対する安定性について、評価が可能となったことは実用上、非常に意味のあることと考えられる。

本研究では、ＳＭＴ／べヘニルアルコール／水系におけるα型水和結晶領域について、特に水濃度に依存した構造、物性変化に着目して検討を行った。水濃度の低い時には、水はα型水和結晶の親水基間に平衡的に可溶化され面間隔を広げるが、85％で可溶化が限界に達し、α型水和結晶の形成するネットワーク中に保持され、２相共存領域を形成した。この水濃度85％においては、超遠心分離により分離水相が出現する。また、アルキル鎖長および比重より算出した面間隔の理論値と実測値との間に差が生じることからも、２相領域との相境界線であることが確認された。水濃度が85％を超えると、ＮＭＲによって２種類の水の自己拡散係数が観測された。これらの「遅い水」および「速い水」は、水濃度変化に伴う挙動から、それぞれ親水基間に可溶化された水、およびα型水和結晶のネットワーク構造中に保持された水であると結論付けられた。本研究により見出されたＮＭＲによる自己拡散係数法によれば、従来困難であったα型水和結晶中の２種類の水の評価が可能となる。これにより、α型水和結晶および過剰な水相および油相を含む組成物（たとえばＯ／Ｗ乳化物など）の長期にわたる安定性について、評価が可能となった。

8　まとめ

スキンケア化粧品の重要な機能は「皮膚が自ら健康になろうとする力、すなわち生体の恒常性維持能力（ホメオスタシス）」を引き出すことにある。その他にも緩和な作用を有する薬剤を配合して機能性を創出することもある。また、機能性のほかにも、安全性が高いことはもちろん、使用感触が心地よいことも必要である（詳細は他の章を参照）。

この中で特に使用感触の心地よさは、製剤化のための技術の進歩と密接な関係がある。油／水／保湿剤を基本成分とするスキンケア化粧品では、製剤化において安定性を向上させるために界面活性剤を増量すると、使用感触が好ましくないものになる傾向がある。

本文中で紹介したような、近年の様々な製剤技術の進歩により、安定で心地よい使用感触のスキンケア化粧品を調製する技術は確立されつつあるといえる。今後は、機能性を高める・長時間維持するといった機能面に加え、スキンケア化粧品を使用すること自体が心を豊かにする、といった視点も必要になるであろう。

参考文献

(1) P.M. Elias, *Advances in Lipid Research*, Academic Press, 1991
(2) J. Koyama et al., J. Soc. Cosmet. Chemists, **35**, 183 (1984)
(3) Y. Nakayama et al., J. Soc. Cosmet. Chemists Jpn., **20**, 111 (1986)
(4) K. Shinoda, S. Friberg, *Emulsions and Solubilization*, Wiley–Interscience, New York, 1986
(5) J.H. Schulman, E.G. Cockbain, *Trans. Faraday Soc.*, **36**, 551 (1940)
(6) K. Watanabe et al., J. Soc. Cosmet. Chemists Jpn., **46**, 287 (2012)
(7) K. Watanabe et al., IFSCC Magazine, **7**, 309 (2004)
(8) T. Tomomasa et al., J. Oleo Sci., **37**, 1012 (1988)
(9) T. Sekine et al., J. Surfactant and Detergents, **2**, 309 (1999)
(10) K. Watanabe et al., J. Soc. Cosmet. Chemists Jpn., **43**, 185 (2009)
(11) K. Shinoda et al., *J. Colloid Interface Sci.*, **30**, 258 (1969)
(12) H. Sagitani, Dispersion Sci. Technol., **9**, 115 (1988)
(13) T. Suzuki et al., *J. Colloid Interface Sci.*, **129**, 491 (1989)
(14) Y. Kumano et al., J. Soc. Cosmet. Chemists, **28**, 285 (1977)
(15) M. Yamaguchi et al., J. Oleo Sci., **40**, 491 (1991)
(16) K. Watanabe et al., J. Oleo Sci., **61**, 29 (2012)
(17) M. Yamaguchi et al., J. Chem. Soc. of Jpn, **1**, 26 (1989)
(18) Y. Yamagata et al., Langmuir, **15**, 4388 (1999)
(19) T. Suzuki et al., J. Colloid Interface Sci., **129**, 491 (1989)
(20) H. Junginger et al., J. Soc. Cosmet. Chem., **35**, 45 (1984)
(21) B. Lindman,et al., J. Colloid Interface Sci., **83**, 569 (1981)

コラム　マイクロエマルションの型を理解するための豆知識

マイクロエマルションの型と化粧品への応用

　界面活性剤が水または油に溶解してミセルを形成し、本来は溶けることのできない液体物質をミセル内に溶かし込んだ（可溶化）状態をマイクロエマルションと呼ぶ。図1のように3種類の型が存在する。図1のaの型が水中に形成したミセル内に油を可溶化したマイクロエマルションで、化粧水、メイク落としローションなどに使用されている。cの型は油中に水を可溶化しておりメイク落としオイル、スキンケアオイルなどに使用されている。aにおいて可溶化される油は薬剤、色素、香料などであり、cにおいては水溶性の抽出物、保湿剤水溶液などが考えられる。bが水および油が連続な型（バイコンティニュアス型）であり、筆者らが初めてメイク落としに応用した(1)。

マイクロエマルションの略号

　相平衡図中ではそれぞれの型はいくつかのパターンで表記される（表1）。筆者が学生時代（1990年頃）を過ごした横浜国立大学、篠田耕三・國枝博信研究室（現在は荒牧賢治先生が運営）では、aをW_m、cをO_m、bをDと記載した。それぞれWater micelle、Oil micelle、Detergent（直訳は洗剤）の略であると教わった。当時、D相のことは日本語では界面活性剤相と呼んでいたので、Surfactant相の頭文字Sとしてもよさそうであるが、固体（Solid）やエントロピーを表すSとの混同を避けるためDにしたと聞いた。

　一方、筆者が社会人になってから留学したドイツのバイロイト大学、ハインツホフマン研究室では、それぞれL_1、L_2、およびL_3と称していた。欧米の研究室ではこの呼び方(2)が主流であったように感じた。おそらくこの略号は、液晶構造の研究が進展して略号にも結晶形のような（C：キュービック、H：ヘキサゴナル、T：トリゴナルなど）充填構造に基づいた統一的な記述を与えようとしたことから派生しているのではないかと思う。この推測が正しいとすると、Ｌはおそらくリキッド（充填構造なし）の略ではないかと思う。当時、ホフマン教授の研究室で准教授をされており、現在、ベルリン工科大学のミカエルグラディエルスキ教授もリキッドの略であるという。

　これらとは別にクラシックな呼び名として、ミセル中に可溶化できない過剰な油相がａと共存した２相状態をWinsor typeⅠ、ｃと水相の２相共存状態をWinsor typeⅡ、ｂをWinsor typeⅣと呼ぶことがある。ｂと過剰な油相および水相が共存した３相状態をWinsor typeⅢと呼ぶ。この呼称は相に対するものでなく、試験管内全体の状態に対してつけられたものである。ＨＬＢ（親水性－親油性バランス）が変化するに従い、界面活性剤の溶存状態が変化して試験管内の状態が変化することを説明するために使用されたものである。

a. 水連続型

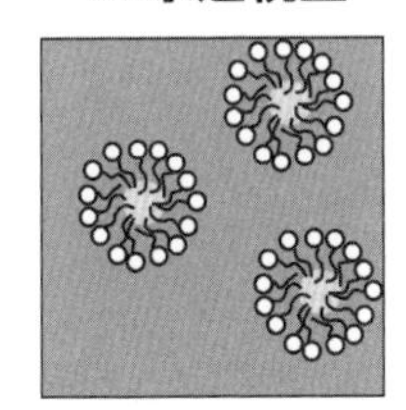

b. 両連続型

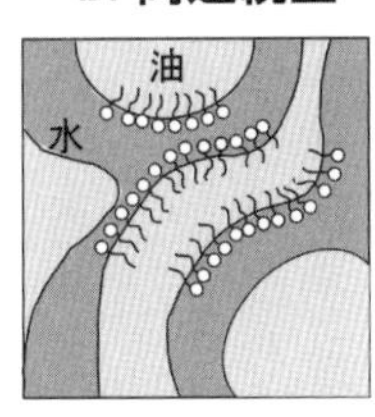

c. 油連続型

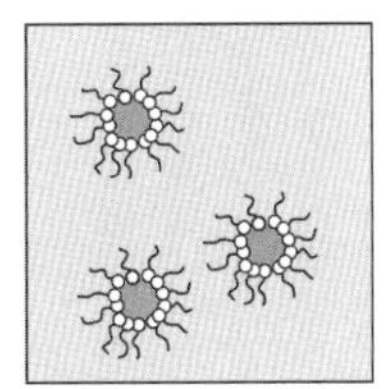

図１　マイクロエマルションの３種の型

表１　マイクロエマルションの表記方法の例

	a．水連続型	b．両連続型	c．油連続型
パターン1	Wm	D	Om
パターン2	L_1	L_3	L_2
パターン3	(油相と共存するとWinsor I)	Winsor IV（水相および油相と共存するとWinsor III)	(水相と共存するとWinsor II)

マイクロエマルションの生成領域

相平衡図において、3種の異なる型のマイクロエマルションがひとつの領域中に出現することがある。図2にはその例を示す。相平衡図中央付近の三日月状の領域がマイクロエマルションの領域である。便宜上、L_3と記載しているが、水頂点に近い組成においては図1のaの型、油頂点付近はcの型、中央付近ではbの型になっている。組成変化に従い界面活性剤のミセル形状が徐々に変化するためである。このような現象が生じるにも関わらず、型に応じて略号が割り振られているため、企業の開発現場などでは理解が難しいと感じる人もいるであろう。例えば「どこまでがL_3の構造ですか？」「境界線を書かなくても良いのですか？」などと質問をされることが多い。

このような現象が可能な理由はマイクロエマルションが充填構造でなく、構造が時間とともにゆらいでいるためである、と説明することができる。これを理解するために液晶構造を考えてみる。界面活性剤分子が溶媒共存下で示す形状（臨界充填パラメーターと呼ぶ）をある程度保ったまま最も空間的に欠損がなく界面活性剤がまとまれる構造が液晶構造になっている。したがって、充填構造として可能な2つの液晶構造の間の中途半端な構造をとることができない。このため1つの液晶から別の液晶へは2相共存領域を挟んで不連続に相転移する。

ところが、マイクロエマルションにおいて、界面活性剤分子は充填していないため、中間的な臨界充填パラメーターにおいては、界面活性剤は中途半端なまとまり方をすることができる。また、図1のbからもわかるように、中間的なHLBの場合の臨界充填パラメーターにおいては場所によって様々なまとまり方ができる。全体として平均すれば水にも油にも凸でも凹でもないまとまり方（平均曲率が0であるという）になっている。このような要因によってマイクロエマルションの型は不連続に相転移せず、連続的に構造転移でき、ひとつの領域内に異なる型が存在できるのである。

こういった理由で理解が難しくなるのを避けるため、筆者が講演などをする際にはWmなどの細かい型を表す略号を使用する代わりにMEという略

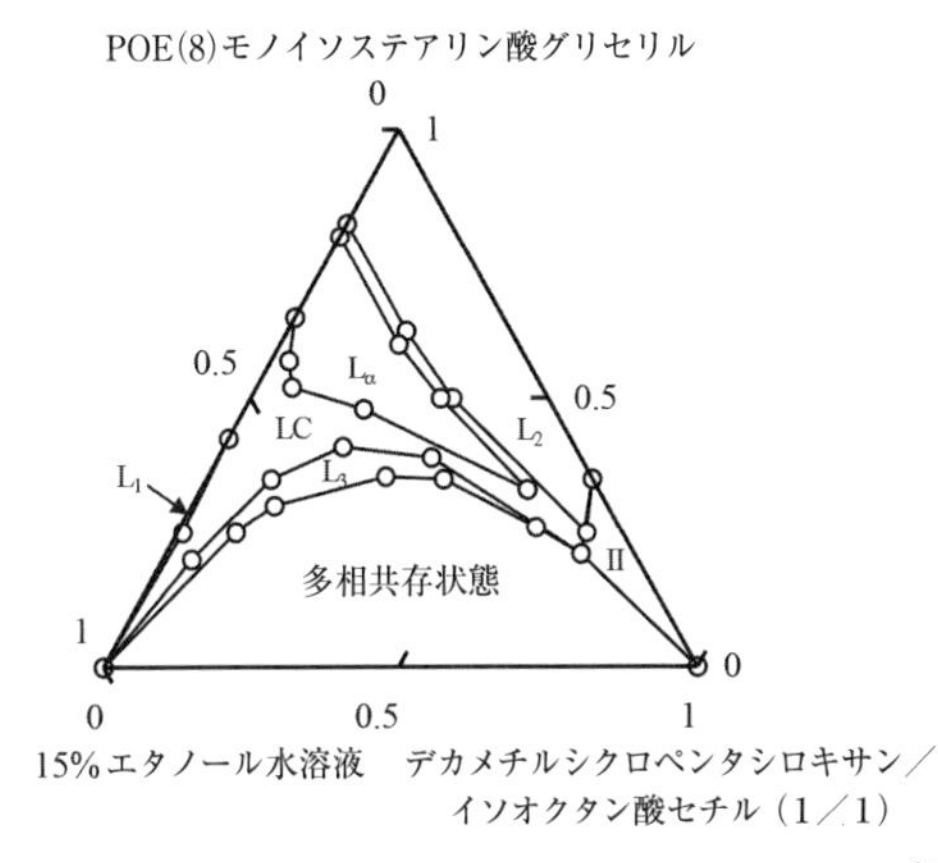

図２　マイクロエマルションの型が領域内で変化する例[1]
この例ではL_3と記載された領域内に水連続型および油連続型が共存している。

号を使用することが多い。こうすることで、領域内で型が変化することを活用した研究の説明にも矛盾がなくなる。ただし、マイクロエマルションは本来なら溶けない溶媒を可溶化したミセル溶液であるので、空のミセル溶液が領域内に存在すると矛盾をきたすことになる。その場合は一液相であることを示すIを用いるのがよい。

開発現場におけるマイクロエマルション

化粧品の開発現場においてマイクロエマルションを研究する際には、留意すべき点がある。それは、ほとんどの化粧品グレードの界面活性剤は親水基と親油基に分布があるという点である。ポリエチレンオキサイドを親水基として有する界面活性剤の場合、エチレンオキサイドの重合度に広い分布がある。ポリグリセリンの場合は重合度の分布に加えて縮合環状物が含まれており、性質の違いが大きい。親油基としてエステル結合によって脂肪酸が付加されている場合は、ポリエチレンオキサイド型ではジエステル体が、ポリグリセリン型ではジ、トリ、テトラなど様々なエステル体が含まれる場合がある。シリコーン界面活性剤の場合も親油基のジメチルシロキサンの分布は非常に大きい。

このような構造上の分布がある界面活性剤が、一体となって一つのマイクロエマルションを形成するか、構造の異なる分子が別々の溶存挙動をとるのかを考える必要がある。

界面活性剤の基本的な挙動を学び、分子構造の分布を理解して、想像力を働かせて、試験管内の様子を良く観察すれば、難しい研究も楽しくパズルを解くように進められるのではないかと思う。

（1） K. Watanabe, A. Noda, M. Masuda, and K. Nakamura, Bicontinuous Microemulsion Type Cleansing Containing Silicone Oil II – Characterization of the Solution and Its Application to Cleansing Agent –, *J. Oleo Sci.*, **53**, 547 – 555 (2004)

（2） Robert G. Laughlin, *The aqueous phase behavior of surfactants*, Academic Press, London (1994)

第2章

メークアップ化粧品

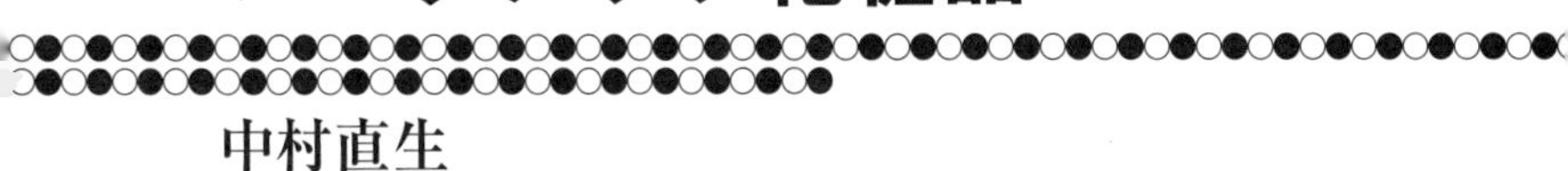

中村直生

1　はじめに

メークアップ化粧品には顔や肌を美しく見せる役割、肌を保護する役割、そして満足感や安心感などを与える心理的役割があるが、なかでも「顔や肌を美しく見せる」ことがメークアップ化粧品の中心的な役割であると言える。メークアップ化粧品はベースメーク品とポイントメーク品に分けられるが、前者はシミやソバカスなどの肌の欠点を隠し、色を整え、はり感や透明感を与えることで肌を美しく見せるものである。また、後者は身体の一部を色彩的に強調したり、輪郭をはっきりさせたりすることで、健康的に見せたり魅力的な容貌を演出したりするものである。

顔面に塗布する化粧品としてしばしば比較される二者が、スキンケアとメークアップである。両者の違いに関しては様々な観点から様々なディスカッションがなされているが、筆者はその違いについて次のように定義づけしている。

真っ暗闇でも使用する価値があるものがスキンケアである。例として、乾燥肌の人が乳液を塗布してカサカサ感が減少し、肌がしっとりしたとしよう。この場合、たとえ周囲が真っ暗闇だったとしても、使用した人はその効果を実感できるであろう。

一方、真っ暗闇の中では、その価値を見出すことができないものがメークアップである。見えなければメークアップとしての効果は実感できない。すなわち、メークアップを語るとき、光の存在、光との関連性は避けては通れない最重要要素である。

本稿では、まずメークアップの代表的存在であるファンデーションを例に、その製剤的見地からいくつかの剤型を紹介する(1)、(2)。次に、光との関連において近年研究開発されてきた様々なメークアップの化粧効果（目に見える効果）について概要を紹介する。その後、化粧効果（目に見える効果）以外のいくつかの効果に関しても若干触れてみたい。

2　ファンデーションの剤型とその特徴

ファンデーションにおける剤型、処方化、機能、化粧効果等の技術は大きく進歩してきた。その成果として、ＩＦＳＣＣ（国際化粧品技術者会連盟）等にも種々のタイプのファンデーションが報告され、市場の活性化にも大いに貢献してきたと感じる。ここではファンデーションの剤型別にその特徴を解説する(1)。

2−1　O／Wファンデーション

O／Wファンデーションは、パウダーファンデーションが登場するまではファンデーションの主流であった。クリームタイプから乳液タイプまで物性は幅広い。パウダーファンデーションよりカバー力は劣る場合もあったが、各種処理顔料の登場や処方化技術の進展によりその差もなくなってきた。この剤型は保湿力を得やすいため、乾燥肌の人には根強い人気がある。また、日本など東洋圏ではパウダーファンデーションの人気が高いが、欧米ではこのO／Wファンデーションが中心的な剤型である。

この剤型では粉体の沈降を防ぐため、脂肪酸石鹸等により水相を増粘あるいはゲル化させて粉体・油相・水相からなる系を安定に保つ必要がある。アルカリとしてトリエタノールアミン、水酸化カリウム（KOH）、アルギニンなどが用いられるが、安全性やさっぱりした感触が好まれることを考えると、なるべく配合量は控えたい。そのためには併用する活性剤や顔料の分散の検討（均一化、微粒子化）が重要である。

また、近年ではファンデーションに紫外線防御効果を求める場合も多く、紫外線吸収剤や紫外線散乱効果を持つ微粒子の酸化チタンや酸化亜鉛の配合量も増えている。紫外線吸収剤はいくつかの種類が市場に出回っているが、特に紫外線Ａ波吸収剤に関しては処方系への配合や安定化に難点がある場合が多く、処方化時には注意が必要である。最近では数種の紫外線吸収剤を特殊な油剤と混合することで系での安定性を向上させたプレミックス原料なども紹介されている(3)。一方、紫外線散乱効果を持つ微粒子については、いわゆるノンケミカル処方を訴求する化粧品メーカーも多く存在し、世界的に使用されているが、経時での微粒子の凝集等残された課題も多い。容易に処方中に分散可能であり、かつ安定したプレミックス等の開発が待たれるところである。

2−2　W／Oファンデーション

スキンケアのＷ／Ｏと異なり、揮発性のシリコーンを大量に配合するタイプが多い。塗布後にシリコーンが揮発するため、肌上で粉体と固体脂が高濃度となり、従来からのＯ／Ｗタイプよりパウダリーな仕上がりとなる。また皮膜強度も強くＯ／Ｗタイプに必要な脂肪酸石鹸や親水性活性剤を大幅に減らすことができる。したがって耐水性・耐汗性が大きく向上している。市場に登場しはじめた当初はクリームタイプが多かったが、安定性に難点があり、現在では使用直前に振ってから均一化する分離タイプが多い。本タイプはポリエーテル変性シリコーンの発展により普及したと言ってもよく、初期の頃にあった不快臭は改善され、その構造やHLB（親水性親油性バランス）などにおいて種類も増えた。

しかし、かつて使用されていた低粘度ジメチルシリコンや環状シリコーン4量体が環境安全面で使用しにくい状況となり、実質的には揮発速度の遅い環状シリコーン5量体のみとなってしまった。したがって感触の差別化が難しくなってきていることも事実である。

またW／Oファンデーションは一度分離を生じると、はじき出された水は二度と系の中に混じることがないため、種々の温度条件下での経時変化には十分注意が必要である。さらに通常の経時観察だけでなく、輸送を考慮した振動テストやチューブ容器での使用を考えた揉みテスト、充填時のシェアを考慮した各種テストなど様々な品質確認が実施されているのが現状である。

2−3　パウダーファンデーション（ツーウェイタイプを含む）

1980年代以降、ファンデーション類の中で存在感を増してきた剤型である。名前のとおり粉体が主体（80％以上を占める）のため、最も粉体の性質が現れやすい。したがって、優れた粉体の開発が本剤型の価値を決定することになる。粉体の表面処理、他物質との複合

表1　パウダーファンデーション製剤化における留意点

仕掛品の供給性
プレス性
発色性
耐落下性
耐振動性
プレス面のテカリやブツブツ
ケーキ面の膨れ
リフィル交換時の割れ
含水パフ使用時の変臭・変色

化、改質化などにより化粧仕上がり、紫外線防御機能、化粧持ちなどの機能を高めてきた。各機能については後述し、ここでは処方検討時における感触、化粧仕上がり以外の留意点を表1にまとめた。これらの項目は粉体・色素と油剤のバランス、球状粉体と板状粉体のバランス、表面処理状態、混合・分散条件、成型時のプレス圧・プレス速度、中皿の形状・材質などすべてが影響する。

この剤型の中で近年存在感を増してきているグループがいわゆる湿式成形の商品である。パウダーファンデーションはコンパクト容器中の中皿にプレス成型して仕上げるものである。従来方式は混合粉体に若干の油系バインダーを混合分散させた仕掛品を乾式のプレス機によって中皿に充填するものであった。湿式成形は油系バインダーと混合粉体をイソプロパノール等の揮発性溶媒中に混合分散させ、中皿に流し込んだ後、溶媒吸収とプレスを同時に行う成形充填方法である。充填後は乾燥室において溶媒を完全に除去して製品化される。湿式成形したものはキメ細かくしっとりした感触が好まれるが、どれも似た感触になりやすいというデメリットも抱えている。

2—4　オイルタイプファンデーション

オイリーな感触やべたつきが嫌われて一時は下火となったが、処方化技術の進歩によりまた使用されるようになってきた剤型である。シリコーン系油剤や低粘度の合成油剤および各種球状粉体の普及、そして高トルクと高せん断力を有する混練機の普及により、粉体リッチかつオイル量の少ない処方が可能となった。したがってオイリー感ではなく、しっとり感が得られるようになった。容器に機密性が必要であるが揮発性シリコーンを配合すればより粉体リッチな、よりさっぱりとした仕上がりが得られる。さらに水を含有させてひんやり感を持たせることも可能である。

このタイプはパウダーファンデーションと同様、コンパクト容器にプレス充填された状態で商品化される場合が多く、一部スティック状の剤型も流通している。

留意点としては処方が液状油剤と固形油剤、ワックス類、各種顔料の混合系のため、高温下で液状油剤がはじき出される（発汗現象と呼ばれる）現象も見られるため、配合油剤の種類や構成比等に注意が必要である。

2-5　水系ゲルタイプファンデーション

寒天や合成水溶性高分子を用いてゲルを作り、コンパクトあるいはスティック状に成型したタイプである。外見はオイルタイプに似ているが清涼感があり、ソフトな感触である。容器の機密性と防腐力に特に留意する必要がある。

このタイプのファンデーションはオイリーさを嫌うユーザーには喜ばれるが、反面化粧持続性に難点があり、皮脂や汗分泌の多い人は特に化粧崩れが早いというデメリットも携えている。また、最近は同一顔面内でもいわゆる部分肌と呼ばれ乾燥部位と皮脂の多い部位が混在するユーザーが増加しているため、Ｔゾーン等皮脂分泌の多い部分の化粧崩れも注意する必要がある。

2-6　吹きつけタイプファンデーション

比較的最近開発された剤型である。乾電池を動力源として用い、容器に入った非水系ファンデーションを肌に直接吹きつける。指やパフを用いないユニークな使用法のファンデーション。まだ広く普及はしていない。

3 化粧仕上がり

メークアップに関連した光学的研究が年々盛んになるにつれ、それらを応用した種々の商品が市場を賑わしている。インターネット上の化粧品各社のホームページにも光学効果を利用した新しい化粧仕上がりの紹介や、光学効果を演出するための素材、メカニズムの紹介が目に付くようになった。メークアップの主目的は、好ましい化粧仕上がりを得ることである。そして化粧仕上がりの善し悪しを判断するものが視覚である以上、メークアップ研究は光学的研究なくしては語れないものといえる。化粧品分野で光学という言葉を使用するとき、紫外線と可視光線を対象とする場合がほとんどである。

よく知られているように、ヒトの視覚器官は非常に優れたものである。ヒトの視覚と同レベルの評価能力をもつ測定機器は残念ながらまだ存在しないため、肌やメークアップ化粧品の評価においては官能評価に頼る場面が多いのも事実である。しかし、複合的で複雑な評価は別として、色彩値（色相、明度、彩度）や光沢値等といった比較的単純な評価については、すでに高い精度をもつ優秀な測定機器が開発され汎用されている。これらの光学測定機器を利用することによって官能評価だけでは得られにくいデータの数値化や客観化がなされ、肌の評価や新しいメークアップ効果の開発に大きな進歩がもたらされたことはいうまでもない(4)。本項では、最近開発された新しい化粧仕上がりをいくつか例示しながら、メークアップ化粧品の有用性について紹介したい。

3－1　ソフトフォーカス効果

ソフトフォーカス効果というのは、小ジワをはじめとする肌の凹凸や毛穴を見えにくくする効果（技術）である。肌と粉体について光学的な観点から考えられたもので、その後の新規ファンデーション開発のきっかけとなった技術と言っても過言ではない。１９８６年の発表以来広く普及し、現在ではファンデーションの基本的な機能（効果）として定着している(5)。

ソフトフォーカス効果は酸化チタンのような隠蔽力の強い粉体やマイカ、タルクのような正反射粉体では得られず、拡散反射型粉体を用いることによって得られる。また、この効果は板状粉体では得にくく、基本的には球状粉体で得やすい。懸濁重合法による有機系の球状

アクリルポリマー被覆タルク膜の光反射パターン。
拡散反射的パターンを示し、正反射（45°）は強くない。平均光沢値は3.93。

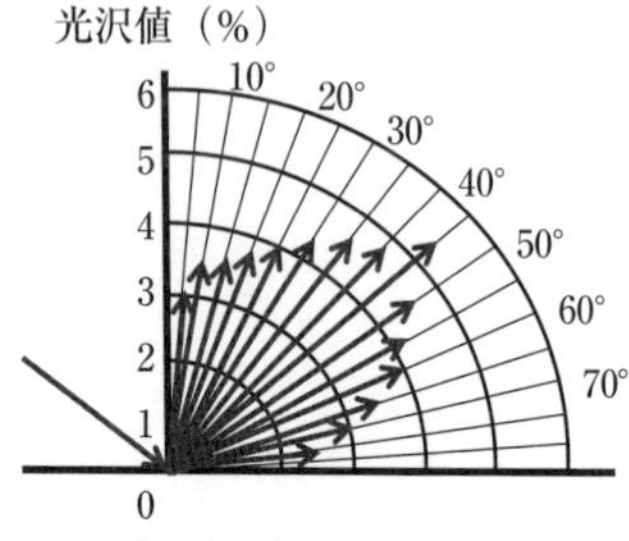

タルク膜の光反射パターン。
正反射（45°）の反射が強い。
平均光沢値は3.94。

図1　タルク及びアクリルポリマー被覆タルクの塗布膜反射パターン

粉体が各種上市されている。しかし、板状粉体であっても、その表面を樹脂コーティングすることによりソフトフォーカス効果が得られる（図1）。また微粒子球状粉体を表面にコーティングすることによっても得られる。

最近、合成樹脂微粒子粉体（マイクロプラスチック）の環境への流出が国際的にも課題として取り上げられている。このため上記球状粒子や表面コート微粒子に関しては、急速に無機粉体やセルロースに代表されるような天然系素材に代替されていくことが予測される。

化粧膜中の粉体と油剤の混合比率も重要なファクターである。粉体と油剤との混合物薄膜のDT（光直進透過率）及びR（光反射率）のカーブを図2、図3に示す。DTは油剤の増量に伴い減少していくが、ある一定のゾーン（図中の黒点）で極少を示し、

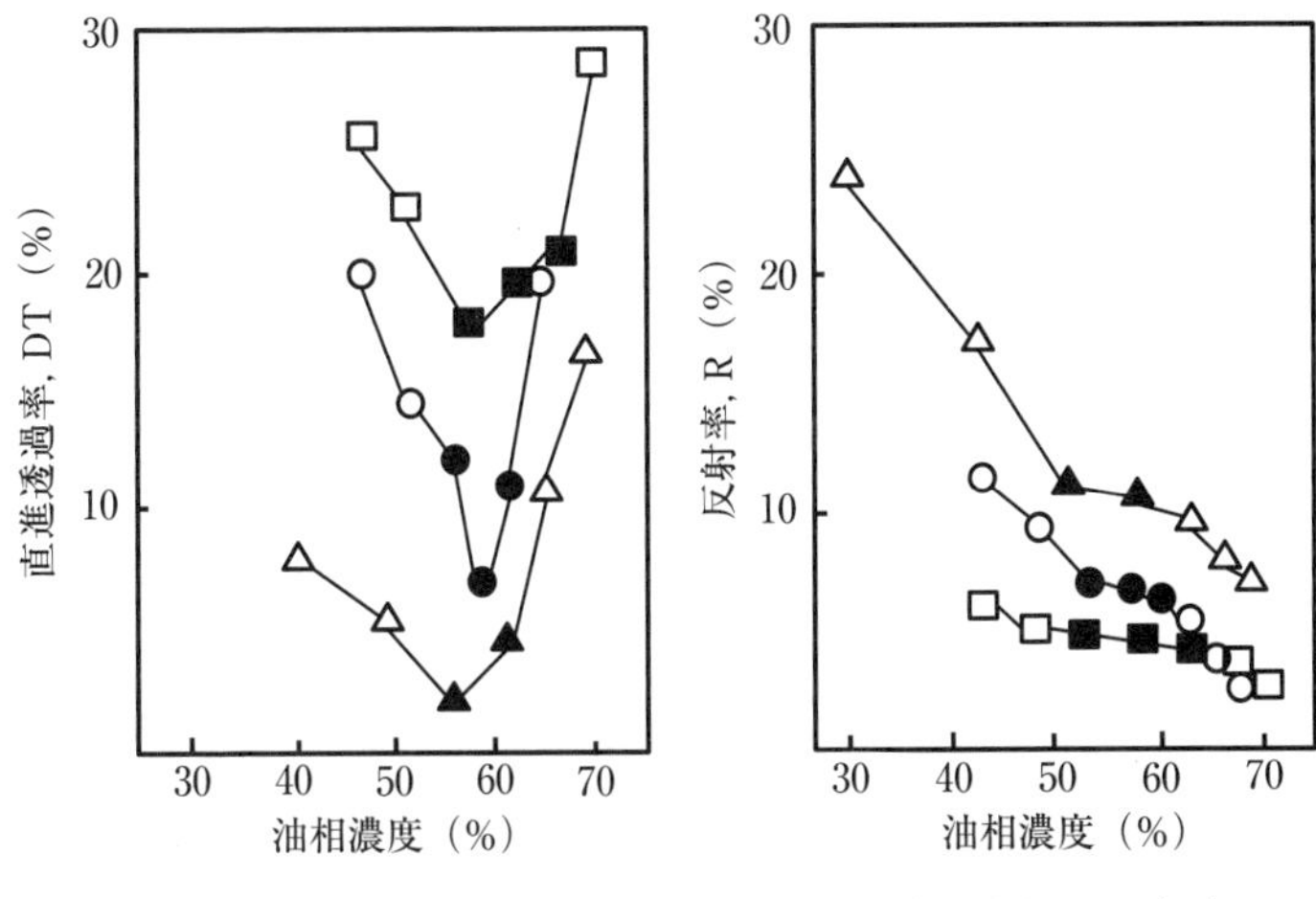

図2　各混合物のDT（%）
—○— アクリルポリマー被覆タルク
—△— 球状シリカ
—□— 球状珪酸カルシウム

図3　各混合物のR（%）
—○— アクリルポリマー被覆タルク
—△— 球状シリカ
—□— 球状珪酸カルシウム

その後上昇する。Ｒは油剤の増量とともに減少していくが、その途中において、減少が止まるか、ゆるやかになるゾーンを持つ。このゾーン（黒点で示す）と、ＤＴの黒点のゾーンは、同一の粉体、油剤の系であるならばほぼ一致し、粉体の吸油量によって左右にシフトするものであった。この黒点部分の混合物薄膜は一つの特徴的な光学的性質を持つ。黒点ゾーンに入る混合物をソフトフォーカスミクスチャーと呼び、肌表面の凹凸やシワの輪郭部分をぼかす効果が強まる領域である。

　さらにソフトフォーカスミクスチャーのゾーンにおいてはＴＴ（光トータル透過率）のカーブにも特徴の

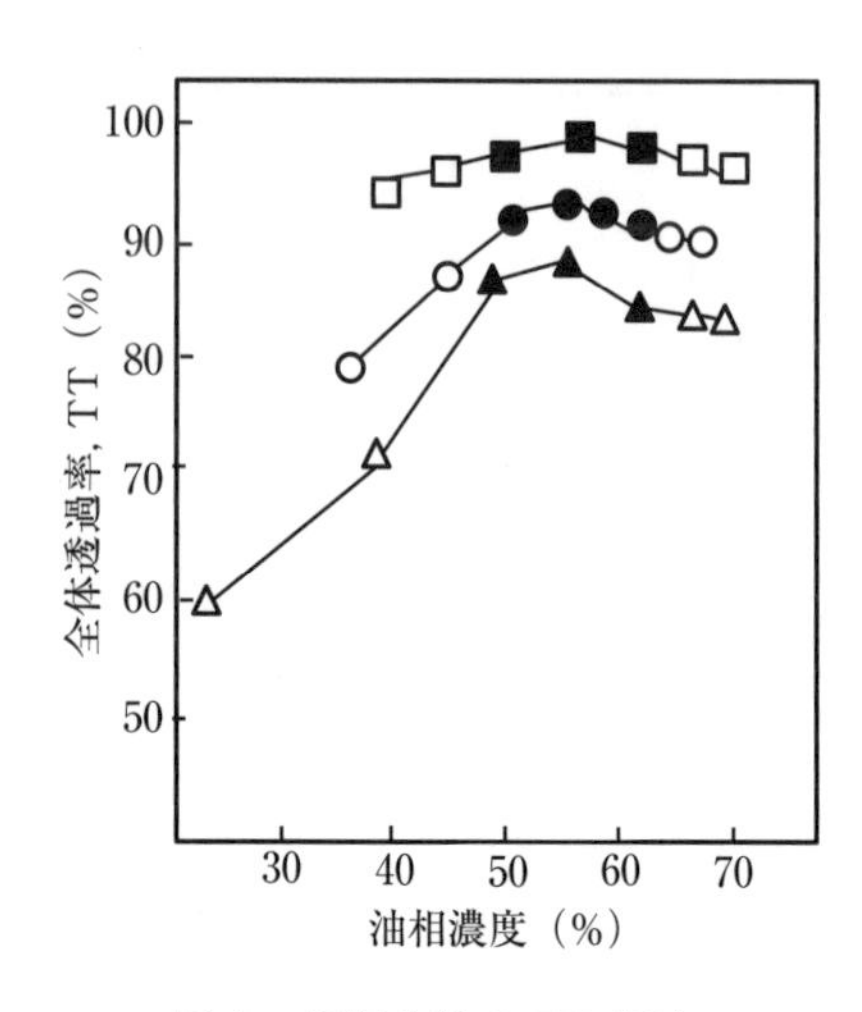

図４　各混合物のTT（%）
―○― アクリルポリマー被覆タルク
―△― 球状シリカ
―□― 球状珪酸カルシウム
油相としてポリジメチルシロキサンを使用

あることが判っている（図４）。混合物中の油剤の増量に伴い、ＴＴはソフトフォーカスミクスチャーのゾーン（黒点で示す）では極大値を示している。結局、このゾーンにおいてはＤＴが小さくＴＴが大である。つまり、より光拡散透過型になっていることが分かる。

3－2　自然な仕上がり（素肌感）

メークアップ化粧品は広く世界に普及しているにもかかわらず、多くのユーザーは化粧仕上がりが人工的に見えることに不満をもっている。着色力や隠蔽力といった基本的機能を保持しながらも、より自然な仕上がりのメークアップ（ナチュラルルッキングメークアップ）化粧品が求められていることが世界4大都市（東京、パリ、バンコック、ニューヨーク）での意識調査から判明した（図5）。この調査結果では、多くの女性が現在市販のファンデーションの仕上がりが持つ人工的な見え方に不満があると回答しているし、すべての女性が美しい素肌に憧れると回答している。自然に見える化粧に対する女性のニーズは明らかに大きい。

色彩計等で肌の色相、明度、彩度を測って、その測定値に合わせた紙製の肌色色票を作ることができる。しかし、紙製の肌色色票を見て人の肌と見間違える人はいない。このことは従来の測定方法では、色に関しては肌と紙の区別がつかないことを意味しているとも言える。そこで自然な見え方のファンデーションを開発するためには両者の違いを表現できる新しいパラメータの設定と、そのための測定方法の工夫が必要となる。西方らは、ゴニオメトリックな色測定を利用することで前記課題を解決している。西方らは村上色彩研究所製CMS－500という光学機器を用いたゴニオメトリックな色測定を利用することで、可能な限り多くの角度（入射、反射とも）での分光反射率データを解析し、以下のような重要な知見を得た(6)。

図6はA、B二つの異なる測定条件下で得られたデータの比較である。三つのグラフはそ

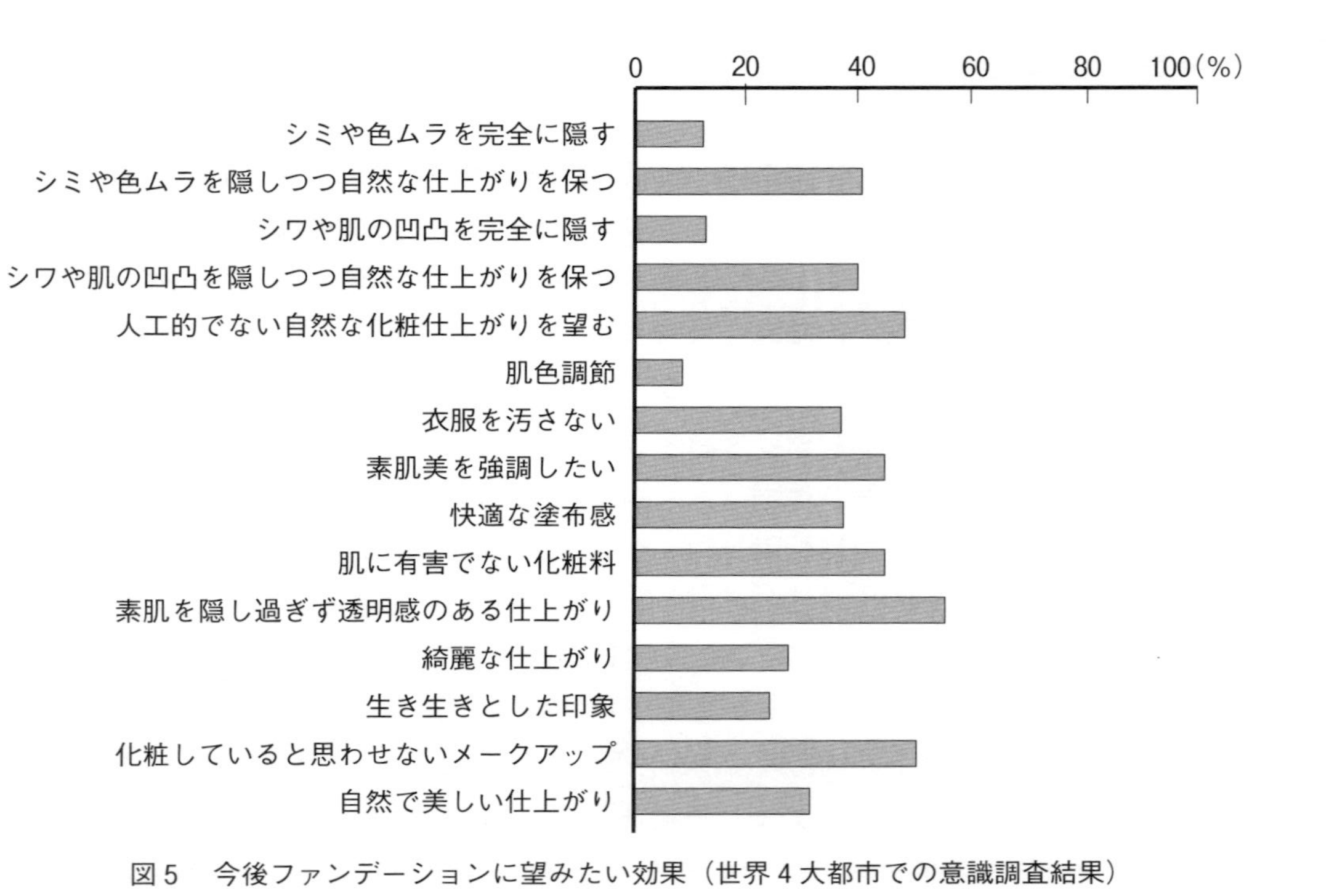

図5　今後ファンデーションに望みたい効果（世界4大都市での意識調査結果）

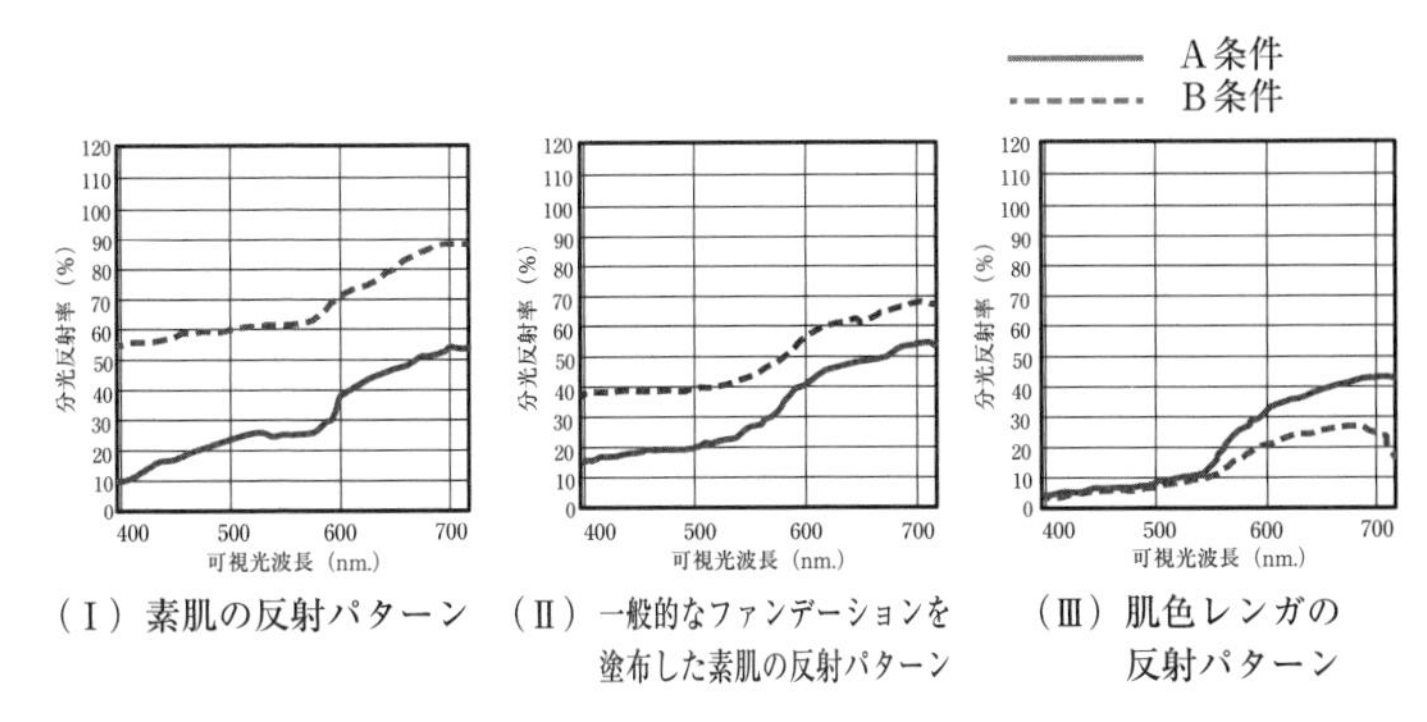

図6　二つの異なる条件下（A、B）で得られた分光反射曲線

れぞれ（Ⅰ）素肌の、（Ⅱ）素肌に従来のファンデーションを塗布した場合の、（Ⅲ）肌色のレンガの分光反射率を示す。図7にA、Bの測定条件を示す。A条件は通常の測定方法に近く、入射角、受光角ともに測定面にほぼ直角に設定してある。B条件は入射角、受光角ともに測定面に対してほぼ平行に設定してある。A、B各条件下でキャリブレーションを実施し、分光反射率を求めた。A、Bともに正反射する角度を避けて設定してある。図6から、A条件での測定では（Ⅰ）、（Ⅱ）、（Ⅲ）の間に大きな差はないが、B条件下では素肌の分光反射率はメークした肌、レンガと比較してかなり高い値を示すのが特徴的である。同様な結果が、重ねた2色の色セロハンによるモデル実験においても確認された（図8）。図8からA条件下では2枚のセロハンのミックスした色の値（どちらの色が上にきても分光曲線はあまり変化しない）となる。一方、B条件下では上層のセロハンの色情

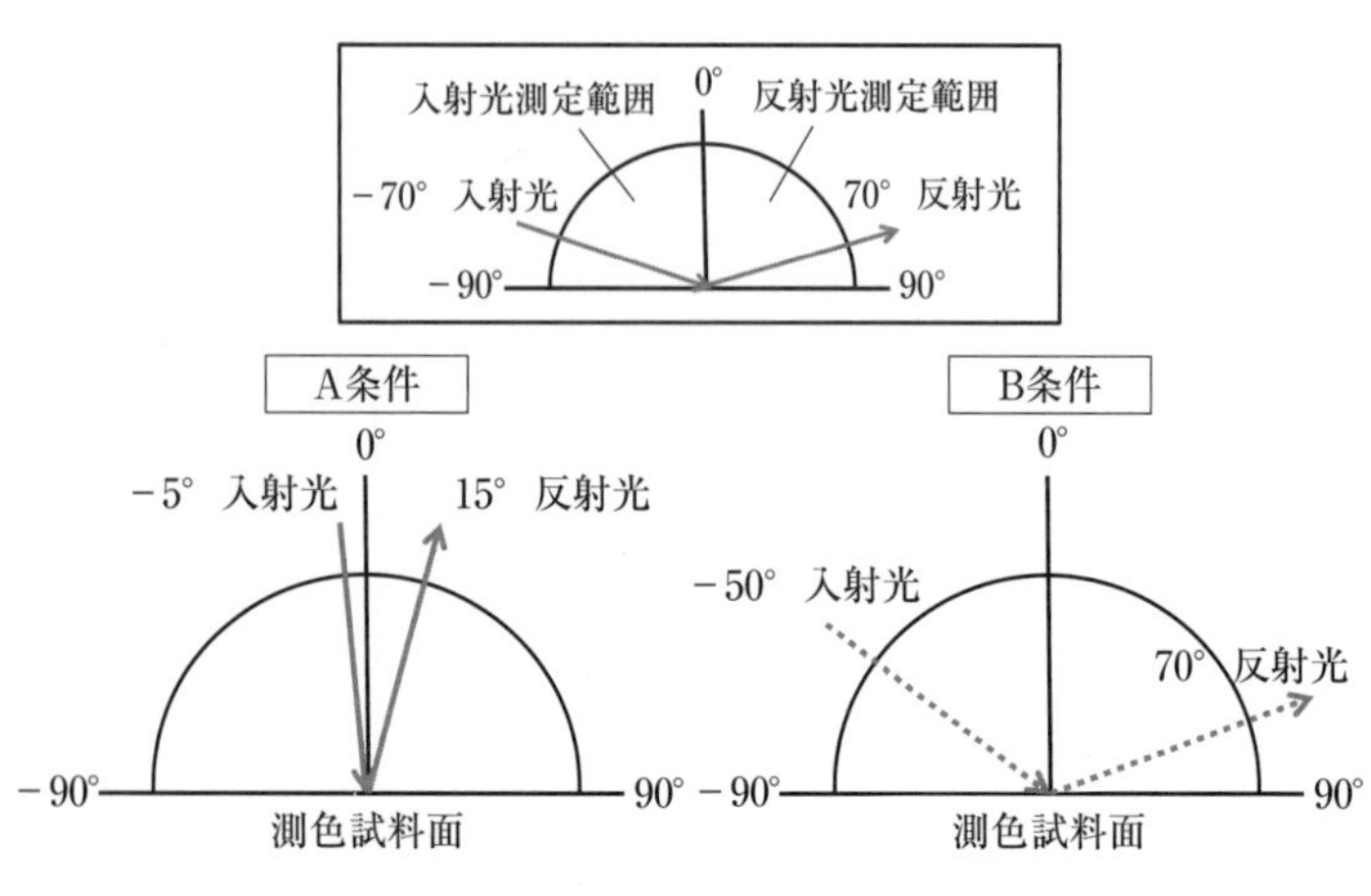

図７　Ａ及びＢ条件下での分光測色方法

報がより強く分光曲線に反映されている。

このような結果から、自然な見え方と人工的な見え方との光学的な違いを一部説明できる。肌のように透明性の高い上層部をもつ層構造体を測定した場合、Ａ条件での分光反射率は肌色の総合的な色情報を表しているのに対し、Ｂ条件での分光反射率はより上層部の色情報を反映し、その差の存在が肌らしく自然に見えるための要素であると考えられる。Ａ、Ｂそれぞれの分光反射率の比をＲＡＯ（Ratio of Acute incident angle/acute reflection angle to Obtuse incident angle/obtuse reflection angle）と呼び、４００〜７００㎚におけるＲＡＯ最大値をマックスＲＡＯ（Max.RAO）と定義した。素肌の視覚的官能評価とマックスＲＡＯは相関関係が見られ、美しい素肌と評価された肌のマッ

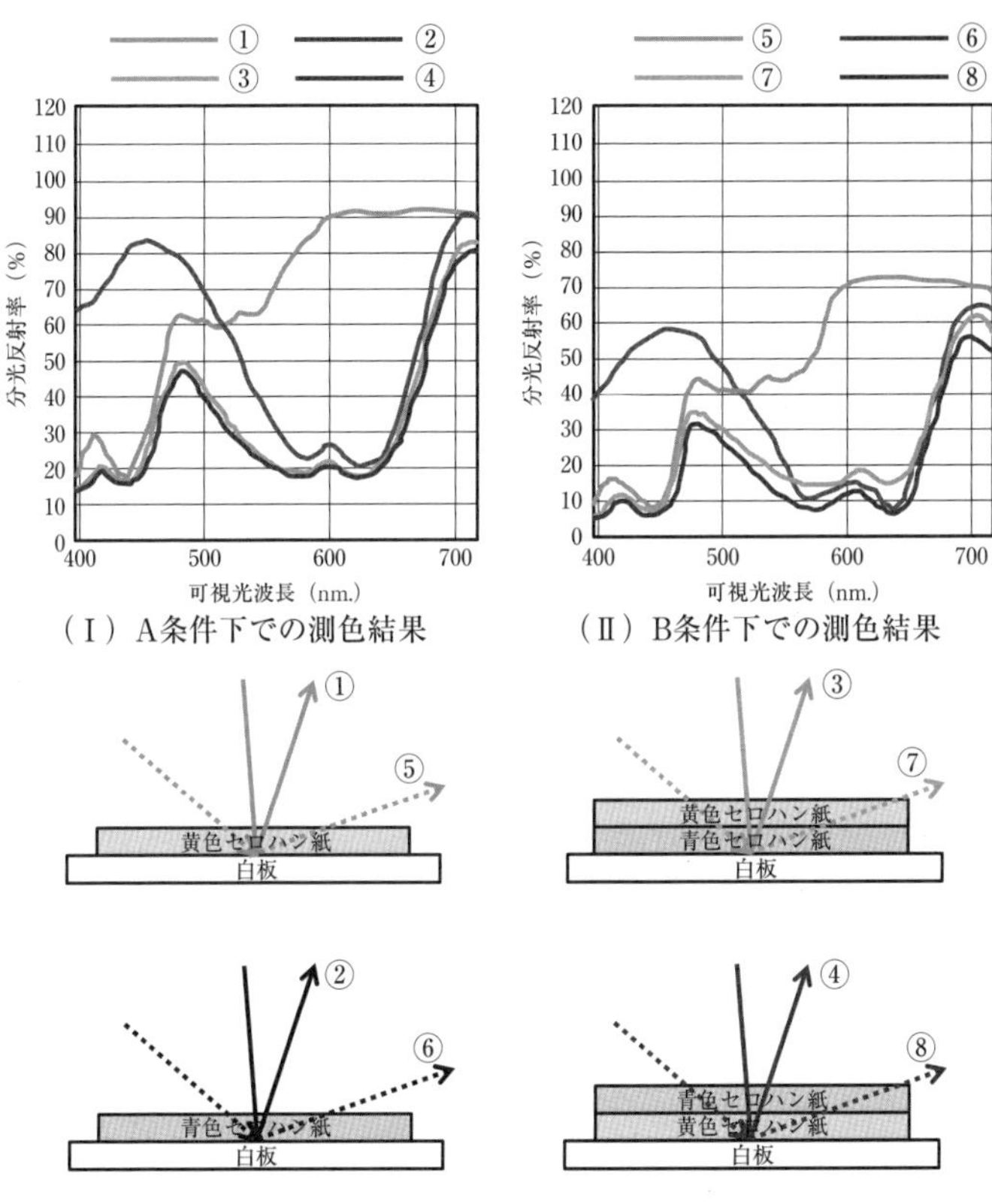

図8　A条件及びB条件下での重ねた色セロハン紙の測色

クスRAOがある一定の範囲の値（4・3～6・5）に収束することが確認されている。マックスRAOは見た目の肌らしさを評価できる新しいパラメータとして有効であり、これを指標に新規な素材開発やメークアップ化粧品の開発に活用されている。

3－3　スーパーカバーリングメークアップ

従来のメークアップ化粧品ではカバーすることが不可能だった太田母斑（眼の周囲から頬にかけての黒青から褐色の色素斑）を完璧にカバーすることを目標としたメークアップ化粧品の開発が塩澤らによってなされている(7)。従来よりも優れたカバー力をもつメークアップ化粧品を開発するためには、二酸化チタンの隠蔽力のみに依存していては不可能であり、別の視点からの素材、剤型、化粧膜等の光学的特性についての検討が不可欠である。本研究で主に利用された光学測定としては、分光色彩計による肌色測定および隠蔽力測定、走査型レーザー顕微鏡による化粧膜厚測定等が挙げられる。

スーパーカバーリングメークは、結果として粘着力のあるアクリルコポリマーを配合した下地料の上に、薄片状アルミニウム粉末を主体とした混合粉体を薄く配向させ（リーフィング状態）、最上層を仕上げ用油性ファンデーション（必要ならばフィニッシングパウダーを重ねる）にて仕上げるというステップをとる重層型のメークとなっている。このため化粧膜が厚くならないことを確認する必要がある。この確認方法としては、スライドグラスや皮革の上に化粧膜を作成し、鋭利なニードルで化粧膜を掻き落とし、化粧膜の厚さを走査型レー

表2　太田母斑等をカバーする目的で市販されているメークアップ料とスーパーカバーリングメークの化粧膜の厚さ測定比較

スライドグラス上の化粧膜を鋭利なニードルで掻き落とし、走査型レーザー顕微鏡により膜厚測定する

	スーパーカバーリングメーク	市販メーク品(A)	市販メーク品(B)
試料重量 (g/cm^2)	1.601×10^{-3}	1.357×10^{-3}	1.203×10^{-3}
膜厚 (μm)	8.08	8.12	9.36

⇩

スーパーカバーリングメークの膜内3層の各膜厚

	アクリル系ポリマー含有下地料	アルミニウム末混合粉体	肌色に合わせたファンデーション	合計
膜厚内わけ (μm)	2.48	1.52	4.08	8.08

ザー顕微鏡画像により測定する。表2のようにスーパーカバーリングメークの化粧膜厚は通常のメークアップ化粧品とほぼ同等の厚さであった。隠蔽力測定には分光色彩計を利用し、黒色板上と白色板上とで測定したそれぞれの分光反射率の比をコントラストレイシオとして算出する方法をとった。機器により5nmや10nmごとのコントラストレイシオを測定できるが、実際は400〜700nm間のいくつかのポイントを押さえれば十分である。スライドグラス上に0・5milドクターブレードにて作製した各種粉体の乾粉および湿粉（粘度調整したシリコーン混練）のコントラストレイシオ値を表3と表4に示す。

表3　乾粉膜のコントラストレイシオ

	CR-1 450nm (%)	CR-2 550nm (%)	CR-3 650nm (%)
銅	100.0	100.0	100.0
アルミニウム末	91.4	93.3	90.6
銀	71.8	71.4	71.4
32酸化鉄（ベンガラ）	50.0	66.7	66.7
黒色酸化鉄	66.7	50.0	66.7
金	50.0	55.6	51.1
黄色酸化鉄	63.6	27.4	21.4
二酸化チタン	50.7	35.2	26.0
有色チタンマイカ	25.0	13.6	17.6
オキシ塩化ビスマス	15.7	14.3	12.5
酸化亜鉛	15.1	10.3	7.4
硫酸バリウム	8.5	5.9	6.0
微粒子二酸化チタン	6.1	3.5	4.0
セリサイト	2.2	2.2	2.2
タルク	2.1	2.1	2.1

表4　湿粉膜のコントラストレイシオ

	CR-1 450nm (%)	CR-2 550nm (%)	CR-3 650nm (%)
銅	19.4	27.5	36.4
アルミニウム末	53.6	52.7	53.0
銀	0.0	0.0	0.0
32酸化鉄（ベンガラ）	3.1	3.2	13.2
黒色酸化鉄	5.0	4.2	8.3
金	0.0	0.0	0.0
黄色酸化鉄	100.0	55.0	60.0
二酸化チタン	52.9	50.7	50.0
有色チタンマイカ	9.6	5.7	17.5
オキシ塩化ビスマス	33.3	29.7	27.8
酸化亜鉛	14.9	13.4	11.8
硫酸バリウム	7.1	5.6	5.6
微粒子二酸化チタン	48.3	33.3	26.2
セリサイト	1.3	1.3	1.3
タルク	1.3	1.3	1.3

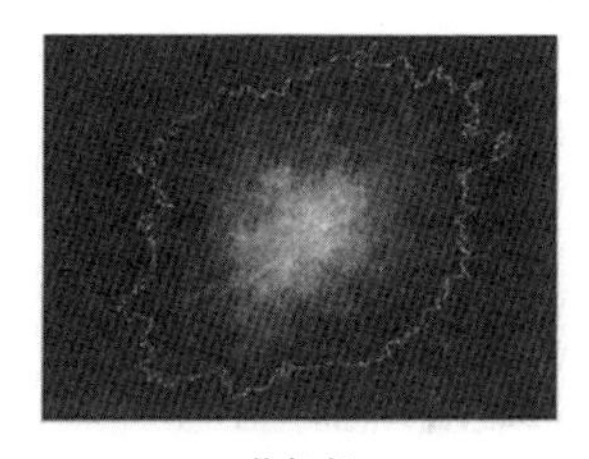

若年者

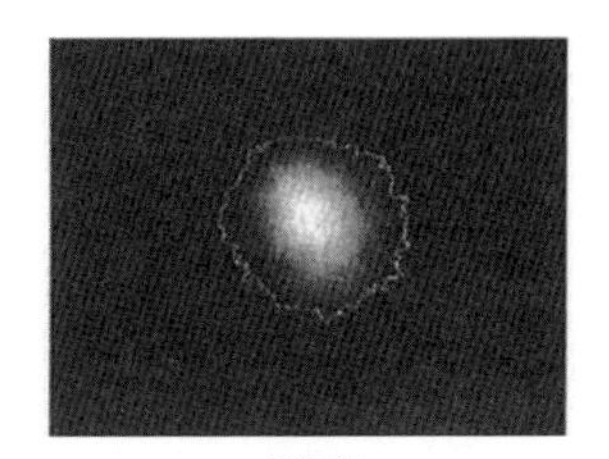

高齢者

図9　若年者と高齢者の肌から採取したレプリカをフィルターに用いて撮影した光拡散状態

	A	B	C	D
材料	マイカ	タルク	シリカ	ナイロンファイバー
LDI	0.280	0.316	0.386	0.719

図10　各粉体の光拡散パターン及びLDI値を示す。
ナイロンファイバーは他と比較して非常に高い拡散を示す

3－4　若々しい肌の演出

若い人の肌では美しく仕上がるにもかかわらず、中高年齢者の肌では同一のファンデーションを使用しても今ひとつ人工的で生き生きとした肌を演出できないことがある。坂崎らは肌の表面形態を年代別に解析し、加齢に伴って皮丘が平滑化し、肌上で水平方向に広がる線状拡散が減少していることを見出し、新しい指数LDIを提案している[8]。この線状拡散は従来からのソフトフォーカス効果の高い粉体でも満足できるレベルではなく、既存の粉体の形状と大きく異なり直線状である必要がある。坂崎らは繊維に着目して研究を進め、３００㎛のナイロン繊維が有効であることを指摘している。図９に若年者と高齢者の肌から採取したレプリカをフィルターに用いて撮影した光の拡散状態を示す。また各種粉体とＬＤＩ値との関係を図10に示した。高齢者の肌は皮丘が平滑化して光を拡散する能力が低下していることがわかる。繊維の持つ線状拡散効果と、肌を美しく見せる効果がある赤色光線との相乗効果に関する報告もある(9)。

３－５　顔面の形状、表情に与える影響

ソフトフォーカス効果や素肌感などは、いかに肌を美しく自然に見せるかという観点からの研究であり、肌の表面の光学特性が研究対象となった。一方、肌の表面ではなく、顔全体にファンデーションが与える視覚的効果、例えば表情や印象に視点を向けた研究も行われている。

光の当たり方が表情や印象に大きく影響することはもちろんであるが、ファンデーションによって顔が大きくあるいは小さく見えたり、偏平あるいは立体的な印象になることがある。井上らは人が顔の形態を認識する際に、重要な指標は目の大きさと目より下の顔輪郭印象で

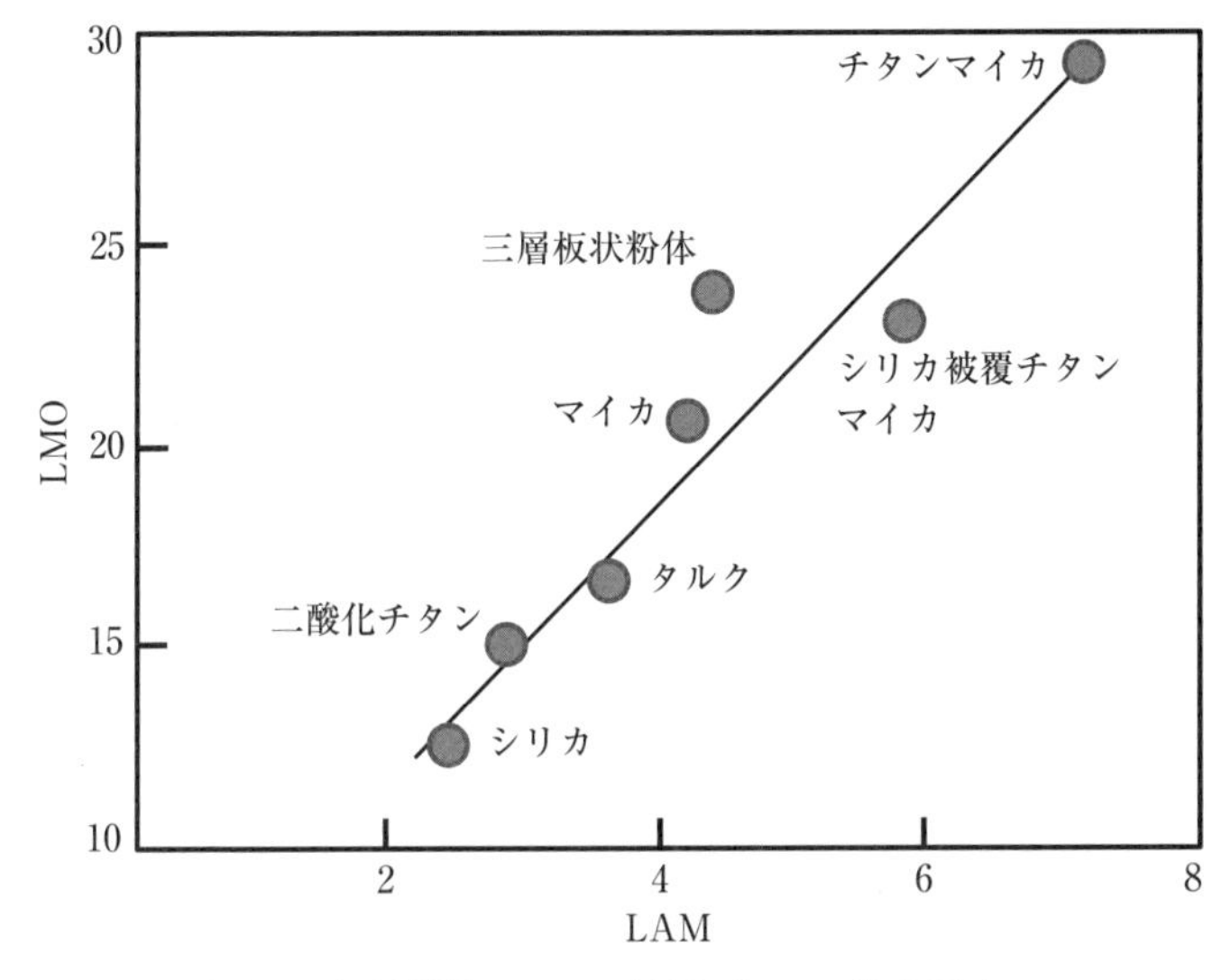

図11　各種粉体のLAM値及びLMO値を示す

あることを明らかにしている[10]。

さらに三次元形状計測装置を用いて人間の表情（喜・怒・悲・驚）を計測し、目や口の輪郭を強調するメーク法よりも、顔の明暗を穏やかに変化させるメーク法の方が笑顔のみを強調させることができることを示した[11]。この観点から笑顔の印象を与えるファンデーションの材料として雲母チタンと酸化アルミニウムとシリカの三層構造を有する板状粉体が開発されている[12]。この板状粉体の光学特性は以下のように解析されている——光が顔の正面から当たっているときの顔正面、やや横そして横面における光の入反射条件として入射角度／受光角度（LA：－15°／15°、LM：－25°／5°、

LO：－55°／－25°）を設定し、その条件におけるL値を測定する。そのL値の差LAM＝LA－LM、LMO＝LM－LOを算出し、従来粉体と比較すると、新たな板状粉体は従来粉体より陰影差が大きいことが確認できた。図11にLAMとLMOとの関係を示す。

また、正反射を強めながらもぎらつきを感じさせず、顔の濃淡を調整できる粉体として、雲母チタンにシリカをコーティングした粉体が開発されている[13]。これを使うと顔の正面は明るく、側面は暗く見え、顔をスリムにあるいは立体的に見せることが可能である。同様の効果は、雲母チタンに金属チタンを添加し、電気炉中で還元して得られる低次酸化チタン被覆雲母でも可能である[14]。

これらのメーク効果は、顔面上における光の反射特性と人間の視覚特性とをたくみに応用したものと言えよう。粉体の形状としては、ソフトフォーカス効果を狙った粉体が主として球状であるのに対し、板状であることが特徴である。

3－6　フォトクロミック効果

室内と屋外とでファンデーションの仕上がりが異なって見えることがある。これは、人工光源と太陽光とでは波長分布と照度が大きく異なっているためである。室内できれいに仕上がったメークが屋外では白く感じられる現象はよく経験することである。室内の光と太陽光の違いによる演色性に対処すべく、フォトクロミック（光変色性）効果を有する粉体が開発されている。アナターゼ型酸化チタンと酸化鉄とを焼成して得られる粉体を配合したファンデーションは、太陽下では明度が低下する。したがって、屋外でも室内と大差のない見え方、仕上がりが得られる[15]。さらに青色系干渉光を有する雲母チタンと酸化鉄とを焼成させて得られる粉体はＵＶＡ強度に応じて明度と色相が同時に変化し、屋内外での差をより解消している[16]。蛍光灯下では明るく透明感のある仕上がりに、太陽光下では自然で美しい仕上がりが得られる。照明環境の影響を受けにくいことも、ファンデーションに求められる機能の一つである。

4　その他の要素

4－1　化粧持ち

化粧仕上がりと並んで重要な機能である。メークアップ直後は美しくても、時の経過とともに透明感が増したり、逆に色素の濡れ色がすすんで濃くなったりすることは美観を大きく損ねるだけではなく、紫外線防御力の低下も引き起こす。有村ら(17)や鳥塚ら(18)は化粧崩れを客観的に解析して報告している。本稿では、実際にファンデーションを開発する立場からの技術について述べる。

(1) 濡れ性の改良（撥水・撥油処理）

化粧崩れは、汗と皮脂が主原因となる。最初に登場した技術は、耐汗性を目的としたメチルポリシロキサンによる粉体や色素のコーティングであった。感触も良く、特にパウダーファンデーションの進歩に大きく貢献した。コーティングが不完全なため水素ガスが発生するトラブルも現在では解消され、コーティング率も増減できるようになった。現在ではアイカラーなどのポイントメークアップ料にも広く使用されている。その後ポリフルオロアルキルリン酸エステルやパーフルオロアルキルシラン等のフッ素化物による表面処理技術が登場した(19)。皮脂による粉体や色素の透明感、発色を防止できるようになってきている。

ただし、これらのコーティングされた粉体や色素はファンデーション中の油剤ともなじみが悪いため、生産時には発色不良や色ムラを生じやすい。処方化にあたっては油剤や活性剤とのバランスに特に配慮が必要である。

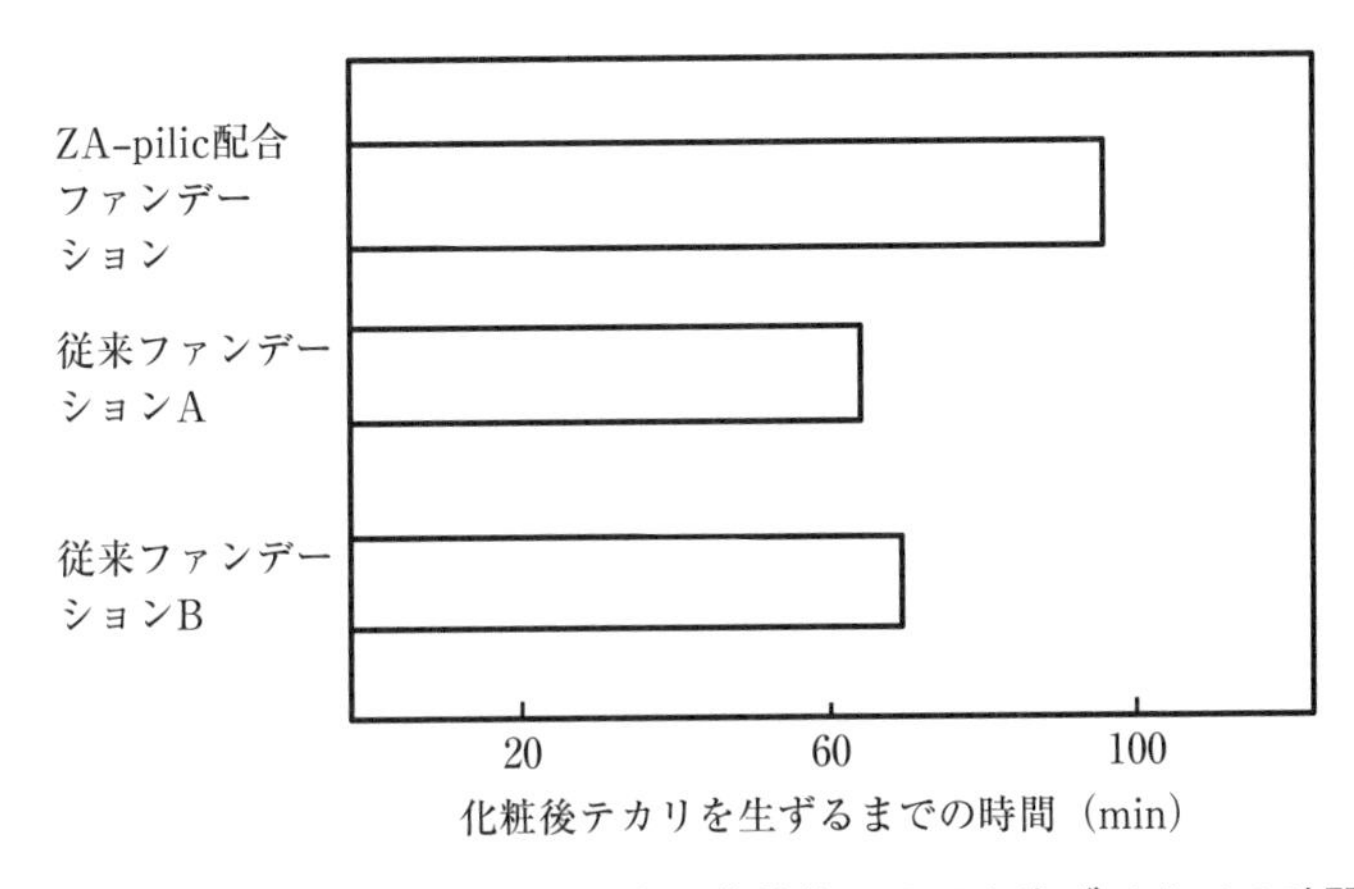

図12　室温32℃、湿度70%の室内で化粧後テカリを生ずるまでの時間比較

(2) 皮脂の吸収

皮脂は化粧崩れの大きな原因であるため、その皮脂を化粧膜中に取り込むことで化粧崩れの発現を遅延させようとする処方もみられる。これは吸油量の多い粉体を処方中に配合し、そこに皮脂を吸収させようとする方法である。吸油量の多い粉体としては多孔質球状粉体やサブミクロンの微粒子等表面積の広いものが選択されるが、化粧品としての使用感や、成型上の制約等から配合量は限定される場合が多い。

皮脂の成分の一部をターゲットとし、選択的にそれを吸収しようとする技術も提案されている。野村らは化粧崩れを引き起こす原因は皮脂中の不飽和遊離脂肪酸であることを解明し、原因となるオレイン酸のみを選択的に吸収できる酸化亜鉛担持アルミナピラードクレイが開発され[20]、化粧持ち向上のための新しい技術が登場した。選択性のない多孔性セルロースやシリカなどより実効性が高い。図12に酸化亜鉛担持アルミナピラードクレイの配合の有無による効果（テカリを感じるまでの時間）を示す。

4－2　紫外線防御機能

ファンデーションの項でも述べたが、メークアップは朝に塗布し、夜間はクレンジングクリーム等で肌上から取り去るのが通常の化粧習慣である。つまり、昼間はメークが塗布されている時間帯である。紫外線に暴露されるのは大部分が昼間であることから、メークアップ化粧品に紫外線防御機能を付加することは理に適っていると言える。

先述の如く、紫外線防御手段にはケミカルな方法（紫外線吸収剤）とノンケミカルな方法（微粒子の紫外線散乱剤）があり、一時期ノンケミカルがもてはやされた経緯があるが、現在では両方のメリットを上手く利用していこうとする動きが見られる。

ノンケミカル用粉体の開発は微粒子化、複合化、改質化が検討され活況を呈していたが、最近は粉体の開発は一段落している。ＳＰＦ値の表示にも上限値50＋が設定され、ＰＡ値は当初の3段階表示から4段階表示へと移行した。したがって、最近の動向としては、粉体をいかに有効に使いこなすかにシフトしている。すなわち、いかに理想の分散状態を得て、いかに処方系中で凝集を防ぐか、あるいはいかに肌上に有効に塗布し、かつ持続させるか等の実効性に重点をおいた研究が進んでいくと思われる[21]。先述したプレミックス原料の開発も、今後さらに進歩していくものと考える。

4－3　保護効果

紫外線防御以外にも、ファンデーションによる肌の保護効果を期待できる。肌荒れにつながる活性化因子を粉体に吸着させて肌荒れの発生を抑えられる技術が報告されている[22]。花粉症に着目した特許もあり[23]、今後は粉体自身のスキンケア効果に着目した研究も活性化すると思われる。

近年、世界中どこでも女性の社会進出は目覚ましく、女性の大部分は昼間労働に従事しているのが現状である。オフィスでのエアコンディショナー使用による乾燥をはじめ、昼間は種々のストレスに肌が曝される時間帯でもある。昼間塗布するメークアップ化粧品は昼間のスキンケア（デイケア）としての側面も要求される。特に乾燥に対するメークアップでの保護効果は重要であり、ファンデーションのみならずメーク下地料やポイントメークにも保湿力を訴求する商品が市場に増えてきている。

5　まとめ

人は何のためにメークアップするのだろうか。これには種々の説がある。鳥や魚等の野生動物には、発情期になると見事な婚姻色に体色を変化させる種も珍しくない。その目的は明確で、子孫を残すために繁殖の伴侶の関心を引くことである。この現象をメークアップと言って良いか否か筆者には判断できないが、確実に言えることは野生動物で婚姻色を発現するのは99％雄だということだ。人間の場合、メークアップをする確率はいまだ圧倒的に女性の方が高い。野生動物の婚姻色と人間のするメークアップの目的の違いは、人間のメークアップには異性の関心を引く以外にも様々な目的が含まれているという点である。

メークアップは非常に心理的効果の高い化粧であると筆者は考える。日常メークアップして仕事に従事している女性が、試験的にメークアップしないで出勤した場合、仕事の出来栄えや能率が落ち込むという報告もいくつかある(24)。誰でも自宅でメークアップを落とし、リラックスしている状態のままで仕事に向かいたくはない。出勤前にメークアップし、その顔を鏡で自ら確認することで、自分の心理的状態を仕事モードに切り替えているとも考えられる。こうした心理は男性でも同様で、現在でも熱帯地方のある部族では男性が派手なメークアップをすることがある。これは祭りや狩猟（古くは部族間の争い等）へ向かう際、心理的な高揚感を助長する効果があるという。家庭では優しい父親がドレッシングルームで覆面を被った刹那、悪役レスラーに変身する心理状態とも相通じるものがある。さらに、宗教的な意味合いや、呪術的な意味合いもあるようだ。石器時代の土器の人形（日本では土偶と呼ぶ）の中には頬に模様のある例があるが、これは呪術的な意味のメークアップではないかという説がある。今ならチークカラーといったところだろうか。シャーマンも祈祷の際には派手な衣装とともに特別なメークアップを施すことが多いようだ。

現在、化粧品市場は自然志向が強まり、オーガニックやボタニカルといった訴求の商品が急激に増加している。しかし、メークアップ化粧品については、トイレタリー品やスキンケア化粧品と比較すると、まだその波は大きくはない。メークアップ化粧品の場合、化粧効果等の機能と自然訴求の両立が出来ていない面が多いこともその原因と考えられる。だが素材技術の進歩につれて、この課題も次第に克服されていくであろう。本稿で述べてきた如く、メークアップ化粧品の最重要要素は目で見える化粧効果である。自然派化粧品でありながら本来求められる化粧効果を十分に備えたメークアップ化粧品の実現に向けた技術開発に大いに期待するものである。

参考文献

（1） T Mitsui New cosmetic science (1997)
（2） AO Barel, M paye, HI Maibach Handbook of cosmetic science and technology (2014)
（3） 特公開2010-90041，特公開2010-197251
（4） H Nishimura, Y Takasuka, M Yamamoto International Journal of Cosmetic Science 29(1) 67 (2007)
（5） 中村直生，高須賀豊，高塚勇，粧技誌，21，119-126（1987）
（6） 西方和博，西村博睦，毛利邦彦，中村直生，粧技誌，31，276-296（1997）
（7） 塩澤順二，西方和博，中村直生，粧技誌27(3)，326-327（1993）
（8） 坂崎ゆかり，西方和博，中村直生，粧技誌，36，25-35（2002）
（9） Y Sakazaki, Y Suzuki, K Nishikata, M mouri International Journal of Cosmetic Science 29(4) 332 (2007)
(10) 井上さくら，山本美恵子，山崎和博，粧技誌，34，249-254（2000）
(11) 井上さくら，平山賢哉，山崎和広，信学技報，HIP 2000-47，15-21（2001）
(12) 池内将巳，西方和博，井上さくら，山崎和広，中村直生，第5回ASCSバンコック大会国内報告会講演要旨集，2001，p.53-55
(13) 中村直生，フレグランスジャーナル，24（10），64-68（1996）
(14) 田中俊宏，西浜脩二，熊谷重則，木村朝，鈴木福二，粧技誌，29，353-371（1996）
(15) 大野和久，熊谷重則，田中俊宏，斎藤力，鈴木福二，粧技誌，27，314-325（1993）

(16)　小川克基，桜井紀，布施セツ子，大野和久，粧技誌，34，387-394（2000）
(17)　有村直美，星屋博子，井裕香，正木仁，藤井政志，粧技誌，22，149-154（1988）
(18)　鳥塚誠，長谷昇，小路稔徳，旭正彦，高野敏，粧技誌，28，350-358（1995）
(19)　堀野政章，色材，65，492-499（1992）
(20)　野村浩一，高須賀豊，西村博睦，本好捷宏，山中昭司，粧技誌，33，254-266（1994）
(21)　松枝明，粧技誌，31，373-384（1997）
(22)　河合江里子，河野善行，小川克基，佐久間健一，吉川徳信，阿曽大輔，第22回 IFSCC エジンバラ大会論文報告会要旨集，2002，p.16-21　20）特公平11-60441
(23)　特公平11-60441
(24)　Rodolphe Korichi, Delphine pelle-de-queral, Germaine Gazano, Arnard Aubert Journal of Cosmetic science 59, 127-137 (2008)

第3章

ボディケア化粧品

坂井隆也

1　はじめに

ボディケア化粧品開発の歴史は、消費者が「健康で美しい肌を手に入れた」と実感できる製品開発の歴史に他ならない。今日、ボディケア化粧品は、身体洗浄料にとどまらず、保湿剤、UVケア剤、美白剤、ピーリング剤など、多くの機能をもった製品で構成される一大カテゴリーにまで成長した。世界の香粧品事業者は、消費者が望む健康な肌への様々な要望にマッチする新しい技術や、それを実現する処方開発を目指し、日夜、研究に取り組んでいる。主に欧米、日本で広く展開されているボディケア化粧品市場は、フェイシャルケア市場に比べると飽和している感は強いものの、中東、アフリカ、南米などの経済成長に伴い、日々、新しい市場が広がっているのも現状である(1)。広く見れば、ボディケア技術の多くはフェイシャルケア技術に端を発しており、多くの部分で重複する。しかし、ボディケア技術で本来一番重要なものは何かを考えれば、やはりそれは身体洗浄機能と言えるであろう。本章では、身体洗浄料の技術開発の歴史と現状にスポットを当てる。

2　身体洗浄料

身体洗浄料は大きく分けて、固形石けんと液体のボディシャンプーに分類できる。近年の日本では、ボディシャンプーが主流となって久しいが、世界的にみると、未だ固形石けんが主流である。この嗜好性の違いは、各地域の文化、すなわち、水の硬度、皮膚感触の好み（これも水の硬度の影響が大きい）、生活水準、そして洗浄文化の違い（入浴とシャワー）などに端を発している。文化や嗜好の違いによって消費者が選ぶ洗浄料の製品形態は様々ではあるが、身体洗浄料そのものへの要求は、皮膚にマイルドで、良く泡立ち、綺麗になった実感と肌への保湿感を満たすものという点で、概ね世界中で一致している。

身体洗浄料の本来の目的が「身体を清潔に保つ」ことであるのは自明だが、この目的は遠い過去にすでに当たり前のものとなってしまっており、近年は「洗浄」そのものに関する技術開発はほとんど行われてきていなかった。その代わりに、洗った皮膚に多少のきしみ感やサラサラ感、パウダリー感など清潔さを想起させる感触を与える技術の開発に弛みない挑戦が行われてきた。そういった面では、純粋に優れた洗浄力と環境安全性を追求してきた衣料用洗剤や食器用洗剤といったハウスホールド分野の洗浄剤の歴史と、身体洗浄料の歴史は大きく異なっている。

本章では、初めに、身体洗浄料の基礎技術をその歴史に沿って紹介した後、現代の、優れた泡立ちの設計技術と、洗浄力そのものに関する技術の見直しについて触れることにする。

3　皮膚へのマイルド性と使用感

3―1　歴史

入浴して身体を洗浄し綺麗に保つという行いが、本来、宗教的儀式であったのか、人間の潜在的な欲求であったのか、身体の傷を癒す医療だったのか、あるいは、身体の装飾行為の一環だったのか――どのような意味を持って人間文化に浸透してきたのかは不明である。しかしながら、ローマ帝国の古代遺跡で大浴場跡が発見されていることからも、入浴は古代から人類の文化の一部となり現在に至っている。

最も基本的な界面活性剤と言える脂肪酸石けん（脂肪酸アルカリ金属塩）の歴史は古く、紀元前3000年頃、古代バビロニア王国ですでに作られていたことが分かっている(2)。脂肪酸石けんが洗浄剤として使われた記録は、約2000年前の古代ローマ帝国の時代から残っている。脂肪酸石けんは脂肪と木灰で作られ、身体の洗浄に使用したと記載されており(3)、８世紀頃からは、スペインやイタリアで、オリーブ油を原料にした脂肪酸石けんが生産されるようになった(4)。その後、ヨーロッパを中心にして石けん業が発展した。しかしながら、18世紀末に至るまで、脂肪酸石けんは貴族や裕福な家庭で用いられる贅沢品の一つに過ぎず、世間で広く使用されているという状況ではなかったようである(5)。

１９２０年代までは、身体用に限らず、すべての洗浄剤は脂肪酸石けんで作られていた。脂肪酸石けんはよく泡立ち、高い洗浄力を有する優れた洗浄剤であるが、本質的に大きな欠点を持っていた。それは、硬水中で使用すると、スカムと呼ばれる水に難溶のカルシウム塩を形成し、毛髪、皮膚、繊維上にスカムの結晶が沈着するため、それらの表面にざらざらとした感触を残す点である。バスタブ中で使用すると、廃水後にこのスカムが「バスタブリング」としてバスタブ内壁に残留することも、特に欧米では大きな問題であった。また、脂肪酸石けんそのものが弱アルカリ性であることも、皮膚への刺激という見方をすれば、けっして好ましいものではなかった。

１９３０年代になると、ドイツの化学メーカーによって、より皮膚に近いpHである中性の合成界面活性剤が次々と開発され始め、それらは〝detergents〟（デタージェント＝洗浄剤）と名付けられた。当初、これらは紡績された繊維の感触に悪影響を与えない繊維処理剤として工業化されたものであったが、1950年代になると、皮膚にマイルドな洗浄剤として、シャンプーや身体洗浄料に応用展開されるようになった(6)。ここが、現在まで続く身体洗浄料の開発の歴史の始まりである。紀元前より使用されてきた脂肪酸石けんに代わり、皮膚によりマイルド、かつそれを実感として演出できる使用感を持った界面活性剤を用いた処方設計技術の進化こそが、近代の身体洗浄料開発の歴史である。

3－2　皮膚へのマイルド性

脂肪酸石けんは、優れた泡立ちを示すが、硬水中で用いるとスカムが析出し、見た目も悪いばかりでなく、きしんだ、ツッパリ感のある肌感触を与える。特にこのきしみ感は、健康で美しい滑らかな肌のイメージとはかけ離れたものと捉えられ、とりわけ欧米の消費者にとっては、洗浄実感よりむしろ逆のイメージを想起させるものであった。この皮膚にマイルドな印象を損ねるような使用感を改善するため、石けんと合成界面活性剤の混合で作られる「コンビネーション・バー」や、ほぼ合成界面活性剤だけから作られる「シンデット・バー」が開発されてきた。

皮膚のpHは概ね弱酸性であり、塩基性の洗浄剤を用いた洗浄は肌にダメージを与えると考えられ、中性もしくはそれ以下の弱酸性での使用が好ましいとされる。それは、肌の表面皮脂に多量に含まれる脂肪酸が、アルカリ性水溶液での皮膚洗浄によってけん化（石けん化）され、生成した脂肪酸石けんの自己乳化力によって、皮膚上の皮脂を必要以上に脱脂するためと考えられている。この脱脂は、皮脂が本来持つ皮膚へのバリア機能を低下させ、肌水分量の低下、荒れ肌、乾燥肌を引き起こすと考えられている。脂肪酸石けんは水に溶かすとアルカリ性を示し、それ以下のpHにすると脂肪酸が析出して界面活性を失うのに対して、合成界面活性剤は、水中で中性付近のpHを示し、より低いpHにおいても水溶性を維持できる。この合成界面活性剤の性質は、皮膚へのマイルド性という価値を消費者に提供するのに重要な役割を果たした。アシル化イセチオン酸ナトリウム（ＳＣＩ）やポリオキシエチレン（ＰＯＥ）アルキル硫酸ナトリウム（ＡＥＳ）などは、こうした経緯で皮膚洗浄料に投入され、現在に至るまで身体洗浄料の主界面活性剤（第一界面活性剤）として世界中で使われ続けている。

３－３　身体洗浄料に用いられる主界面活性剤

主界面活性剤とは、洗浄剤の主成分として、洗浄性能、泡立ち、皮膚感触、製品安定性な

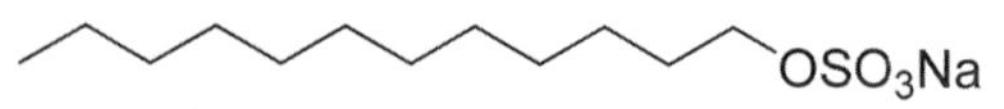

図１　アルキル硫酸ナトリウムの分子構造
ここではドデシル硫酸ナトリウムを代表として示した。

どの基本的な骨格を作る界面活性剤である。１９５０年代、香粧品分野に合成界面活性剤が出現することによって、「皮膚により優しい」という商品価値が身体用洗浄料市場に確立された。以下に紹介する３つの界面活性剤は、肌にマイルドな主界面活性剤として世界にすぐに広まった。そのうち２つは、現在に至るまで、すでに50年以上もの間、脂肪酸石けんと並んで世界の身体洗浄料を支え続けてきている主界面活性剤である。

(1)　アルキル硫酸ナトリウム

アルキル硫酸ナトリウム（ＡＳ）の分子構造を図１に示す。特に炭素数12の直鎖アルキル鎖（ドデシル基）を有するＡＳは、ドデシル硫酸ナトリウム（ＳＤＳ）やラウリル硫酸ナトリウム（ＳＬＳ）と呼ばれる。工業的には、脂肪アルコールを原料として比較的容易に製造することができる。非常に優れた起泡性能、洗浄性能そして化学的安定性を有し、広いpH域で使用することができる。

特にＳＤＳは、水の硬度によらず高い起泡性能を示す(7)。通常、製造時の未反応原料としてごく微量の脂肪アルコール（ドデカノール）を含有

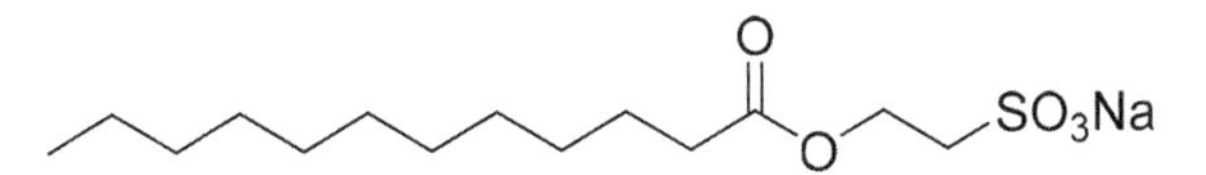

図2　ヤシ脂肪酸イセチオン酸エステルナトリウムの分子構造
ここに示しているのは、疎水基が単一のラウリン酸タイプであるが、一般には、SCI は疎水基が混合組成である（RCO＝C8～C18）。

するが、この不純分を残してある方が、精製品よりもより優れた起泡性能を示す。これは、少量の脂肪アルコールが増泡剤として機能していることを示唆している(8、9、10)。

ＡＳは他のアニオン界面活性剤と比べて、比較的高いクラフト点を有しており、室温で固体状態を維持しなければならないコンビネーション・バーやシンデット・バーといった固形洗浄料の主基剤として適切である。しかし、ＡＳ自身は、現在流通する皮膚用界面活性剤の中では、皮膚刺激性が高い界面活性剤に分類され、現在では、ＡＳを主界面活性剤として使用することは稀である。

(2)　ヤシ脂肪酸イセチオン酸エステルナトリウム

ヤシ脂肪酸イセチオン酸エステルナトリウム（ＳＣＩ）は、主に固形石けんの主基剤として、世界で最も使用される合成界面活性剤である（図2）。脂肪酸とイセチオン酸ナトリウムを、高温下で直接脱水縮合することで製造できる。分子構造にエステル基を有しているため、水中（特に塩基性溶液中）で容易に加水分解し、原料である脂肪酸とイセチオン酸ナトリウムを生成しやすい。また、クラフト点も比較的高い。そのため、保存安定性に懸念が持たれる液体のボディシャンプーへの応用よりも、コンビネーション・バーやシンデット・バーといった固形石けんへの使用が主である。

ＳＣＩは、pH域にかかわらず、洗浄主基剤として優れた特性を有している。水の硬度によって性質や感触に大きな影響を受けずに、非常にクリーミィで豊かな泡立ちと、滑らかで潤いを感じさせる使用感を提供する。また、ＳＣＩは感触に優れるだけでなく、膨大な研究例からも分かるように、実際に皮膚に最もマイルドな界面活性剤の一つである[11、12]。

(3) ポリオキシエチレンアルキル硫酸ナトリウム

ポリオキシエチレン（ＰＯＥ）アルキル硫酸ナトリウム（ＡＥＳ）は、前記のＡＳの疎水基と親水基の間にＰＯＥ基を挟んだだけの単純な分子構造を有している（図3）。ＡＳと同様、ＰＯＥ基を負荷した脂肪アルコール（ＰＯＥアルキルエーテルノニオン）を硫酸化することで、工業的に容易に製造可能である。弱酸性から塩基性に至る幅広いpHの水溶液中でも化学的に安定であり、他の主界面活性剤である脂肪酸石けん、ＡＳ、ＳＣＩに比べてクラフト点も圧倒的に低いため、水溶液の保存安定性が極めて高い。

ＡＥＳは、脂肪酸石けんやＡＳなどのアニオン界面活性剤と比べて、皮膚刺激性が低い。

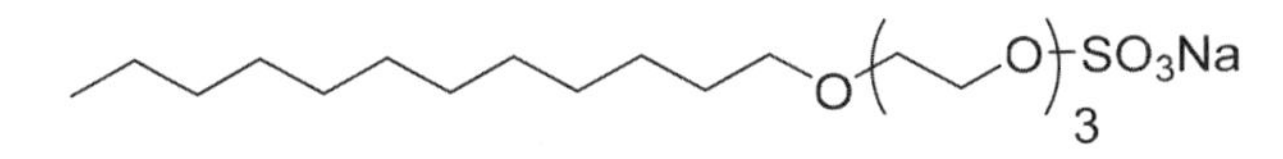

図3　ポリオキシエチレンアルキル硫酸ナトリウムの分子構造

ここではポリオキシエチレン(3)ドデシル硫酸ナトリウムを代表として示す。一般にはポリオキシエチレンユニット鎖長は分布を持つ。

ただ、肌洗浄時の使用感は、若干ヌルつきを示す。この感触は、欧米では「すべすべ」して良いという好評価となり、逆に日本では「いつまでもヌルつく」という否定的な評価となる。こうした国による嗜好性の違いは、もともと脂肪酸石けんで身体を洗った際のきしみ感を好むか好まないかの違いにも表れていると考えられる。

またＡＥＳは、pHだけでなく、水の硬度、塩濃度などの界面活性や水溶性に最も影響を与える要因に対しても、優れた耐性を示す理想的な界面活性剤である。さらに、アニオンに限らず、カチオン、両性、ノニオン界面活性剤やポリマーなど、さまざまな種類の界面活性物質と水中で優れた混和性を示し、単独では水に難溶の界面活性物質を安定に溶解する能力にも長けている。この特性によって、基剤混合による相乗効果を発現することも多い。起泡性能に関しては、脂肪酸石けんやＡＳに比べて若干劣ることから、通常、増泡剤と呼ばれる界面活性剤と混合して使用する。この欠点が少ない優れた性能と使い勝手の良さこそが、ＡＥＳが世界標準のアニオン界面活性剤として広く使用されている所以である。実際に、ＡＥＳは、ボディシャンプーに限らず、毛髪用シャンプー、食器用洗剤、液体衣料用洗剤に至る全ての液体洗浄剤の主界面活性剤として、世界中で必要不可欠な界面活性剤となっている。ＡＥＳの唯一の弱点は、室温付近以上の濃度域では固体化することがないため、固形石けんや紛体状の洗浄剤には使用できないという点である。

3－4　さらなる皮膚へのマイルド性を求めて

ここまで述べてきたように、より心地良い使用感と、肌により優しいことへの消費者ニーズが、身体洗浄料の基本処方に変化を与え、主界面活性剤は、脂肪酸石けんから合成界面活性剤へと移り変わってきた。合成界面活性剤を使用したマイルド性訴求の洗浄剤市場の拡大で、消費者の「よりマイルドな商品」への要求もますます拡大することになった。これによって脂肪酸石けんから合成界面活性剤への変換以上のインパクトがある、より高い皮膚へのマイルド性を実現する技術開発が行われてきた。

一般に、カチオン界面活性剤を除けば、アニオン界面活性剤は他の界面活性剤に比べて皮膚刺激が高い傾向にあるが、起泡性や洗浄時の肌感触に優れる。また、皮脂汚れの優れた水中分散性により、取り除いた皮脂が再び皮膚上に付着（再付着）するのを防ぐことで高い洗浄力を発揮する。一方、ノニオン界面活性剤は低泡性であるが、基本的に皮膚にマイルドと言われている。したがって、皮膚に対しよりマイルドな洗浄剤を設計するために、主界面活性剤としてアニオン界面活性剤を使用しながら、アニオン以外の補助界面活性剤を混合することで、処方系全体としてより電気的に中性、すなわちノニオンに近づける方法が取られるようになってきた。

(1)　スーパーファット

スーパーファットとは、アニオン界面活性剤を主界面活性剤とする処方系に少量の長鎖脂肪酸を添加することを意味し、長い間、多くの洗浄剤設計に取り入れられてきた技術である。脂肪酸石けんベースの処方の場合、脂肪酸のアルカリによる中和を当量未満で行えば、スーパーファット処方となる。この効果は、身体洗浄料の起泡性の改善を図れるばかりでなく、肌の乾燥を抑える効果もあると言われる。これは、洗浄後のすすぎ（水による希釈）の過程で、「酸性石けん」と呼ばれる、脂肪酸石けんと未中和脂肪酸から形成される水に不溶の複合体が形成し、それが肌上に沈着して自発的に皮膚のバリアを形成するためと考えられている[13]。これは身体洗浄料の処方設計から見ると、簡単かつ低コストで起泡性能の改善と肌へのマイルド性を担保できる極めて便利な方法である。しかしながら、添加する脂肪酸量が多すぎると、逆に消泡効果を発現してしまったり、脂肪酸の析出によって処方の保存安定性を悪化させたりするため、使用できる脂肪酸量は限られている。また、硬水で使用した場合には、酸性石けんだけでなくスカム生成による影響も出てくるため、肌感触に悪影響を与える可能性もある。スーパーファットの設計には、脂肪酸以外にも長鎖脂肪アルコールが使用されることもある。

⑵　界面活性剤の混合効果

アニオン界面活性剤水溶液にカチオン界面活性剤を添加すると、水溶液特性を劇的に変化させることができる。これは、幅広い混合比で混合しても、アニオン界面活性剤：カチオン界面活性剤＝1：1のコンプレックスを形成することに起因する。このコンプレックスは、2本の疎水基を持つ電気的に中和された界面活性剤として働くため、ノニオン界面活性剤様の極めて疎水的な特性を示し、臨界ミセル濃度（CMC）の大幅な低下や、洗浄力の劇的向上などを引き出すことができる。カチオン界面活性剤として長鎖4級アンモニウム塩や長鎖アミンオキシドなどを用い、アニオン界面活性剤水溶液と混合すれば容易にこの効果の発現を確認することはできるが、極めて疎水的なコンプレックスの析出や、過度の脱脂力による肌荒れなどが懸念されるため、香粧品用途ではこれらの組み合わせは使用しにくい。そこで、香粧品用途では、水溶性に優れ、コンプレックスの水溶性も確保できるベタイン系界面活性剤を使用するのが普通である。

界面活性剤の界面への吸着は界面活性剤モノマーによって起こることから、モノマーの皮膚への吸着・浸透が皮膚刺激を誘導するのではないかという仮説が長い間議論されており、皮膚に暴露する界面活性剤モノマーの濃度、すなわちＣＭＣの増加とともに、その傾向は悪化すると考えられている。アニオン界面活性剤とベタイン系界面活性剤の混合についても、こうした視点からの研究が多数行われている[14, 15]。実際、この組み合わせは、系のＣＭＣを低下させ、皮膚刺激も低減させるばかりでなく、後述するように劇的な起泡性能の向上も実現することから、身体洗浄料に限らず多くの液体洗浄剤処方に応用されている。この界面活性剤系と皮膚刺激の関係に関する最近の研究成果では、ノニオン界面活性剤またはベタイン系界面活性剤によってアニオン界面活性剤の電荷密度が低下し混合ミセルが安定化される結果、モノマーの放出が抑制され、界面活性剤モノマーの皮膚への作用が低減するのではないかと結論付けている[16]。

(3)　皮膚にマイルドなアニオン界面活性剤

１９８０年代になると、日本の界面活性剤メーカーは、香粧品用途にも使用可能で、皮膚

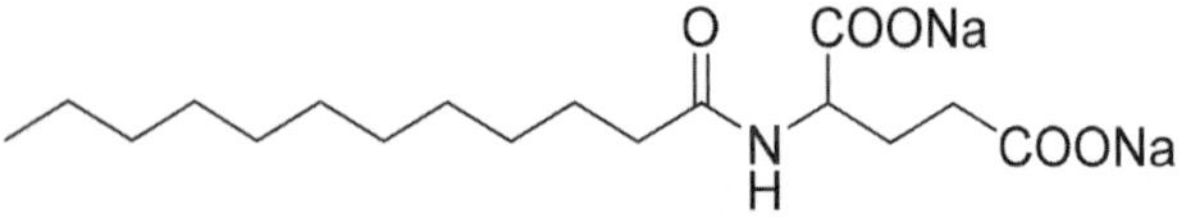

図4　アシル化グルタミン酸塩の分子構造
ここではドデカノイルグルタミン酸2ナトリウムを代表として示す。

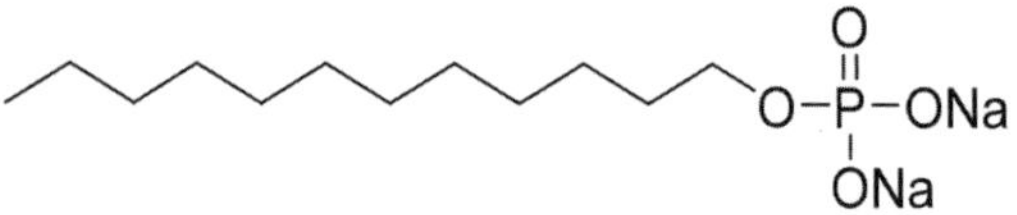

図5　モノアルキルリン酸塩の分子構造
ここでは代表としてモノドデシルリン酸2ナトリウムを示す。

への刺激が少ないアニオン界面活性剤の開発に盛んに取り組んだ。そして、皮膚に極めてマイルドな新しいアニオン界面活性剤として、アミノ酸から誘導されたアシル化グルタミン酸塩（図4）やモノアルキルリン酸塩（図5）が次々と実用化され、多くの身体洗浄料に使用されるようになった(17、18、19)。これらの界面活性剤はともに弱酸塩であり、かつ、興味深いことにいずれも2塩基酸塩である。必要に応じて1塩基酸型または2塩基酸型として使い分けることが可能であり、中性pH域に限らず、人間の皮膚のpHと同じ弱酸性域でも使用することができる。また、これらは起泡性にも優れ、肌への使用感にも優れている。

新しい界面活性剤の登場は、液体のマイルド・ボディ・シャンプーという製品を生み出す

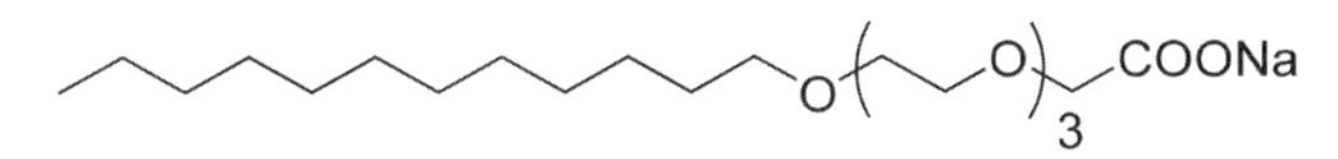

図６　ポリオキシエチレンアルキルエーテルカルボン酸塩の分子構造

ここでは代表としてポリオキシエチレン(3)ドデシルエーテルカルボン酸ナトリウムを示す。一般的にポリオキシエチレンユニットの鎖長は分布を有する。

とともに、それ以前の香粧品用アニオン界面活性剤（脂肪酸石けんから先述の合成アニオン界面活性剤まで）に定着しかけていた「本当に皮膚にマイルドとは言えない」という界面活性剤に対する消費者の負のイメージを払拭することに成功した。１９８０年代に東アジアで生まれたマイルド・ボディ・シャンプーは、それまでシャワーの利用が主である国々で簡単に使える洗浄剤という位置づけに過ぎなかった液体ボディシャンプーを新たなリーディング香粧品に押し上げ、現在大きな市場を得るまでに成長した。後に、皮膚にマイルドな界面活性剤は固形石けんにも応用されるようになった。

近年、さらに皮膚にマイルドなアニオン界面活性剤であるポリオキシエチレンアルキルエーテルカルボン酸塩（ＡＥＣ、図６）が、ボディシャンプーや洗顔料に主界面活性剤として応用されるようになった。この界面活性剤自身、低皮膚刺激、低眼刺激を示すが、他の同じ界面活性剤と混合した際にもその効果を発揮する[20,21]。例えば、アニオン界面活性剤であるアルキル硫酸ナトリウム（ＡＥＳ）に少量ＡＥＣを混合すると、混合した分だけの刺激低減が起こるが、

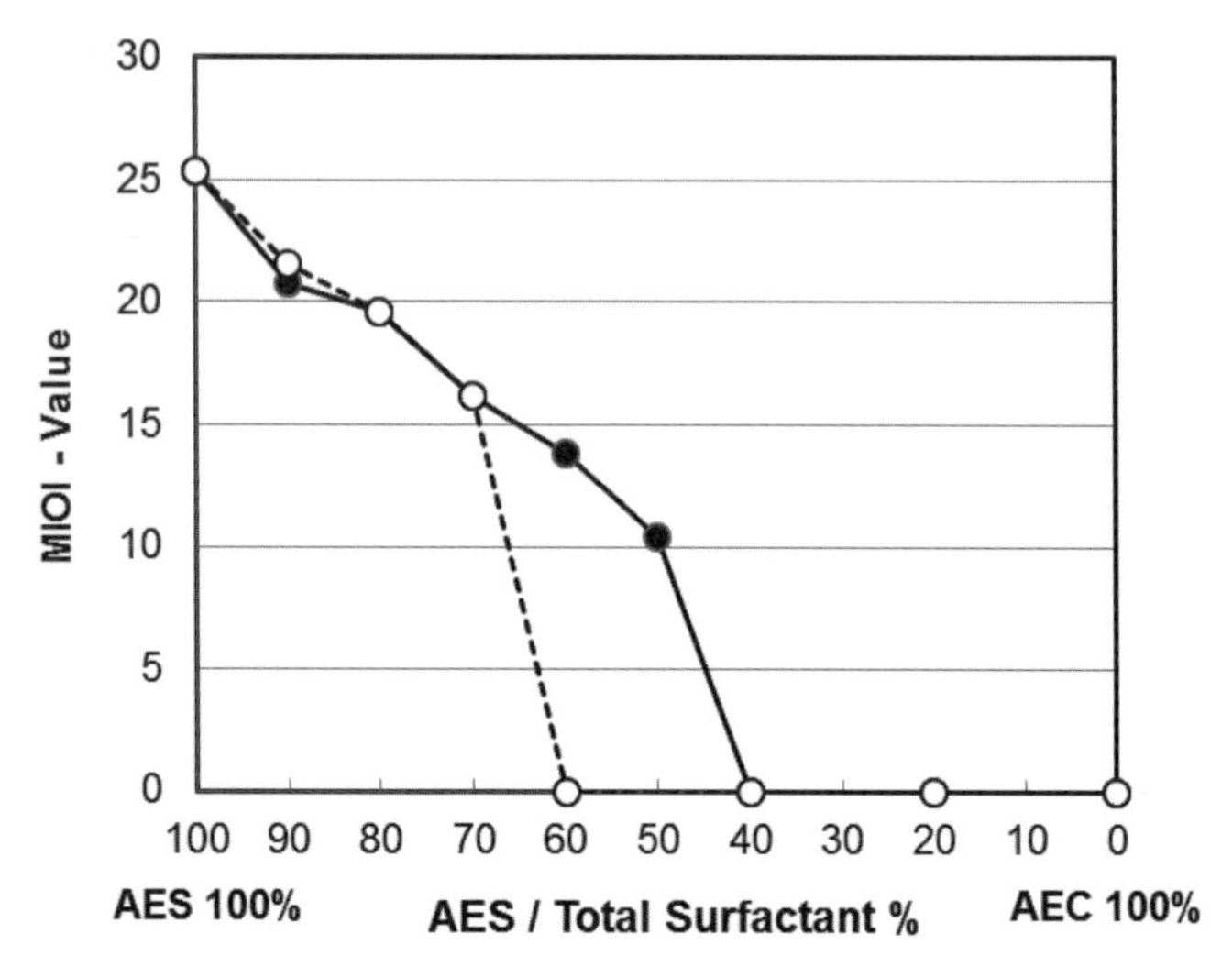

図7　ポリオキシエチレンアルキルエーテルカルボン酸ナトリウム（AEC）によるポリオキシエチレン硫酸ナトリウム（AES）の眼（皮膚）刺激低減効果（Red Blood Cell 試験法）[20]

平均眼刺激指数（MIOI）：≦5無刺激、≦10軽微な刺激、≦20わずかな刺激、≦40刺激あり、＞40強い刺激あり[22]。●：AKYPO® RLM45、○：AKYPO® RML100。AKYPO® は欧州花王化学社によるAECのトレード名。

ある一定以上の比率でＡＥＣを混合すると、ＡＥＣと同じ低い刺激性を実現できる（図7）。この相乗的効果は、上記のＡＥＳとベタインの混合系と類似の挙動に見える。しかしながら、ＡＥＳとベタインの間には静電引力が大きく作用していたのに対し、ＡＥＳとＡＥＣはともにアニオン界面活性剤であるため両者の間に静電引力の効果は期待できない。したがって、全く別の作用機序によって発現する効果と考えられる。このように、アニオン界面活性剤をよりマイルドに使用する技術は、現在でも日進月歩である。

3－5　文化的嗜好

日本を含む東アジア諸国では、欧米諸国と異なり、水の硬度が低い軟水の国も多く、脂肪酸石けんが示す肌の感触は好意的に受け入れられている。軟水で脂肪酸石けんを使用すると、ごくわずかのスカムが析出するに過ぎず、適度なきしみ感を皮膚に与える。この感触が「きれいに洗えた」「すっきりした」といった好意的な感情を使用者に想起させている。東アジアにはこの感触を好む消費者が多いため、未だに主界面活性剤として脂肪酸石けんを使用した身体洗浄料が主流となっている地域が多い。脂肪酸石けんを液体ボディシャンプーに応用するときには、通常、ナトリウム塩ではなく脂肪酸カリウム塩が用いられる。これは、ナトリウム塩に比べてクラフト点が低く、処方安定性が著しく向上するためである。一方、固形石けんには溶け崩れを防ぐためにC16～C18の疎水基鎖長の脂肪酸石けんが使用される一方で、ボディシャンプーにはより短い鎖長のC12を中心とした脂肪酸石けんが使用されるのも同様の理由からである。

先にも述べたが、日本ではマイルド液体ボディシャンプーが大きな市場をもっている。こうした製品のpHは弱酸性~中性に設定するため、脂肪酸石けんを主基剤には使用できない。そこで、合成界面活性剤を主基剤として使用し、AESや他の補助界面活性剤を組み合わせて処方設計が行われるが、使用時の感触が脂肪酸石けんの与える適度なきしみ感と同様になるように、各種添加剤が用いられている。

4 起泡技術

4-1 増泡効果

一般には、身体洗浄料にとって起泡性能は、その洗浄力とは関係ない性質と考えられている。しかし、豊かな泡立ちは、洗浄時に心地よい使用感を付与し、洗えているという実感を消費者に提供することができるため、処方設計においてはもっとも重要な評価軸の一つである。脂肪酸石けんは、基本的にクリーミィでボリュームのある泡を提供する界面活性剤であるが、硬度の高い硬水条件下では、その性能はすぐに消えてしまうのが課題である。また、人の皮脂には多くの脂肪酸が入っており、脂肪酸石けんと皮脂は非常に親和性が高く、皮膚上に多量の皮脂が残っている場合、脂肪酸石けんは、積極的に皮脂に吸着してしまうため、起泡性能は基本的に低下してしまう。

　ヤシ脂肪酸イセチオン酸エステルナトリウム（ＳＣＩ）やポリオキシエチレンアルキルエーテル硫酸塩（ＡＥＳ）などの合成アニオン界面活性剤は強酸塩であり、水に不溶のカルシウム塩やマグネシウム塩は簡単には析出しないために、硬水中でも高い起泡性能を保つことができる。逆に、これらの泡は、皮脂や脂汚れに対する耐性が低いため、汚れが多い場面では、容易に泡が立たなくなる。この重大な課題を解決するため、増泡技術の開発が行われてきた。

４－２　増泡剤（増泡ブースター）

　増泡とは、その名の通り、少量の増泡剤と呼ばれる補助界面活性剤を添加して、処方の起泡性能を大きく改善することである。界面活性剤市場には、多数の増泡剤と呼ばれる界面活性剤が存在するが、アニオン界面活性剤を主界面活性剤とする身体洗浄料には、ノニオンまたは両性界面活性剤が特に広く使用されている。同じ増泡剤ではあるが、その使い方や得られる効果は大きく異なる。

　脂肪酸モノエタノールアミド（ＭＥＡ）、脂肪酸ジエタノールアミド（ＤＥＡ）、脂肪酸

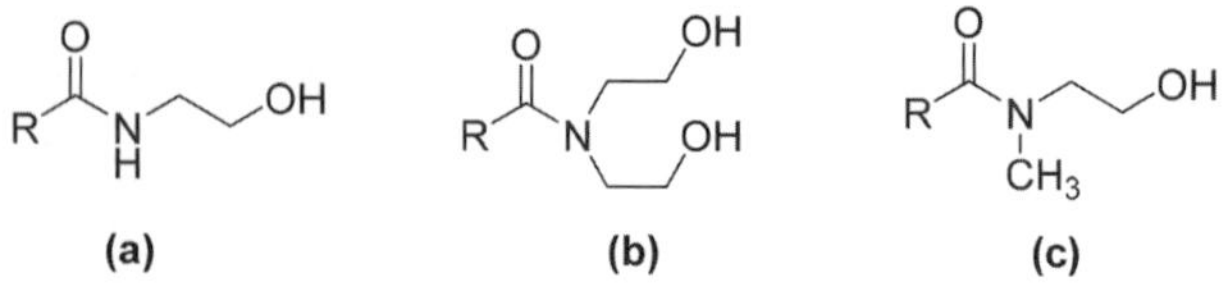

(a)　(b)　(c)

図８　脂肪酸エタノールアミド類の分子構造
(a)脂肪酸モノエタノールアミド；(b)脂肪酸ジエタノールアミド；(c)脂肪酸 *N*－メチルエタノールアミド。Ｒは炭化水素鎖を示す。

N－メチルエタノールアミド（ＮＭＥＡ）などの脂肪酸エタノールアミド類は、泡の体積を向上する増泡剤として頻繁に使用されるノニオン界面活性剤である（図８）。ＤＥＡは、人の皮膚にマイルドであり、増泡効果も高いことから、最も使い勝手の良い増泡剤として長い間認知されてきたが、ニトロソアミンを生成する可能性への「不安感」から、近年、その使用量は減少し続けてきた。ＤＥＡの代わりに用いられるようになったのがＭＥＡであるが、ＤＥＡに比べて低水溶性で結晶性が高いため処方設計が難しく、その増泡性能もＤＥＡと同等か若干劣る傾向にある。一方ＮＭＥＡは、室温では低粘度の液体であるため、液体洗浄剤の処方安定性を確保するのが容易で、増泡性能も高い優れた増泡剤である[23]。しかし、液体であるために、固形洗浄剤には使用できない。

香粧品用途に用いられる両性増泡剤としては、脂肪酸アミドプロピルジメチルカルボベタイン（ＡＰＢ）やアルキルジメチルカルボベタイン（ＡＢ）が挙げられる（図９）。これらは、水溶性が高いために配合安定性に富んだ処方設計に便利で、何よりも豊

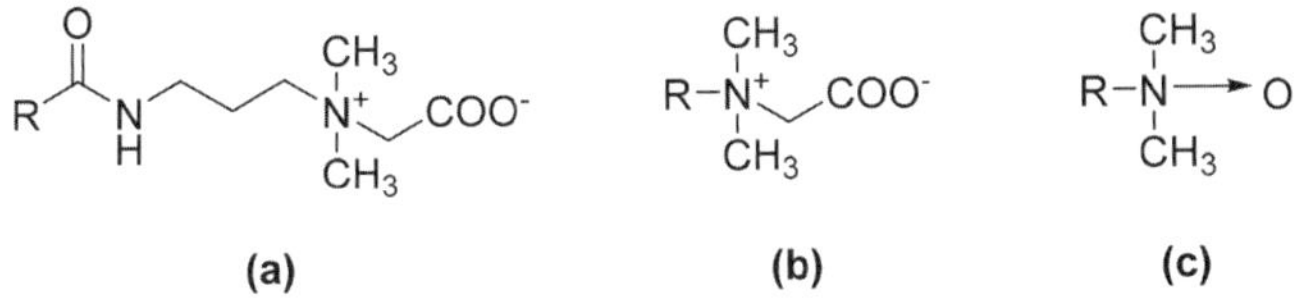

(a)　(b)　(c)

図9　両性増泡剤およびカチオン増泡剤の分子構造
(a)脂肪酸アミドプロピルジメチルカルボベタイン；(b)アルキルジメチルカルボベタイン；(c)アルキルジメチルアミンオキシド。ここでRは炭化水素鎖を示す。

かな持ちの良い泡を作ることができるため、現在最も重要な増泡剤であることは間違いない。両者の増泡性能に大きな違いはないものの、ＡＰＢはより水溶性が高く、その他多くの界面活性剤との相溶性に優れることから、世界的にもより広く使用されている。少しでも泡立ちをよくしたい時、もしくは処方粘度を高くしたい時には、より疎水的なＡＢが用いられる傾向にある。よりしっかりとした持ちの良い泡を作ったり、食器用洗剤のようによりハードな油汚れが多い場面で泡を立てたい時には、アルキルジメチルアミンオキシド（図9）が用いられることもある。

4-3　起泡性能と増泡効果

起泡性能は、起泡力（foamability）と泡安定性（foam stability）という2つの性質に分けることができる[24]。界面活性剤溶液の起泡力とは、如何に素早く泡を立てられるかを示す性質であり、気泡を簡単に作る能力とも言える[25]。泡立ちを観察する視点からすると、起泡力は瞬間的にたくさんの（総体積が大きい）泡沫が発生する現象で、泡沫を作る際に小さな機械力（軽く手をこするなど）だけでも泡立てられることを意味する。以前は、界面活性剤水溶液の起泡力は、ロス－マイルズ（Ross-Miles）試験法による最初期の泡沫体積として評価できるとされてきたが[26]、実際には、その測定結果は泡安定性の影響を大きく受けていると考えられており、実際の起泡力だけを正確に捉えることは非常に難しいと考えられてきた。しかしながら、自作の泡試験機とロス－マイルズ試験を用いて、起泡力と泡安定性を区別して測定することを試みた検討から[23]、上記の脂肪酸エタノールアミド類のノニオン増泡剤は、アニオン界面活性剤に対して起泡力向上に効果が高いが、泡安定性にはほとんど効果がないことが明らかにされた（図10ａ）。

泡安定性は、一度できた泡沫もしくは気泡を壊さずに維持できる能力である[24]。視覚的には、一定の体積を持った泡沫が、ずっとその体積を維持する性能というと分かりやすい。両性増泡剤であるＡＰＢやＡＢは優れた泡安定化剤として広く使用される。汎用のアニオン界面活性剤であるＡＥＳに対するＡＰＢの泡安定化能力を図10ｂに示す。主基剤であるＡＥＳとＡＰＢ分子は気液界面に共に吸着し、ＡＥＳの親水基間に働く静電反発を、ＡＰＢのカチオン性親水基が抑制する。それによって、気液界面には界面活性剤分子が密に配向した単

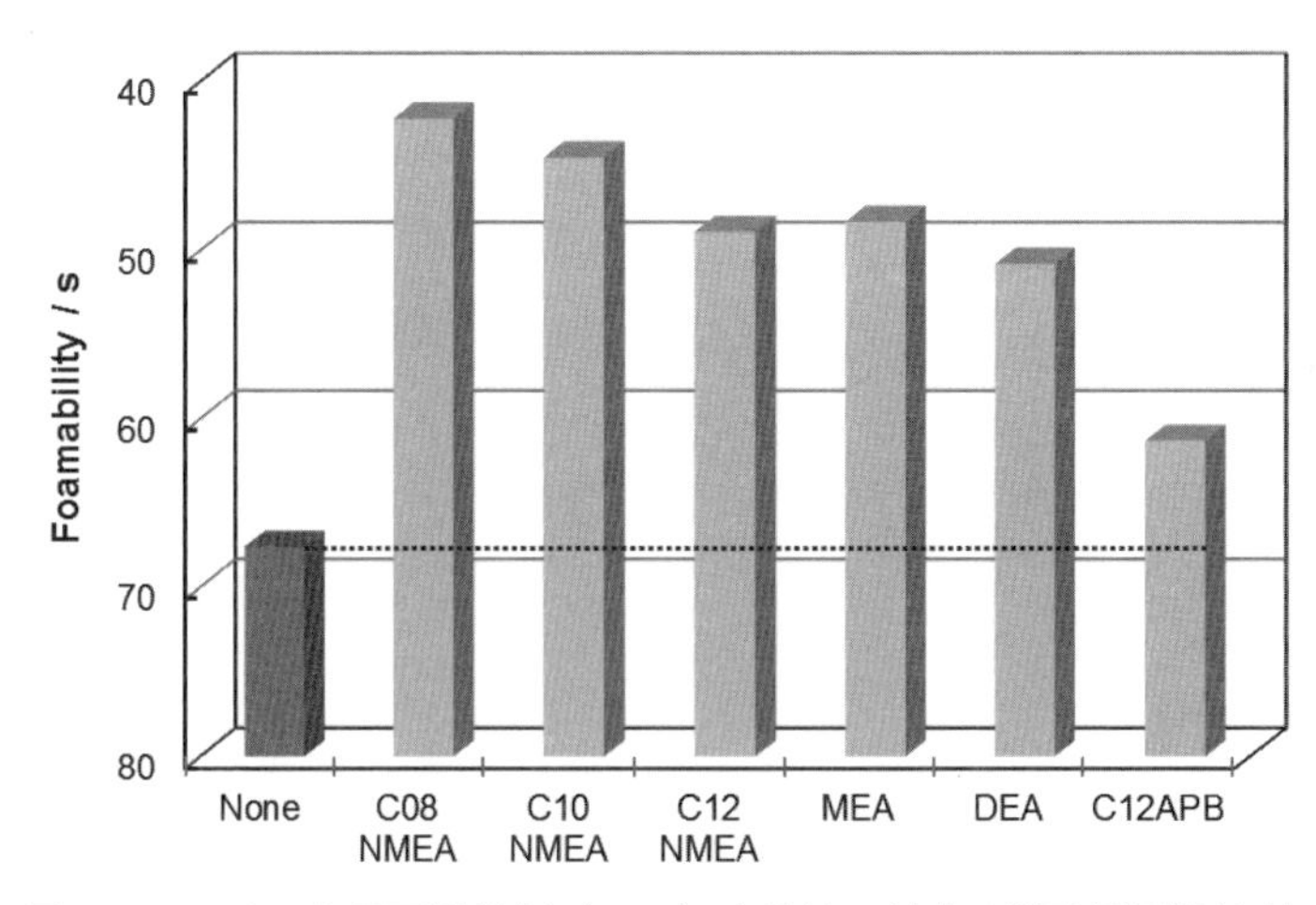

図10　アニオン主界面活性剤（AES）水溶液に対する補助界面活性剤の増泡効果（25℃）(23)

"None" と記載された左端のカラムは補助界面活性剤を含まないAES単独の水溶液、それ以外はAESと各補助界面活性剤の混合水溶液を示す。それぞれの結果は、AESと補助界面活性剤を総界面活性剤濃度を一定にしたまま様々なモル混合比で混合した水溶液を用い、最も優れた増泡効果を示したデータを示している。

(a)起泡力試験：自作の起泡試験機を用い、50mLの泡が発生するのに要する時間を持って起泡力とする。最も短時間で泡を生成したものほど優れた起泡力を有することを示す。AES／補助界面活性剤モル比：C8NMEA0.9/0.1；C10NMEA、C12NMEA0.7/0.3；C12MEA 0.8/0.2；DEAとAPB0.6/0.4.

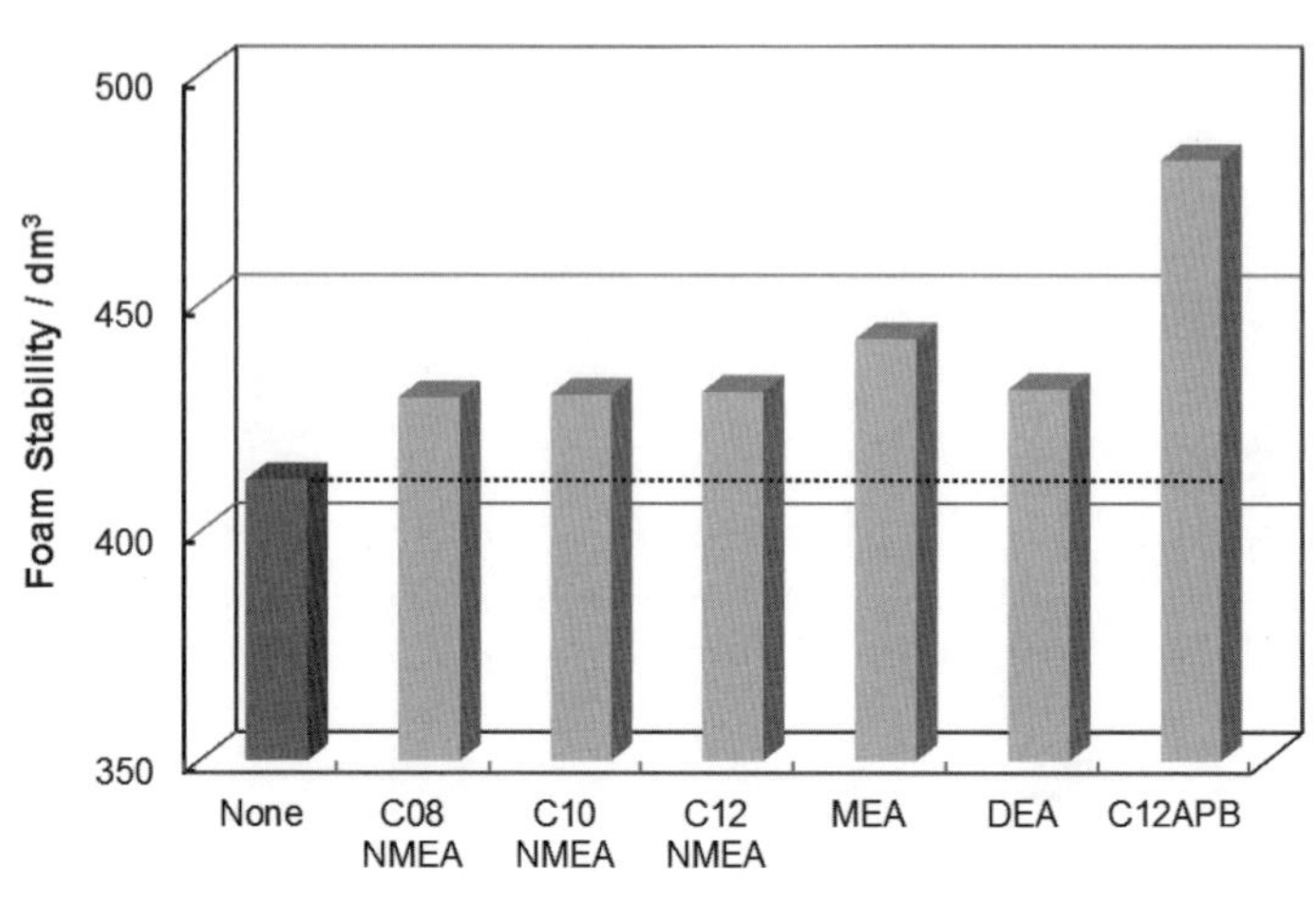

（b）泡安定性試験：ロス－マイルズ試験を用い、初期泡体積をもって泡安定性とする。体積が多いものほど泡安定性が高い。

分子吸着膜が形成され、泡膜の安定化が起こると考えられる。図10ａと10ｂを比較すると、起泡力と泡安定性は相反する特性であることが容易に理解できる(23)。したがって、一種類の補助界面活性剤だけでは、これら双方の特性を向上することは困難であるため、液体洗浄剤の処方設計では、主基剤であるアニオン界面活性剤水溶液にノニオン増泡剤と両性増泡剤の両方を加えるのが一般的である。

4－4　スーパーファットによる増泡

増泡と皮膚へのマイルド性向上の双方を付与できる先述のスーパーファット効果も重要な増泡技術であり、増泡剤として未中和脂肪酸や脂肪アルコールを処方系に添加することは多い。

残念なことに、これらの増泡剤は基本的に水への溶解性に乏しく、多量に添加すると逆に消泡したり、固体析出を起こすことになるため、その使用量は少なく制限される。脂肪酸石けんを主界面活性剤とする処方系において、pHを変えるということは含有する未中和脂肪酸量を変えることに他ならない。Miles と Ross は脂肪酸石けん水溶液に最大の起泡性能を与える特別なpHが存在することを見出した[27]。アニオン界面活性剤であるＡＳに、ＡＳの原料である脂肪アルコールが不純物として若干残っていた方が、精製されたＡＳよりも起泡性能が優れることは先述した[9]。この系においては、泡沫中のＡＳ水溶液の排液速度が低下することで破泡が抑制され、泡安定性が向上する[8]。Vollhardt と Emrich は、脂肪アルコールを含有するＡＳ水溶液で自発的に形成される気液界面単分子膜について研究を行い、気液界面には脂肪アルコールの濃縮膜が形成されていることを見出した[28]。この脂肪アルコールが形成する固体性単分子膜が排液速度の低下の原因と考えられる。ＳＣＩを主界面活性剤とする固形石けんにステアリン酸を加えても、気泡粒径が小さく粘性のあるクリーミィな泡沫が形成されることが知られている[29]。これらどの系においても、スーパーファット効果による増泡は、未中和脂肪酸や脂肪アルコールによる固体性の界面膜形成がその本質であると考えられる。

5　洗浄力と皮膚へのマイルド性の両立への取り組み

皮膚用洗浄料の最も重要な役割は「洗うこと」であるはずだが、それは長い間、消費者価値として注視されてこなかったのも事実である。約1世紀前は、衛生効果を訴求した固形石けんは一般的であったが、徐々に、洗浄そのものではなく、肌ケア、感触、泡立ちなど視覚と触覚で実感できる消費者価値へと、その重要性は変化してきた。身体洗浄料のグローバルでの市場拡大とともに、こうした宣伝効果が高く分かりやすい価値を重視した開発が大きく取り上げられ、その開発に世界のメーカーは注力してきた。これらの新しい価値開発をするのに最も有効な評価方法は、人が実感すること、すなわち官能評価であった。しかし、近年、世界中で多発する災害、医療の発展、新興国へのマイルド身体洗浄料の市場拡大など、時代の流れにとともに、再び洗浄や衛生が見直されるようになってきた。現在、身体洗浄料業界は、「洗浄」の本来の役割について再考をする時期に来ているのかもしれない。

界面活性剤にとって皮膚汚れの高い洗浄力と皮膚へのマイルド（低刺激）性の両立は、極めて困難な課題であると長い間考えられてきた。高洗浄力を示す界面活性剤は、皮脂汚れをよく落とせることの見返りとして、必要以上に皮膚の脱脂を行ってしまうため、高洗浄力は皮膚を荒らし、皮膚が本来持っているバリア機能を低下させると信じられてきた。それゆえ、身体洗浄料の開発では、可能な限り皮膚に低刺激な界面活性剤を用いて、可能な限り「洗えていると感じられる」処方づくりが目指されてきた。しかし近年、界面活性剤の研究の進化によって、困難と考えられてきた洗浄力と低刺激の両立を可能にする新しい技術が開発されてきている。

前述の通り、身体洗浄料にとって最も重要な特徴ともいえる泡立ちは、本来、洗浄力とは関係ないものと考えられてきた。しかしながら、最近、泡の物理化学的な機能に関する研究を通じて、粒径の小さいクリーミィな気泡からできている泡沫が、洗浄力と低刺激を両立させることができると分かってきた[30、31]。

Sonodaらは、泡沫を形成する気泡の粒径、排液量、泡を肌に接触させた際の皮膚への界面活性剤の浸透量の関係性を調べた結果[30]、気泡の粒径は排液量および排液中の界面活性剤の濃度に大きく影響を与えることを明らかにした。より小さい気泡は泡沫中の気液界面積を増大し、より多くの水を泡膜内に保持する。そのため、排液が遅くなり気泡の構造を維持する結果、排液水の界面活性剤濃度は低下し、皮膚への界面活性剤の浸透量は優位に低下した。逆に、気泡の粒径が大きくなると、皮膚への界面活性剤の浸透量は増加した。これらの結果を考え合わせると、気泡粒径を小さく制御すれば、同じ界面活性剤水溶液でも皮膚への

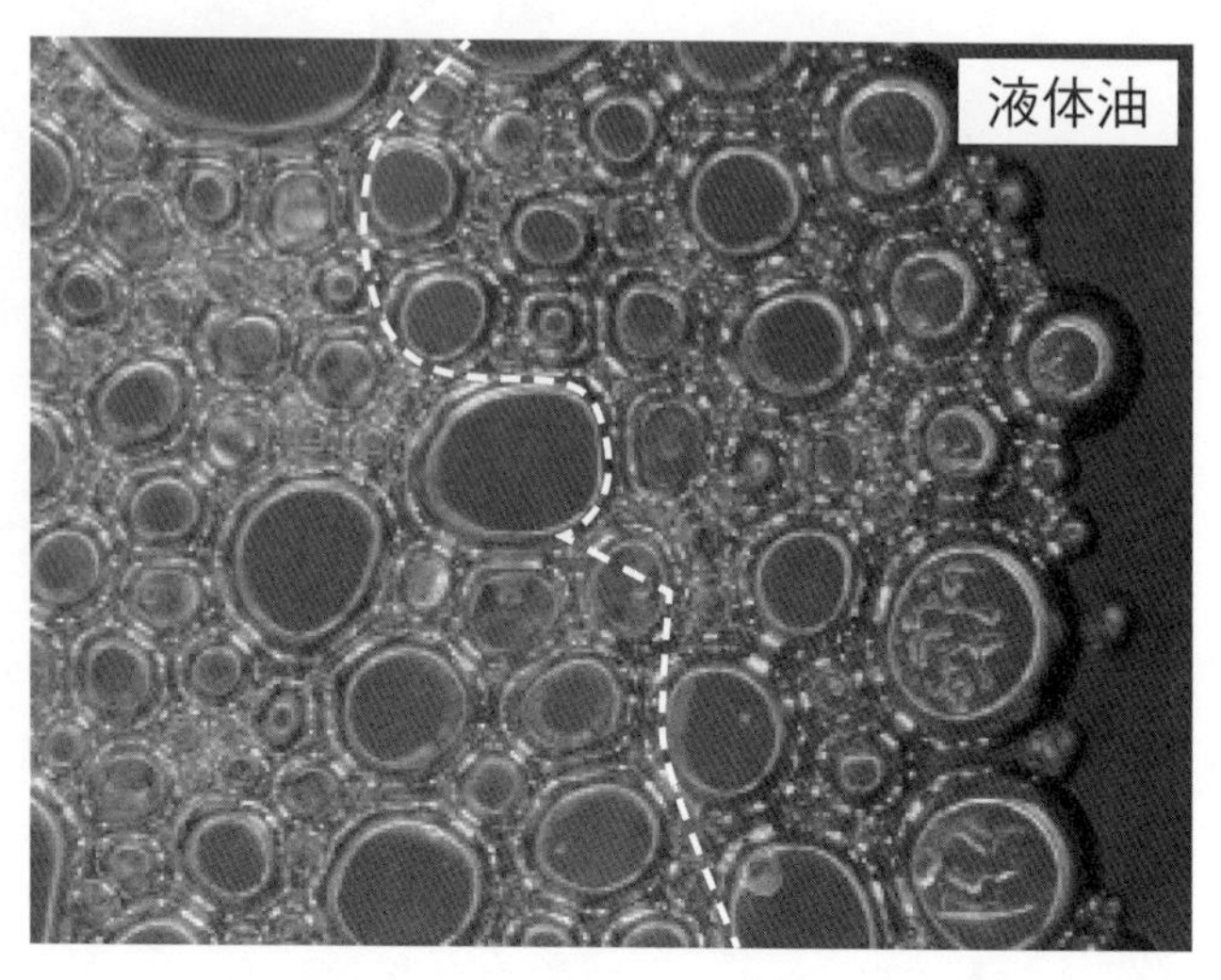

図11　黄色く着色された液体油が脂肪酸石けんの泡沫中に吸収されていく様子

小粒径の起泡からなる脂肪酸石けんの泡沫は、外力を加えなくても自発的に液体油を吸収する[32]（写真右）。

影響を低下させられると理解することができ、これは、将来のより皮膚にマイルドな洗浄料の開発に新しいヒントを与えるものである。

さらにSonodaらは、洗浄力と皮膚へのマイルド性の両立の実現への一歩となる、新しい現象も発見した。脂肪酸石けんで作る粒径の小さな気泡からなる泡沫は、液体油と接触しても破泡することなく、自発的に泡を吸い込むという現象である（図11）[31、32]。この現象は粒径の大きな泡沫では見ることはできなかった。これは粒径の小さな泡の方が、皮膚上の液体脂に対してより優れた洗浄力を発揮できることを示すものである。そのメカニズムはいまだ明らかにされていないものの、泡膜中を流れる液体油が気泡の気液界面を濡らしていないことから、単純な毛細管現象によって起こっているものではないことが示されている。これらの検討から、これまでトレードオフと考えられてきた高い皮脂洗浄力と皮膚へのマイルド性を両立するためには、より粒径の小さな気泡からなる泡沫を作ることが重要であるという、比較的単純な結論が導かれる。これはまさに皮膚用洗浄料にとって「古くて新しい」発見である。

世界中のほとんどの皮膚用洗浄料には、アニオン界面活性剤の中でも可能な限り皮膚にマイルドな界面活性剤が使用されているが、その洗浄力は、ノニオン界面活性剤などの他種の界面活性剤には劣っている。ＡＥＣは、最も皮膚低刺激のアニオン界面活性剤の一つとして使用されてきたが[20]、近年になって、皮脂汚れに対して極めて優れた洗浄性能を持つことが分かってきた[33]、ＡＥＣの分子は、水中では未中和の酸型と塩型からなる酸性石けんと呼ばれる複合体を形成する[34]。一方、皮脂汚れの中では、ＡＥＣ分子は、皮脂汚れ成分である脂肪酸との間で酸性石けんを形成すると考えられ、このヘテロな複合体を自発的に形成することが、ＡＥＣ分子が水中から皮脂汚れ中に積極的に浸透していく現象の駆動力となっている。こうしたＡＥＣ分子の特性が、軽くこするだけで皮脂汚れがどんどん落ちるという皮脂洗浄料の特徴に直結する。このように、皮膚にマイルドな界面活性剤であっても、その界面活性剤が皮脂汚れと特別な相互作用を起こせば、皮膚をしっかりと洗うことができるのである。この研究は、高い洗浄力と低刺激性の両立が実現できることを示す例と言える。

6　おわりに

身体洗浄料の開発の歴史は、消費者が求める肌へのマイルド性と心地良い泡感触の実現に基づいたものである。多くの合成界面活性剤や、それらを使いこなすためのたくさんの配合技術が、これらの消費者ニーズを叶えるために開発されてきた。しかし、最近では、身体洗浄料の本来の目的である洗浄に、再び消費者の注目が集まってきていると言われている。

さらに、人間と環境の双方に対して一層の安心安全への配慮が求められる現代社会では、天然志向も一段と進んでいる。その結果、明確な科学的根拠がないまま界面活性剤に対するネガティブキャンペーンが行われることもしばしばである。身体洗浄料に使用されている多くの界面活性剤に関しては、人、環境への科学的安全性が担保されたうえで長年使用されてきたものであるので、基本的に使うことに心配はない。しかしながら、社会の安全意識の拡大に伴って、不安意識が身体洗浄料やその原料である界面活性剤へと広がり続ければ、今後、さらに高機能な界面活性剤の開発すら危ぶまれる可能性もある。今後、界面活性剤開発に携わる科学者や処方開発研究者は、長い使用実績のある既存の界面活性剤を最大活用し、それらのマイルド性を最大限に発揮させる技術開発の研究に注力していくことが必要なのかもしれない。

参考文献

（1） Nicle Tyrimou Cosmetics & Toiletries Science Applied, 2015, 130 (8), pp.8–9.

（2） Willcox, Michael (2000). "Soap". In Hilda Butler. Poucher's Perfumes, Cosmetics and Soaps (10th ed.). Dordrecht : Kluwer Academic Publishers. p.453.

（3） Aretaeus, *The Extant Works of Aretaeus, the Cappadocian*, ed. and tr. Francis Adams (London) 1856 : 238 and 496, noted in Michael W. Dols, "Leprosy in medieval Arabic medicine" *Journal of the History of Medicine* 1979 : 316 note 9

（4） Anionic and Related Lime Soap Dispersants, Raymond G. Bistline, Jr., in *Anionic surfactants : organic chemistry*, Helmut Stache, ed., Volume 56 of Surfactant science series, CRC Press, 1996, chapter 11, p.632.

（5） Handbook of Cosmetic Science and Technology edited by Andre O Barel, Marc Paye and Howard I Maibach, Marcel Dekker, 2001, Chapter 42.

（6） R. Diez, IFSCC Magazine 2009, 12 (3), 188–193.

（7） S. Shore, I.R. Bergen, in Anionic Surfactants, part I (W.M. Linfield, ed.), Mercel Dekker, New York, 1976, pp.136–7.

（8） G.D. Miles, L. Shedlovsky, J. Ross, J. Phys. Chem. 1945, 49, p.93.

(9) M.J. Schick, F.M. Fowkes, J. Phys. Chem., 1957, *61*, p.1062.

(10) W.M. Sawyer, F.M. Fowkes, J. Phys. Chem. 1958, *62*, p.159.

(11) J.D. Middleton, J. Soc. Cosmet. Chem. 1969, *20*, 399–412.

(12) P.J. Frosch and A.M. Kligman, J. Am. Acad. Dermatol. 1979, *1*, 35–41.

(13) R.I. Murahata, M.P. Aronson, P.T. Sharko, A.P. Greene, in Surfactants in Cosmetics, 2nd Ed. (M.M. Rieger, L.D. Rhein, ed.), Mercel Dekker, New York, 1997, pp.315–6.

(14) E.G. Lomax, in Amphoteric Surfactants 2nd Ed. (E.G. Lomax, ed.), Marcell Dekker, New York, 1996, pp.286–289.

(15) J.G. Dominguez, F. Balaguer, J.L. Parra, C. Palejero, Int. J. Cosmetic Sic., 1981, *3*, 57.

(16) L. Cassiday, Inform 2016, *27* , pp.694–699.

(17) D. Kaneko, K. Sakamoto, in Handbook of Cosmetic Science and Technology (A.O. Barel, M. Paye, H.I. Maibach ed.), Marcell Dekker, New York, 2001, pp.499–510.

(18) Imokawa, G.; Tsutsumi, H.; Kurosaki, T.*J. Am. Oil Chem. Soc*. 1978, *55*, 839–842.

(19) Thau, P. in Surfactants in Cosmetic, 2nd ed.; Marcel Dekker: New York, 1997; p 297.

(20) Personal Care Booklet, Kao Chemicals Europe, 2007.

(21) T. Ozawa, K. Endo, T. Masui, M. Miyaki, K. Matsuo, S. Yamada, *J. Surfact. Deterg*. 2016, ***19***, 785–794.

(22) W.J.W. Pape, U. Pfannenbecker, U. Hoppe, Molecular Toxicology 1987, ***1***, 525–536.

(23) T. Sakai, Y. Kaneko, J. Surfact. Deterg. 2004, *7*, pp.291–295.

(24) A.J. Wilson, in Foams (R.K. Prud' homme and S.A. Khan ed.); Marcel Dekker: New York, 1995; p.259–268.

(25) 一つの球体の泡を「気泡（bubble）」，気泡の集合体で大きな体積を持つものを「泡沫（foam）」

と呼ぶ.

(26) American Society of Testing and Materials Standards (A.S.T.M. Standard) D 1173.

(27) G.D. Miles, J. Ross, *J. Phys. Chem.*, 1944, <u>48</u>, 280–290.

(28) D. Vollhardt, G. Emrich, *Colloids and Surfaces A*, 2000, <u>*161*</u>, 173.

(29) S. Mukherjee, H. Wiedersich, *Colloids and Surfaces*, 1995, <u>*95*</u>, pp.159–172.

(30) Junko Sonoda, Takaya Sakai, Yousuke Inoue, Yukio Inomata, *J Surfact Deterg*, 2014, <u>*17*</u>, 59–65.

(31) Junko Sonoda, Takaya Sakai, Yukio Inomata, J. Phys. Chem. B, 2014, <u>*118*</u>, pp.9438–9444.

(32) 花王株式会社スキンケア研究所より提供の写真.

(33) M. Kagaya, T. Sakai, 10th World Surfactant Congress and Business Convention (CESIO 2015 Istanbul), 2015, Istanbul, Turkey, p.32.

(34) T. Sakai, R. Ikoshi, N. Toshida, M. Kagaya, J. Phys. Chem. B, 2013, <u>*117*</u>, pp.5081–5089.

コラム　きめ細かい泡は、皮脂洗浄力と皮膚への優しさを制す?

シャンプーやボディシャンプー、食器洗剤などを使用した時、泡立ちが心もとないと、日ごろから泡や洗浄の研究に携わっている我々ですら「洗えてるのかな?」と不安になる。このように、生活の中で洗浄料と泡は切っても切れない関係にある。

我々が日常目にする泡は、いわゆる泡沫(Foam)と呼ばれる気泡(Bubble)の集合体である。泡沫と洗浄力の関係性については諸説あるが、科学的には特別な関係はないと考えるのが一般的であった(近年盛んに研究されているマイクロバブル等はその限りではない)。衣料用洗剤は、一般の家庭で使用する洗浄剤の中でも高い洗浄力を有する製品であるが、シャンプーのように大量の泡沫が洗濯機槽内に湧き上がってくる様子を見ることはない。これは、高い洗浄力に泡立ちは必要ないことを暗に実証している。また、暑い夏の日、たくさん汗をかいたあとの洗髪時にシャンプーの泡立ちが悪いと感じたことがあるであろう。しかし、汚れているからといって二度洗いすると、二度目は驚くほど泡が立つ。これは、泡立ちが悪かった一回目の洗髪で、十分汚れが除去されているからである。界面化学のどの教科書にも書いてある洗浄の原理を考えてみても、洗浄の基本は、油水界面張力低下に伴うロールアップ現象、乳化、分散、可溶化であり、泡はこれらの現象と同時に起こりうる別のイベント要素である。洗浄中はこれらの現象が水の中で同時に起こっており、界面活性剤は、それらすべての場面に働いている。即ち、泡が立つことで、界面活性剤が洗浄ではなく泡に取られる分だけ損をしているとも言えるのである。

では、洗浄において「泡沫」は何故重要なのだろうか?おそらく、泡が立てば「きれいに洗える」という経験的な「洗浄実感」と、泡が立っていたので「洗えている」という「安心感」、優しくて気持ちがいいという「快適感」など、「情緒価値」を得られるからだろう。一言でいえば、「伝達手段」とか「エンターテインメント」としての役割である。身体洗浄料やシャンプーなどの香粧品洗浄剤では、この「豊かな泡立ち」と「泡質」は極めて重要で、商品価値のかなりの比率を占めていることは疑いの余地もない。

本来、シャンプー、洗顔料、ボディシャンプーなどの皮膚洗浄料の役割は、身体を洗って汚れや菌を除去し、身体を清潔かつ健康に保つことにある。しかし、現代の洗浄料に求められるもう一つの重要因子は、やはり「皮膚へのマイルド性（優しさ）」であろう。高洗浄力を有する界面活性剤は、皮脂汚れをよく落とせることとの見返りとして、過剰に皮膚の脱脂を行なう結果、皮膚を荒らし、皮膚が本来持っているバリア機能を低下させると考えられている。したがって、皮膚へのマイルド性を担保するためには、ある程度の洗浄力は犠牲にせざるを得ず、両者はトレードオフの関係性である。「肌に優しく、汚れはしっかり落とす」という話は、実はきわめて難しい課題である。そこで、現代の香粧品洗浄料の設計では、皮膚に可能な限り低刺激な界面活性剤を主基剤として用いながら、可能な限り洗浄力が出るところでバランスをとるという手法が用いられてきた。そして、この「洗えている」と「やさしく洗える」の両立を演出するツールとして「泡沫」は大変重要な役割を担ってきたのである。

このように、香粧品洗浄料における泡沫制御技術は、洗浄力ではなく、泡を立てること自体が目的であり、その量、見た目、安定性、泡質をコントロールする研究が長い間行われてきた。しかしながら、近年、泡そのものを見直す物理化学的研究によって、我々が気づいていなかった泡沫の新しい機能が次々に明らかとなってくるのだから研究とは楽しいものである。特に身体を洗う際は、軽くて大きな泡よりも、きめ細かなクリーミィな泡沫が好まれるが、このクリーミィな泡そのものが、これまでの最大の課題であった洗浄力と皮膚へのマイルド性の両立を現実的に達成できる性能を有していることが分かってきたのである。

園田らは、古典的な汎用アニオン界面活性剤で

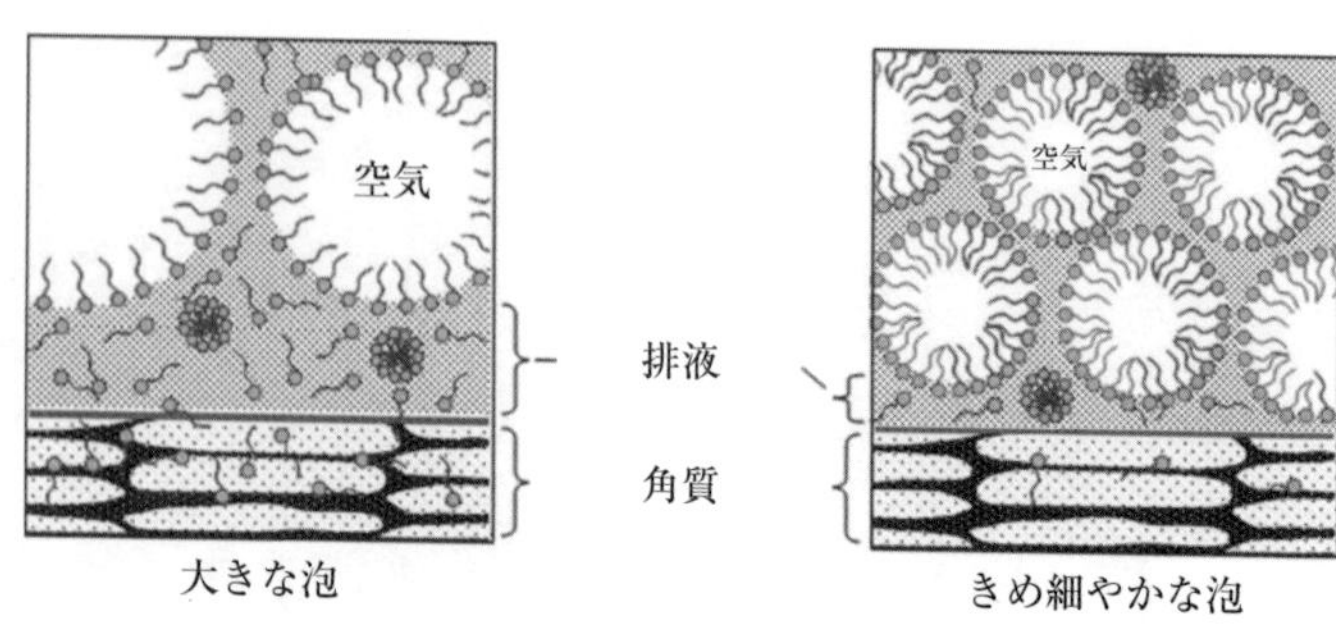

図1　異なる粒径を持つ泡沫と肌との接触（仮説）(1)

あるC12～C18の混合脂肪酸カリウム塩（所謂、石けん）の水溶液を用い、泡立て時の攪拌力を変えて粒径の異なる泡沫を作り、泡沫から出てくる排液を注意深く調べた(1)。気泡の粒径が細かくクリーミィな泡ほど、泡沫内の気液界面総面積が増大しているため、より多くの界面活性剤、それも長鎖のものが気液界面に吸着して泡膜を安定化している。その結果、クリーミィな泡沫ほど、排液中に含まれる界面活性剤濃度が低下するとともに、短鎖長の界面活性剤がより排出された（図1）。長鎖長の界面活性剤ほど皮膚に浸透しやすいことはよく知られており、この結果は、クリーミィな泡ほど、皮膚への界面活性剤の影響が少なくなることを実証した。泡沫は、ただの「演出」するツールだけでなく、「皮膚へのやさしさ」を向上するツールであることが分かったのである。

通常、油がたくさんついた手を洗浄剤で洗おうとしてもなかなか泡が立たない。元来、油は破泡剤であり、泡に油滴が接触した瞬間泡膜が壊れるのが当たり前の考え方だ。ところが、脂肪酸石けん水溶液のクリーミィな泡沫は、液体油と接触しても破泡しないばかりか、泡膜に液体油を自発的に吸い上げていくという驚くべき現象が報告された(2)。図2に示すように、この現象においては泡と接触した液体油は、接触直後から泡膜の厚さを拡大しながら、泡沫内部にどんどん侵入していく。一つ一つの気泡は壊れることなく存在し続け

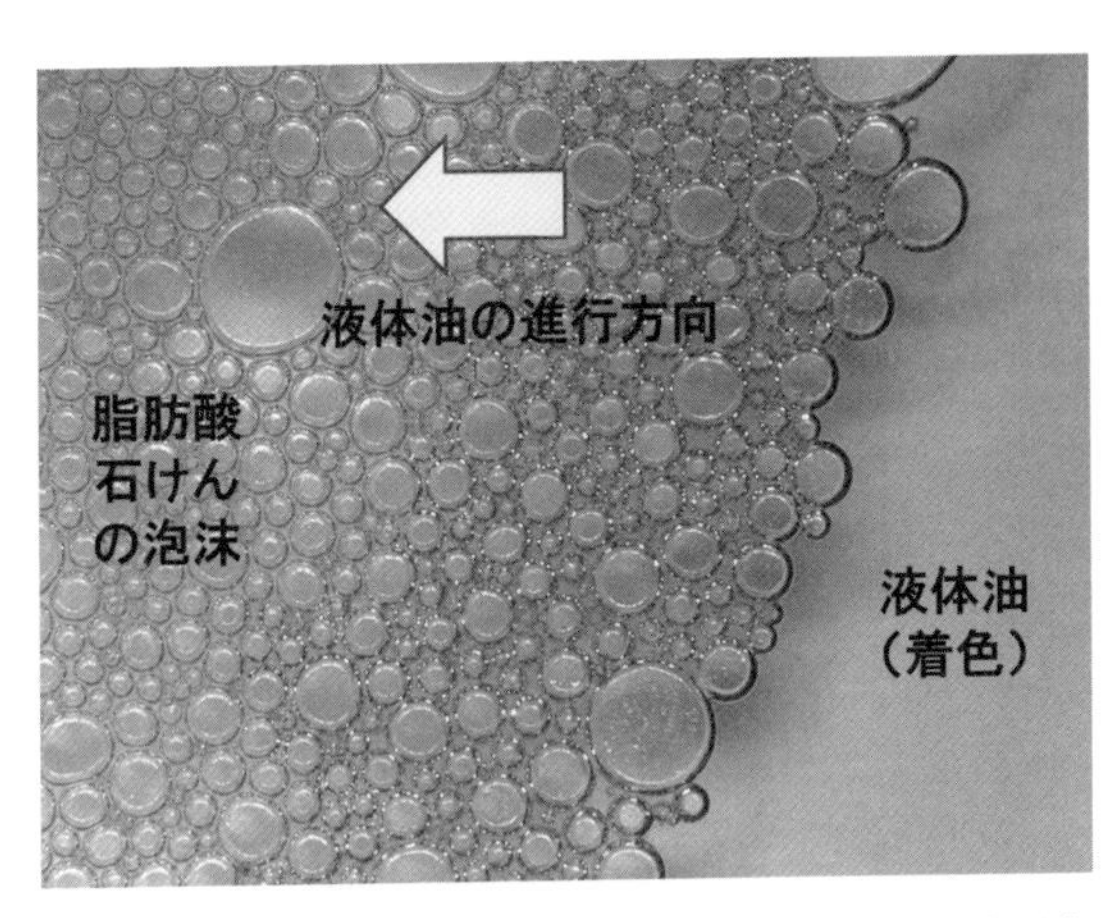

図2　界面活性剤水溶液で作った泡沫中に液体油が自発的に吸い込まれる（25℃）[2、3]

ているのも驚きだ。また、この吸油現象は、程度の差こそあれ、液体油の種類によらず起こる。一見すると毛管現象であると思ってしまいがちであるが、泡膜内を進行する油相先端は泡膜壁面を濡らしておらず、これは毛管現象とは異なる現象である。園田、日下らは、この現象の支配因子は、動的な油水界面張力低下能に加えて、一つ一つの泡の形状であることを明らかにした[3]。泡を立てる際に、攪拌時間を長くすると泡がどんどん細かくなり、球状の気泡の細密充填状態である気相率84％に達する。ここからさらに攪拌すると気泡は球状を保てなくなり、気泡と気泡の境界が接点から平坦な泡膜となる。本来泡沫内の気泡は水との接触を避けるために、気液界面の面積が最小となる球形になるので、球形ではなくなった気泡はすでに過剰なエネルギーをため込んだきわめて不安定な状態である。そこで泡沫は、気泡をより熱力学的に安定な球形に戻すために外界から液体を吸い込んで泡膜に充填する。これが吸油泡のメカニズムであり「泡沫の浸透圧」と呼ばれる。図2をじっくり見て頂くと、油が到達していないところの気泡は多角形であるのに対し、確かに油の周囲には多くの液体が充填され、泡は円形をしている。即ち、クリーミィな泡は油汚れの洗浄力も向上することができるのである。

通常は、両立しえない皮脂洗浄力と肌への優しさを、「きめ細かな泡を作る」という一手間を掛けることで両立できるようになる。こんな生活の身近にあるサイエンスでも、まだわかっていないことがあるものだ。だから研究は面白い。

参考文献

（1） J. Sonoda *et al.*, *J. Surfact. Deterg*, **17**, 59–65, (2013)

（2） J. Sonoda *et al.*, *J. Phys. Chem. B*, **118**, 9438–9444 (2014)

（3） A. Kusaka et al., *J. Phys. Chem. B*. **122**, 9786–9791 (2018)

第4章

ヘアケア化粧品

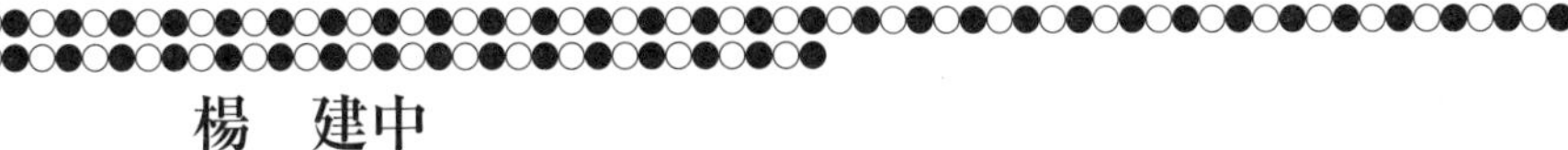

楊　建中

1　ヘアケア化粧品の役割

髪は、人の頭部を保護するとともに、異性を惹き付ける性的魅力を人に付与するという機能も持っている。髪による保護機能はかつてほど重要ではないかもしれないが、美しい髪はやはり美の重要な要素である。髪を健やかな状態に保つと、人は快適に感じるし、自信を持つことができる。また、好みの髪色に染めたり、髪型を変えたりすることで、他人への印象を良くすることができる。

頭皮なくして髪は単体では成立しない。頭皮と髪の関係は、土壌と植物の関係に似ている。土壌＝頭皮の生理的状態を良好に維持することが、そこに生える植物＝髪の正常な状態を保ち、成長を促進するうえで欠かせないからである(2－4)。ヘアケア化粧品は、髪の手触りを良くしたり美しさを保ったり、頭皮を健康な状態に維持したりするために処方・開発されている。

そもそもヘアケア化粧品を使うのは、油やほこり、汚れを取り除いて、髪や頭皮を清潔に保つためである。シャンプーは、基本的に衛生的な状態を維持してかつ見た目を整えるために開発されている。

表1　ヘアケア化粧品

機能	メリット	製品
髪と頭皮の洗浄	髪と頭皮を清浄にする。汗臭さを防ぐ。	シャンプー
フケ防止	フケや頭皮のかゆみを防ぐ。	シャンプー コンディショナー
コンディショニング	髪をなめらかに、やわらかく、櫛通り良くして、輝きを与える。	シャンプー コンディショナー トリートメント オイル
スタイリング	髪型を一時的にキープする。	ムース ジェル スプレー ウォーター ワックス
カラーリング（染毛・脱色・脱染）	白髪を隠す。 好みの髪色に変える。	ヘアカラー 白髪染め ヘアブリーチ
パーマネント・ウェーブ	髪の毛にウェーブをもたせるなどしてしばらくの間その状態をキープする。	パーマネント・ウェーブ用剤
スカルプケアと薄毛ケア	頭皮の状態を改善し、抜け毛を減らす。	ヘアトニック スカルプトリートメント

フケ防止剤を使えば、衛生状態や見た目を大きく改善することができる。フケ防止剤として最も広く使われているのはシャンプーだが、フケ防止機能を持ったコンディショナーやトリートメントも存在する。

コンディショニングは、ほとんどの消費者が共通して求める機能である。なめらかで柔らかく、櫛通り良く、輝くような美しい髪を手に入れると快適に過ごすことができるし、自信を持てるようになる。傷んだロングヘアに悩まされている女性にとって、コンディショナーは欠かせない。

髪と頭皮の洗浄、フケ防止、コンディショニングは消費者の基本的なニーズだが、髪色や髪型を美しく見せることは高次のニーズとして定義される。スタイリング、カラーリング、パーマネント・ウェーブは、こうした高次のニーズを満たすために設計されている。スタイリング製品には、ムース、ジェル、スプレー、ローション、ワックスなど様々な形態がある。一方、パーマネント・ウェーブ用剤やカラーリング剤は、通常、第一剤と第二剤から成るキットとして販売されている。

その他、頭皮（スカルプ）や薄毛のケアは特に男性にとって高次のニーズであり、ヘアトニックやスカルプトリートメントがよく使用されている。

本章では、シャンプー、コンディショナー、スタイリング剤、カラーリング剤、パーマネント・ウェーブ用剤の基本的な作用メカニズムと、その他の重要な項目を紹介する。

2　シャンプー

2－1　シャンプーの作用機序

シャンプーは、代表的なヘアケア化粧品である。シャンプーの製品形態は、まれに石鹸のような水を含まない固型品もあるが、一般的には粘性液体である。シャンプーは、不要な皮脂、フケ、環境中のほこり、およびヘアケア製品の残留物を除去することによって、頭皮や髪を洗浄するための石鹸に代わるものとして開発された。

皮脂を含むほとんどの汚れは水に溶けず、水だけでは効果的に除去することができないので界面活性剤の配合が必要になる。シャンプー中の界面活性剤の含有量は、典型的には10％から20％の間である。コンディショニングシャンプーの処方例を表2に示す。

界面活性剤は髪や頭皮の油性汚れを乳化させて水で洗い流すことができるようにする（図1）。シャンプーの洗浄効果は、シャンプー使用前後の頭皮の顕微鏡観察で確認でき、シャンプー後の頭皮は清潔で残存油性汚れはない（図2）。シャンプーは頭皮の炎症、かゆみ、臭いの発生を減らし、衛生状態の維持改善に役立っている。

表2　コンディショニングシャンプーの処方例

原料	役割	%（w/w）
ラウレス硫酸ナトリウム	泡立ちを良くして洗浄効果を高めるための主要界面活性剤	16
コカミドプロピルベタイン	泡立ちを良くするための補助界面活性剤	2
コカミドMEA	泡立ちを良くするための補助界面活性剤	2
グリコールジステアレート	パール化剤	1.5
ジメチコン	乾燥した髪のためのコンディショニング剤	1
グアーヒドロキシプロピルトリモニウムクロリド	濡れた髪のためのコンディショニング剤	0.5
クエン酸	pH調整剤	qs
塩化ナトリウム	増粘剤	qs
防腐剤	保存剤	qs
香料	賦香剤	qs
脱イオン水	溶媒	qs to 100

シャンプーの主な洗浄剤は、ラウレス硫酸ナトリウム、ラウレス硫酸アンモニウム、ラウリル硫酸ナトリウム、ラウリル硫酸アンモニウムのようなアニオン性界面活性剤と呼ばれる種類の界面活性剤である。コカミドプロピルベタインなどの両性タイプの界面活性剤やコカミドMEAなどの非イオン性界面活性剤は補助界面活性剤として形成されるミセルの安定化、泡の安定性や粘度向上の目的で用いられる。

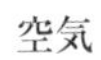

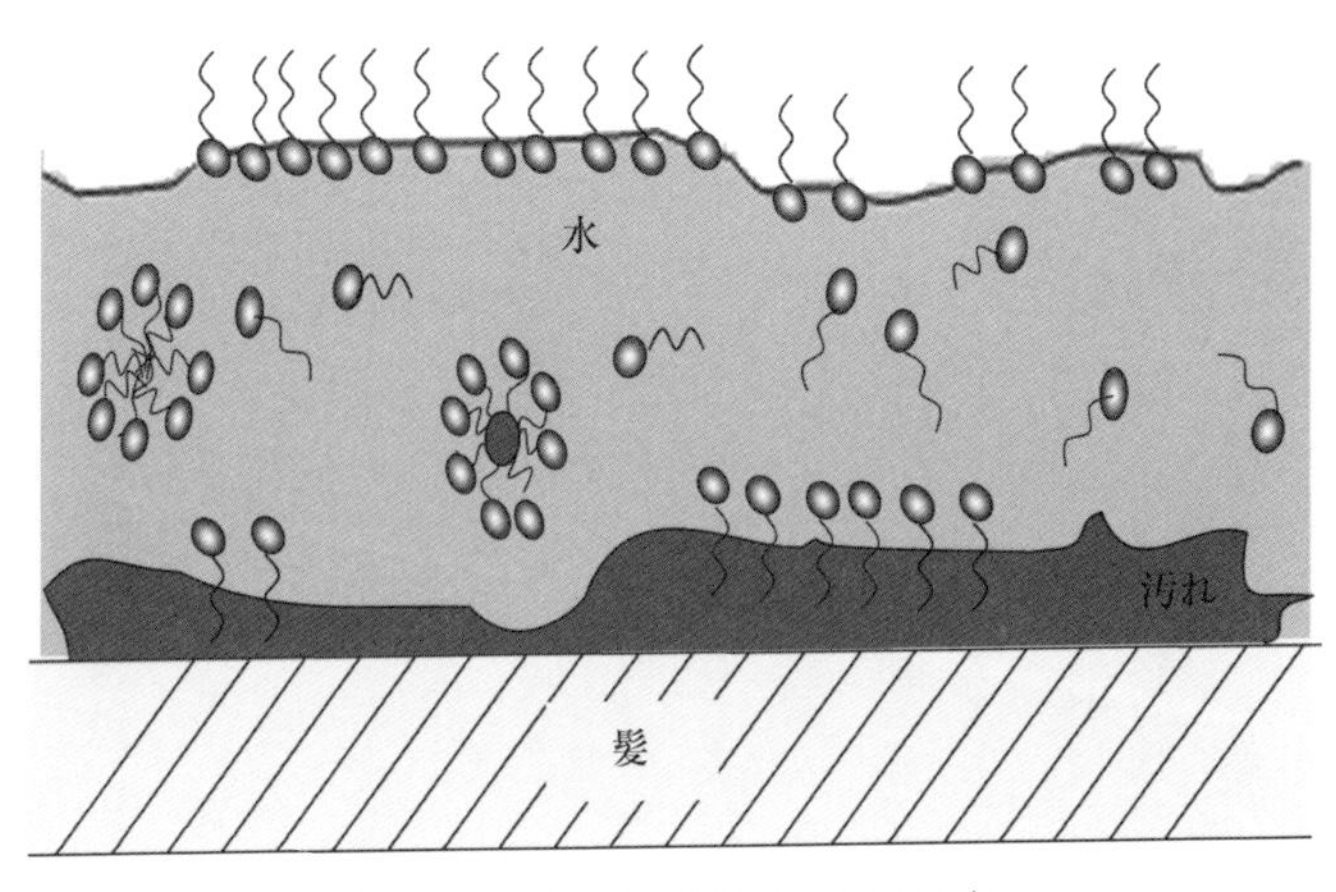

図１　シャンプーの洗浄メカニズム

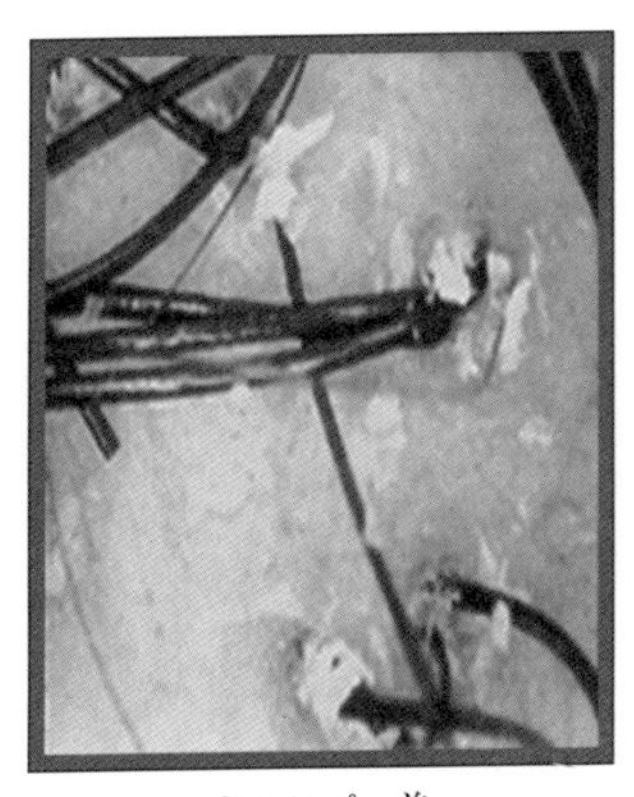

シャンプー前

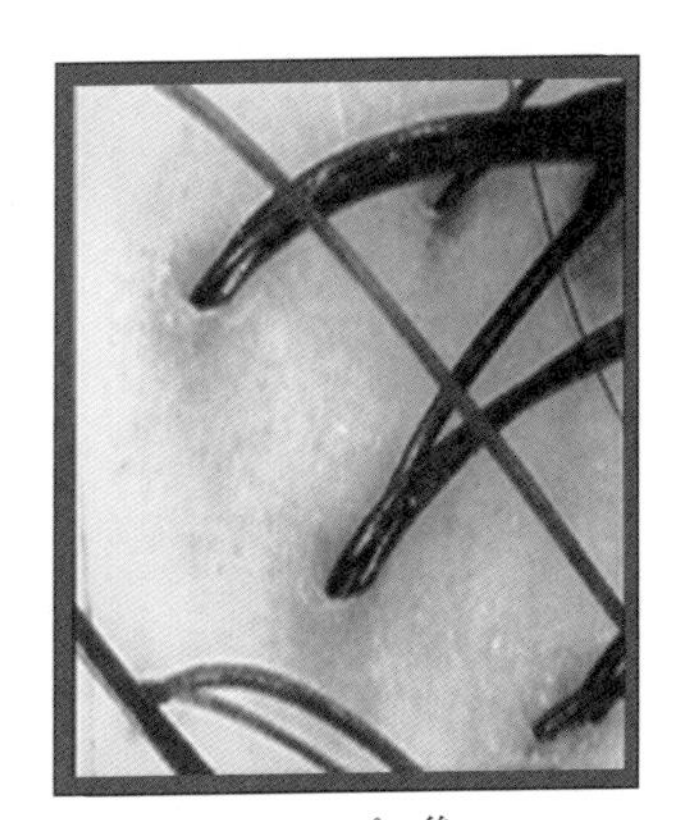

シャンプー後

図２　シャンプーの洗浄効果

2—2　シャンプーの種類と特徴

通常の洗浄効果を持ったシャンプーの他に、フケ防止シャンプーやコンディショニングシャンプーも数十年前に人気になった。

フケは、一般的な頭皮疾患であり、頭皮のかゆみを伴うことが多い(9)。フケは、マラセチアという頭皮特有の真菌と関連していることが知られている(10-13)。マラセチアはリパーゼの発現によって皮脂中のトリグリセリドを分解し不飽和脂肪酸を産生する。この不飽和脂肪酸が頭表皮の最上層に浸透して炎症を起こし、その結果フケが発生する。

フケ防止シャンプーは、通常のシャンプーのように頭皮上のフケを洗い流すだけでなく、マラセチアを抑制するために抗真菌活性物質を含んでいる。周知の抗真菌活性物質には、亜鉛ピリチオン、オクトピロックスとしても知られるピロクトンやアミン、硫化セレン、クリンバゾール、ケトコナゾール、およびシクロピロックスが含まれる。硫黄、サリチル酸、コールタールも、抗真菌活性は比較的低いが、時々使用される。これらの中で、ジンクピリチオンとオクトピロックスは最も広く適用されているフケ防止活性物質である。ジンクピリチオンは通常0・5～1％の濃度で使用されるが、オクトピロックスは通常0・2～0・5％の濃度範囲で使用されている。

コンディショニングシャンプーは、リンスインシャンプーや2イン1シャンプーとも呼ばれ、１９８０年代後半に世界市場に登場した。コンディショニングシャンプーは、汚れを洗い流しながら同時にコンディショニング活性成分を髪に付着させるように設計されている。これを実現するために、次のような技術革新が見られた——①シリコーンやコンディショニングオイルなどの水不溶性コンディショニング活性成分の安定した分散、②毛髪へのコンディショニング剤の効率的な付着、③毛髪表面へのコンディショニング剤の均一な分布。

シャンプーは一般的に濡れた髪に塗布し、その後充分に洗い流して使われる。シャンプーの後にコンディショナーを使用する消費者がいる一方で、日々の洗浄にシャンプーだけを使用する消費者も存在している。コンディショニングシャンプーはこのような消費者に対しても、ぬれた髪を滑らかに、柔らかく、櫛通り良くなるように工夫をされた商品である。この場合、シャンプー原液では可溶化されていたカチオン性ポリマーが、すすぎ時の希釈によってアニオン性界面活性剤との静電相互作用によって不溶性のコアセルベートというコロイド構造を形成し、それが毛髪表面に吸着してコンディショニング効果を発揮する現象である。

従ってコアセルベートは、カチオン性セルロースまたはグアーガムなどのカチオン性ポリマー、およびシャンプー中のアニオン性界面活性剤を含む（図3）。カーボマーなどのアニ

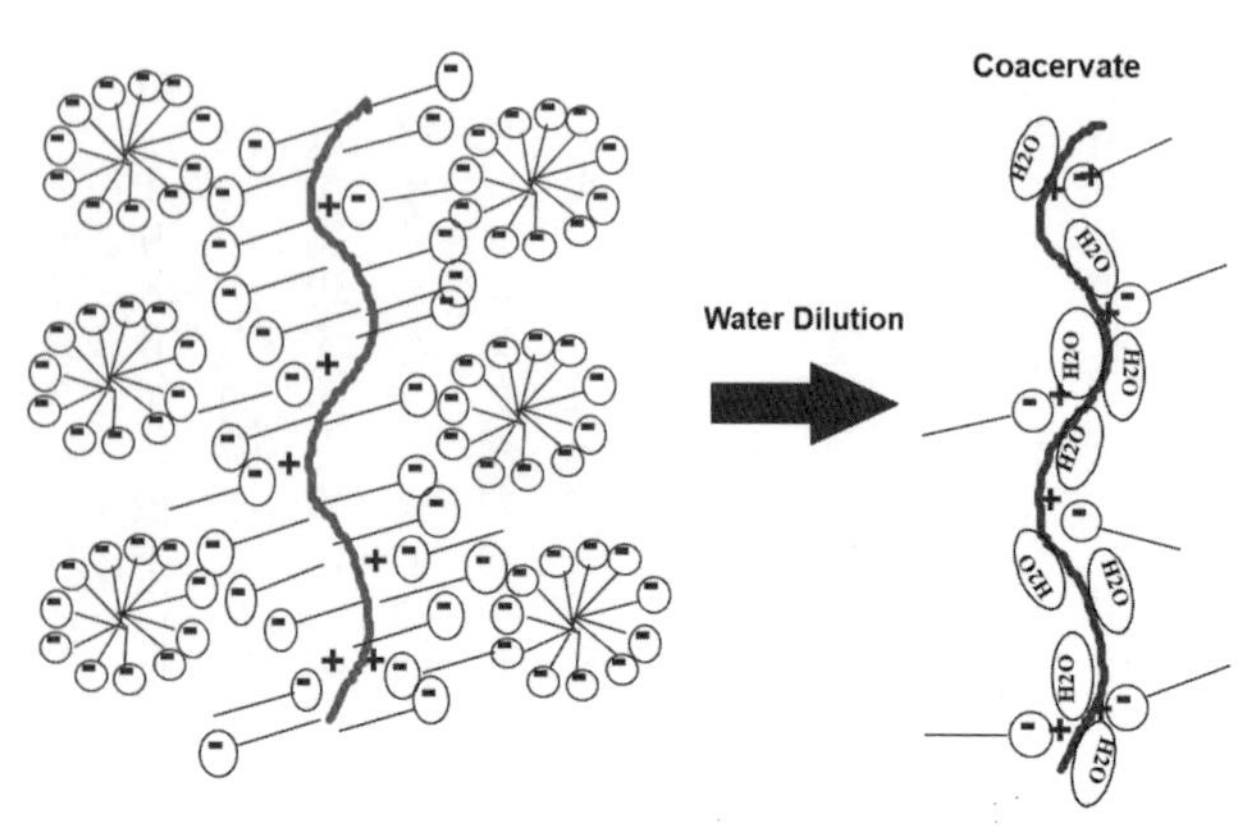

図３　コアセルベートの形成

オン性ポリマーも、コアセルベート形成を増強するために、アニオン性界面活性剤に加えて使用することができる。このクッションとして機能する含水コアセルベートは、すすぎの際にきしみのない髪触りを実現し、湿った髪を傷つけないように保護している（図４）。

シリコーンやコンディショニングオイルは、乾かした髪になめらかさ、柔らかさ、輝きを与えるため、コンディショニングシャンプーに配合されている。これらのオイルが髪表面と手の肌との間の摩擦を下げる潤滑効果により、髪がなめらかだと感じられる。髪と髪の摩擦が減少すると、髪が柔らかく、櫛通りが良くなったと感じられる。その結果、髪の毛の流れも整い、髪表面の光反射を良くなり、より輝きのある髪に見える。

ジメチコン、ジメチコノール、アモジメチコンな

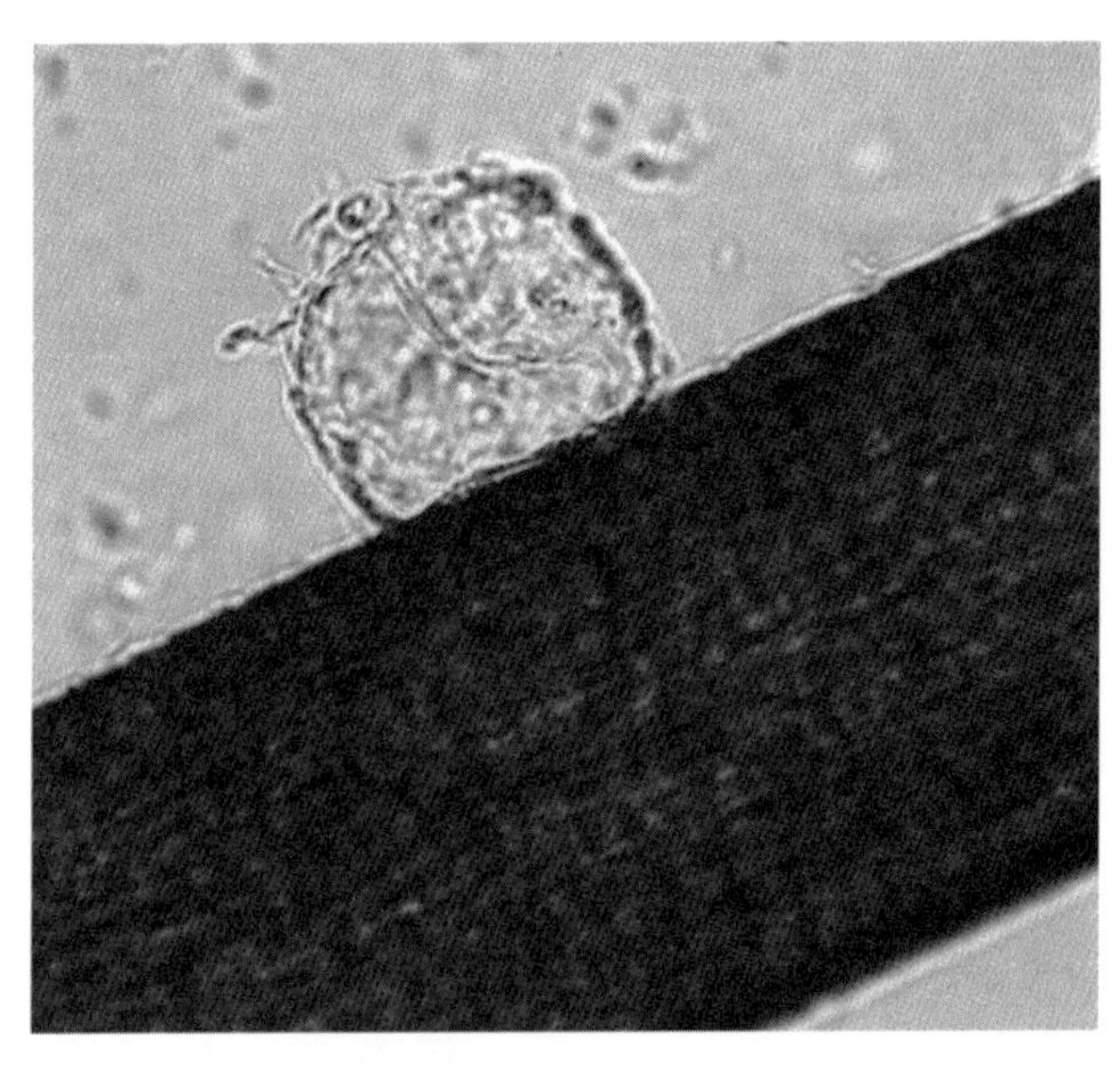

図4　髪の表面に吸収されるコアセルベート

どのシリコーンは、乾いた髪をコンディショニングするために汎用されている油である。その低い表面張力や高い疎水性、多様な分子量や粘度は、シリコーンをあらゆるコンディショニングオイルの中でもユニークな存在にしている。図5に、シリコーン処理した毛髪表面と未処理の毛髪表面との比較を示す。シリコーンで処理された毛髪表面はより滑らかになり、薄い保護層で覆われている。これは、カラーリングした髪用のシャンプーで宣伝されている色保護効果にも役立っている。

シリコーンは、シャンプー処方中での分散を良くするためにエマル

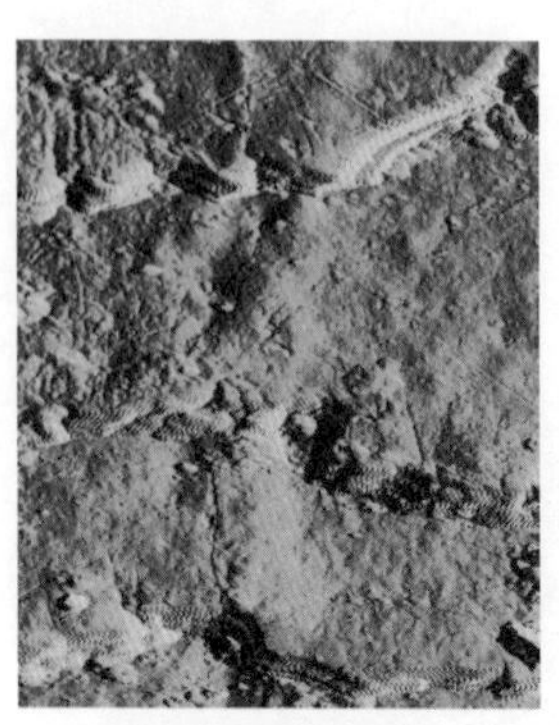

未処理の毛髪表面

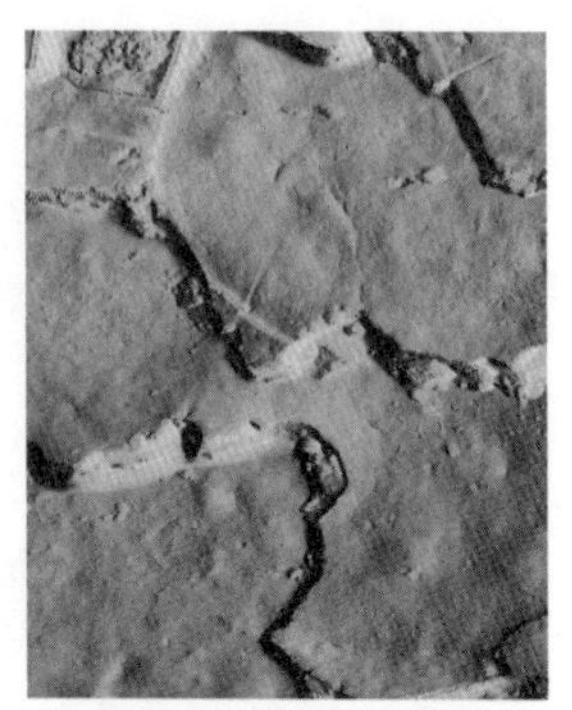

シリコーン処理された毛髪表面

図5　シリコーン処理された毛髪表面と、未処理の毛髪表面との比較

ジョンとして提供されることが多い。現在、シリコーン製造業者から様々なシリコーンエマルジョンが入手可能であるが、適切なシリコーンを選択するためには、エマルジョン中のシリコーン液滴の粘度と粒径の最適化が重要となる。髪の摩擦や櫛通し性の測定は、コンディショニング効果についてシリコーンをスクリーニングするために使用される典型的なツールである。その付着量を定量化も、シリコーンのシャンプー配合有効濃度の決定に重要である[17]。

2-3　近年流行のノンシリコーン、サルフェートフリーシャンプー

ラウレス硫酸ナトリウムやラウリル硫酸ナトリウムなどの硫酸塩系陰イオン界面活性剤やシリコーン

は、何十年にもわたってシャンプーで最も応用されている成分である。しかし、最近、硫酸塩やシリコーンを含まないシャンプーが普及し始めている。皮膚や目への刺激や接触アレルギーの可能性を低くするために、硫酸塩を含まないシャンプーを選ぶ消費者が増えており、一部の消費者は、シリコーンフリーのシャンプーがより健康的でより環境に優しい選択だと考えている。

硫酸塩やシリコーンを含まないシャンプーを作るには、単にシャンプーからこれらの成分を除去すればいいわけではなく、新しい技術革新が必要となる。第一に、硫酸塩系界面活性剤の代替として、硫酸塩を含まない刺激の少ない界面活性剤が必要とされている。このために、いくつかのアミノ酸誘導体が広く使用されている（表3）。これらのアミノ酸ベースのアニオン性界面活性剤は、伝統的な硫酸塩ベースのものよりもたしかに刺激が少ないと言える(18－20)。しかし、硫酸塩ベースのものに比べてコストが高いし、単なる置き換えでは粘度が低く使用できず、使用するには難しい粘度調製が必要となる。アミノ酸系界面活性剤のかさ高い親水基は、粘度増加に有用な紐状ミセルを形成するのに適さず(21)、硫酸塩系界面活性剤で多用される塩化ナトリウムの添加は、アミノ酸系界面活性剤の粘度を高めるのにあまり効果的ではない。これもあって、市場で販売されている硫酸塩を含まないシャンプーは、伝統的な硫酸塩系シャンプーと比較すると粘度が低い。

表3　アミノ酸系アニオン界面活性剤

アミノ酸	構造
グルタミン酸	$RCONHCH(CH_2CH_2COO^-M_2^+)COO^-M_1^+$
アスパラギン酸	$RCONHCH(CH_2COO^-M_2^+)COO^-M_1^+$
グリシン	$RCONHCH_2COO^-M^+$
メチルアラニン	$RCON(CH_3)CH_2CH_2COO^-M^+$
メチルタウリン	$RCON(CH_3)CH_2CH_2SO_3^-M^+$
サルコシン	$RCON(CH_3)CH_2COO^-M^+$

R：ラウリル、ココイル　　M^+：K^+、Na^+、TEA^+

硫酸塩を含まないシャンプーの開発には、粘度を高めるための増粘アプローチが必要である。まずは、カチオン性ポリマーの最適化が選択肢として挙げられる。カチオン性グアーガムまたはカチオン性セルロースの分子量や電荷密度は、シャンプーの粘度に大きな影響を与える。ただし、ポリマー自体の溶液粘度は、有用なパラメーターではあるものの、最終的な製品の粘度と常に直接関係するわけではない。

紐状ミセル形成のようなミセル充填パラメーターの釣り合いをとるために、両性または非イオン性界面活性剤を共界面活性剤として使用することは、シャンプーの物性を操作するうえで有効なもう一つの方法である。補助界面活性剤としてよく用いられているのは、コカミドプロピルベタイン、コカミドＭＥＡ、コカミドＤＥＡ、ラウラミドＭＥＡ、ラウラミドＤＥＡ、コカミドメチルＭＥＡ、ラウレス－３、ＰＥＧ－２ラウレート、ＰＥＧ－１５０ジステアレート、ＰＥＧ－１２０メチルグルコースジオレエート、ＰＥＧ－１６０ソルビタントリイソステアレート、ブチレングリコールラウレートなどである。アニオン性界面活性剤／両性界面活性剤／非イオン性界面活性剤間の比率の最適化を図ることが、最適な粘度を得るのに非常に重要である。

キサンタンガム、ヒドロキシエチルセルロース、ヒドロプロピルメチルセルロースなどのポリマー増粘剤もシャンプー粘度を増加させるために添加することができる。しかしながら、これらの増粘剤を過剰投与すると、好ましくない髪の感触を引き起こすかもしれない。pHはアミノ酸ベースの界面活性剤系の粘度にも影響を与えることがある。したがって、pH範囲の最適化を考慮しなければならない。

粘度制御に工夫が必要ではあるが、アミノ酸系界面活性剤は一般的に硫酸塩系界面活性剤と同等またはそれ以上の泡立ちやコンディショニング性能を実現することができる。

3　コンディショニング剤

3－1　コンディショニング剤の作用機序

コンディショニングシャンプー以上に、より効果的なコンディショニング製品として広く適用されているのがヘアコンディショナー（リンス）である。ヘアコンディショナーは通常、シャンプーで髪を洗った後に使用される。一般に、コンディショナーはコンディショニングシャンプーよりもコンディショニング効果が高い。なぜなら、コンディショナーはコンディショニングシャンプーと違ってコンディショニングに特化して様々な活性成分を純粋に髪に届けるように設計されているからである。

表4に要約されているように、ヘアコンディショナーはいくつかのタイプに分類することができる。これらの中で最もよく使われているのは、洗い流すタイプのコンディショナーである。洗い流すタイプのコンディショナーは、シャンプーの後に続けて使用するもので、水で洗い流すことによって、コンディショニング活性成分が髪に均一に分散されていく。

洗い流すタイプのトリートメントは主に傷んだ髪の集中的ケア用として設計されており、

表4　ヘアコンディショナーの分類

分類	形態	特徴
コンディショナー	洗い流す製品	日常的に使われるコンディショナーは、髪にコンディショニング活性成分を均一に分配することができる。
トリートメント	洗い流す製品	ダメージヘアを集中的にケアすることができる。
洗い流さないコンディショナー／トリートメント	リーブオン製品	いつでも、どこでも、便利に使用することができる。
スプレー	リーブオン製品	手を汚すことなく、いつでも、どこでも、便利に使用することができる。

通常は週に1、2回使用される。このような洗い流すトリートメントは、濃縮版コンディショナーのともいえる。

これに対して、リーブオン（洗い流さない）コンディショナーやリーブオントリートメントは、いつでもどこでも便利に使えるように設計されている。しかし、すすぎをしないリーブオン製品では、洗い流しタイプのようにはコンディショニング活性成分を髪全体に均一に行き渡らせることが難しい。リーブオンコンディショナーのもう一つの形態として、スプレーがある。

ヘアコンディショナーに含まれるコンディショニング成分には、主に3つのタイプがある。すなわち、カチオン性界面活性剤、脂肪アルコール（セチルアルコール、ステアリルアルコール、ベヘニルアルコールなど）、そしてシリコーンや他のコンディショニングオイルである（表5）。これらの成分のうち、カチオ

表5　ヘアコンディショニング化粧品の主成分

成分	役割	例	使用量
水	溶剤	脱イオン水	90%まで
カチオン界面活性剤	界面活性剤、コンディショニング剤	塩化ベヘトリモニウム、塩化ステアリルトリモニウム、ステアリルアミドプロピルジメチルアミン、ベヘニルアミドプロピルジメチルアミン、塩化ステアロキシプロピルトリモニウム、塩化パルミタミドプロピルトリモニウム	0.5－3％
脂肪アルコール	共界面活性剤、コンディショニング剤	セチルアルコール、ステアリルアルコール、ベヘニルアルコール	0.5－10%
シリコン	コンディショニング剤	ジメチコン、ジメチコノール、アモジメチコン	0－10%
オイル	コンディショニング剤	セチルエステル、鉱油、オレイルアルコール、セチルエチルヘキサノエート、スクワラン	0－5％
ポリオール	溶剤、保湿剤	グリセリン、プロピレングリコール、ジプロピレングリコール、ブチレンアルコール	0－5％
ポリマー	レオロジー調整剤	ヒドロキシエチルセルロース、PEG	0－2％
有機酸	pH 調整剤	クエン酸、乳酸、グルタミン酸	0－1％
頭皮ケア成分	頭皮ケア	ジンクピリチオン、オクトピロックス、グリチルリチン酸二カリウム	0－1％
防腐剤	保存	メチルパラベン、フェノキシエタノール、メチルイソチアゾリノン	1％未満
香料	香り付け	—	0.1－1％
色素	見た目を良くする	—	0－0.5%

ン性界面活性剤と脂肪アルコールは、濡れた髪と乾いた髪の両方にコンディショニング効果をもたらすと考えられている。一方、シリコーンや他のオイルは、主に乾いた髪のコンディショニングに適する。

シャンプー中のコアセルベートと同様に、コンディショナー中のラメラゲルネットワークも、濡れた髪を指通り良くなめらかするために重要である。ゲルネットワークは、適切な加工条件下で、カチオン性界面活性剤や脂肪アルコールや水からなるラメラ相を含み、脂肪アルキル鎖は固体状または結晶状態の構造を有する。このタイプのラメラ相はＬＢ相とも呼ばれている。各層の間に水を含むゲルネットワークの層状構造は、湿った髪に適用すると指通りを良くすることができる。また、ゲルネットワークは、コンディショニング活性物質の髪への付着補助剤として作用しながら、処方中でのシリコーンや香料などの水不溶性成分の分散を安定化させている。

カチオン性界面活性剤や脂肪アルコールも、シリコーンやオイルと共に、乾燥した髪にコンディショニング効果をもたらすことができる。シリコーンの機能については、コンディショニングシャンプーの項で既に説明されている。カチオン性界面活性剤は、鍵となるコンディショニング剤および髪の「修復」剤として使用されている。損傷のない髪では、最も外側の髪表面が18－メチルイコサン酸（18－ＭＥＡ）からなる天然の疎水性保護層（Ｆ層）に

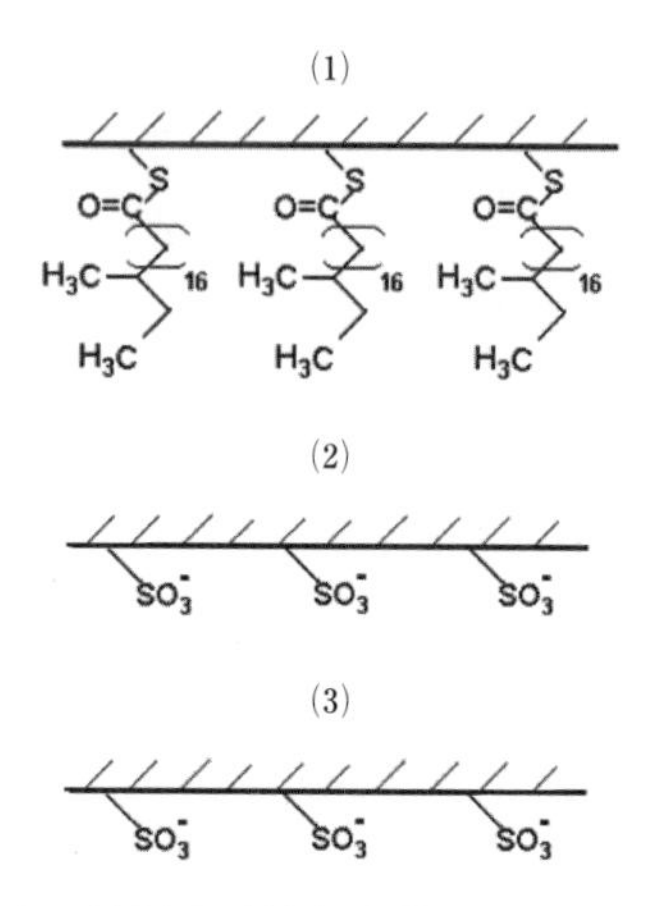

図６　カチオン性界面活性剤を使用した髪の「修復」

(1)　ダメージのない毛髪は、疎水性保護層（Ｆ層）で覆われている。
(2)　Ｆ層は染毛または漂白により除去される。
(3)　カチオン性界面活性剤は毛髪表面に吸着され、失われた疎水性保護層を再構成する。

よって覆われていることが知られている。Ｆ層は、着色、漂白、パーマによってエステル結合が分解されることで容易に剥がれてしまう。Ｆ層のない髪は疎水性が低くなり、付着した大気中の水分の毛細架橋効果によって、より高い表面摩擦係数を示す。カチオン性界面活性剤は、図６に示すように、そのＦ層（または疎水性）を失った髪の適切な「修復」剤である[7、8]。カチオン性はないが、長いアルキル鎖を持つ脂肪アルコールもカチオン性界面活性剤と同様に髪表面に疎水性改質効果を与えることができる。

3－2　コンディショニング剤の種類と特徴

一般的に使用されるカチオン性界面活性剤は数種類あり、モノアルキルクワット、ジアルキルクワット、モノアルキルアミドアミンなどを含んでいる。これらの中で、最も広く使われるカチオン性界面活性剤としては、塩化ステアルトリモニウム、塩化ステアリルジセチルジモニウムクロリド、ジステアリルジモニウムクロリドなどのジアルキルクワットが挙げられる。このほか、ジステアロイルエチルジモニウムクロリドなどのエステルクワットも使用される場合がある。ヘアコンディショニング用のカチオン性界面活性剤を選択するときには、その安全性やコストに加えて、付着効率、疎水性改質能力、および潤滑効果も考慮しなければならない。一般的に、より長いアルキル鎖を有するカチオン性界面活性剤は、より高いコンディショニング効果を持ち、表面摩擦を減らし、高い表面疎水性を毛髪にもたらす。

シリコーンは、ドライヘアコンディショニング剤としてよく使用され、表面潤滑性と疎水性改質に寄与することで知られている[26]。コンディショナーから毛髪表面へのシリコーンの付着効率も、調合プロセスにおいて重要であり、考慮しなければならない。非修飾ジメチコンは疎水性であり、それゆえに損傷を受けていない疎水性の毛髪表面に容易に付着させることができる。だが、毛髪が損傷を受けると、その表面はより親水性になる。このような場合、アミノ変性シリコーン、すなわち、アミノプロピルジメチコン、ビスアミノプロピルジメチコン、ビス‐ヒドロキシル／メトキシアモジメチコンなどのアモジメチコンが、シリコーン沈着効率を改善するために選択されることが多い。

さらに、シリコーンに加えて、エチルヘキシルパルミテート、イソプロピルミリステート、カプリル酸／カプリン酸トリグリセリド、トリメチロールプロパントリカプリレート／トリカプレートなどのエステル油を含む他の油や、水素添加ポリデセンなどのポリオレフィン油、鉱油やホホバ油、スクアレンなどの他のオイルも、乾燥ヘアコンディショニング剤として使用されることがある。

最近、シリコーンフリーのコンディショナーを実現するために、シリコーンの代替として、非シリコーンタイプのオイルが注目を集めている。残念ながら、ほとんどの「天然油」は表面張力や疎水性などの特性をシリコーンと完全に一致させることはできない。ヘアコンディショニングに用いるシリコーン代替品の開発は進化を続けており、エチルヘキサン酸セチル、スクアレンなどからなるオイルの混合物（商品名：DOCSilFee）は、シリコーンとほぼ同等のドライヘアコンディショニング性能を発揮している[27、28]。

コンディショナーの効果は、コンディショナー処理前後の帯電性、櫛通し性、髪の表面の

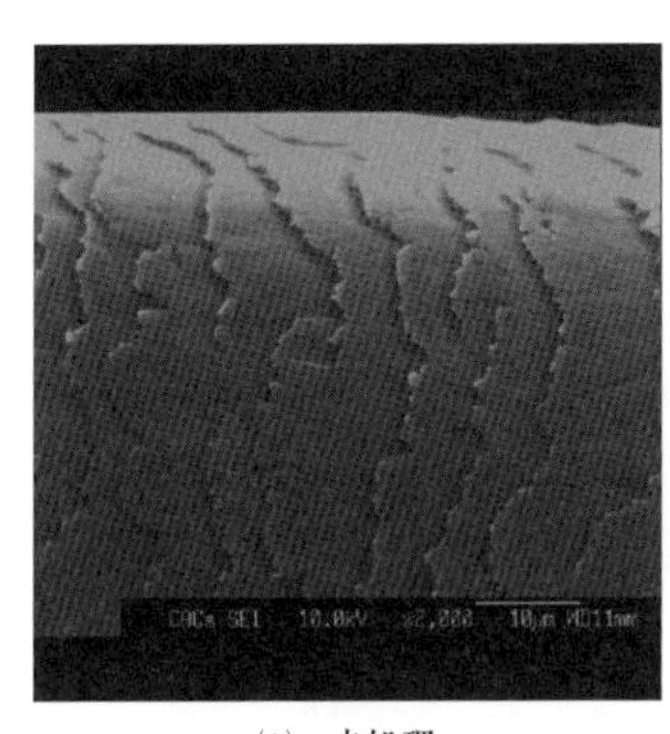

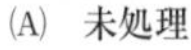
(A)　未処理

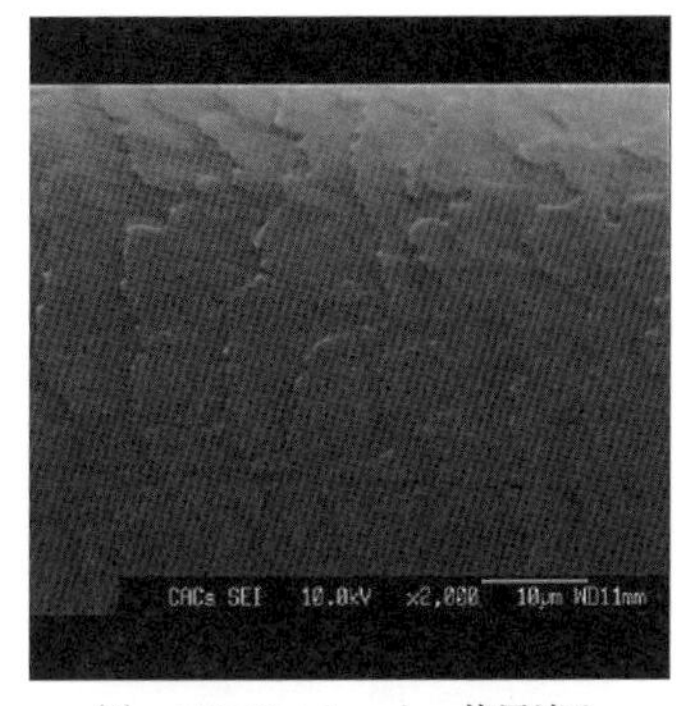

(B)　コンディショナー使用済み

図7　走査型電子顕微鏡（2000倍）で観察した髪の画像

接触角度や表面エネルギー、輝きなどの測定データを比較したりして、様々な方法で実証することができる。図7は、コンディショナーが毛髪表面に付着することによって、髪を保護して潤いを与え、なめらかな指通りを実現していることを示している(7、8)。毛髪表面をなめらかにして疎水化することは、すべてのコンディショニング効果の基本である。柔らかくなめらかな感触や櫛通りの良さは、疎水化によるものである。また、髪の輝きは、摩擦が減少して櫛通りが良くなった結果である。全体としてほつれ毛やくせ毛が少ない髪は、疎水性で摩擦も少ない。通常、特に傷んだロングヘアの持ち主であれば、コンディショナーの効果には容易に気付くことができる。

4　スタイリング剤

4－1　スタイリング剤の作用機序

ヘアスタイリング剤は、一時的に希望の髪型を作り上げて保持するように設計されている。ムース、スプレー、ジェル、ウォーター、ワックス、およびオイルを含む、いくつかのヘアスタイリング製品が市場で販売されている。リーブオンコンディショニング製品の中には、髪になめらかさと輝きを与えながら、スタイリング効果を持つものもある。各製品は、スタイルキープ力、見た目、感触などに基づいてさらに細分化することができる。消費者は、スタイリングに対する特定のニーズと、スタイリングとコンディショニングの間のバランスを考えながら、適切な製品を選択することができる。

主なスタイリング剤の特徴は次の通りである(5、8、29)。

(1)　スタイリングムース

スタイリングムースの主な特徴は、その起泡力である。ムースは、容器から泡として出てくる。高品質のヘアムースは、豊かでクリーミーで柔らかい泡（フォーム）を作り出すことができる。泡は容器から出した直後には安定しており、髪に乗せるとすぐに消えて馴染む。表面張力は比較的低いため、スタイリングムースをわずかに広げると、髪表面上に容易かつ均一に塗布しやすい。スタイリングムースは、濡れた髪または乾いた髪に使用できる。

(2) スタイリングスプレー

スタイリングスプレーは、通常、スタイリングポリマーのエタノール水溶液である。髪にスプレーするとすぐに乾き、主に乾いた髪に使用される。ヘアスタイルが決まったら、髪にスプレーしてスタイルを修正する。スタイリングスプレーは比較的強い部分的スタイルの保持効果があるため、ヘアカールや先のとがった髪、ヘアバンを作るのに使用することができる。

金属缶から噴霧されると、スタイリングポリマー溶液の小滴が毛髪表面に付着して毛髪繊維間に薄いフィルムを形成する。エタノールは非常に蒸発しやすいので、ポリマーフィルムは急速に乾燥し、髪をくっつけて新しいスタイルを作り出す。ポリマーフィルムの強度のおかげで、しばらく髪型をキープすることができる。

スタイリングスプレーが「スーパーホールド」効果を持つか、あるいはバランスのとれたスタイリングコンディショニング感を実現する「ソフトホールド」効果を持つのかには、使用されるスタイリングポリマーの種類やポリマー溶液液滴のサイズが重要な役割を果たしている。一般的に液滴サイズが大きいと優れたスタイリング効果が得られるが、乾燥時間を要し、毛髪が粘着性で硬い感触となる。一方、小液滴では感触は良いがスタイリング性は弱い。高品質のスプレーとしては、両側面のバランスと、使用後に容易に洗浄除去できる事が期待される。

(3) スタイリングジェル

スタイリングジェルは通常粘性があり、比較的強いキープ効果がある。スタイリングジェルには、水または水-エタノールを溶媒として使用して粘度を高めるためにポリマー増粘剤がよく使用される。

(4) ヘアウォーター

ヘアウォーターは、基本的にスタイリングジェルと類似しているが、ポリマー濃度が低く、粘度が低い。通常、比較的ソフトなスタイリング効果と清潔感を与え、簡単に洗い流すことができる。

4－2　スタイリング剤の処方

製品の形態や機能のレベルは様々であるが、スタイリング剤は基本的にスタイリングポリマーの性能が支配する。スタイリング剤の処方を構成する主な成分は以下の通りである。

(1)　スタイリングポリマー

現代のスタイリング製品は、共通してヘアスタイリングポリマー、あるいは時に固定剤ポリマーと呼ばれるものを重要なスタイリング剤として使用している。ポリマーはフィルム形成能と接着特性を有することが知られている。毛髪を特定の形状に固定するために、毛髪の間隙にシーム溶接様フィルムまたはスポット溶接様フィルムのいずれかを形成することが、ヘアスタイリングの基本的なメカニズムである（図８）。しかしながら、形成されたフィルムは、毛髪の動きで壊れやすい（図９）。スタイリング効果の寿命は、形成されたポリマーフィルムの量、ポリマーフィルムの強度と可撓性、ならびに溶接（接着）部の種類に依存する。

スタイリングポリマーは、通常、水または水とアルコールの混合物に可溶な合成ビニルポリマーである。電荷の種類によって、アニオン性、カチオン性、ノニオン性、または両性に

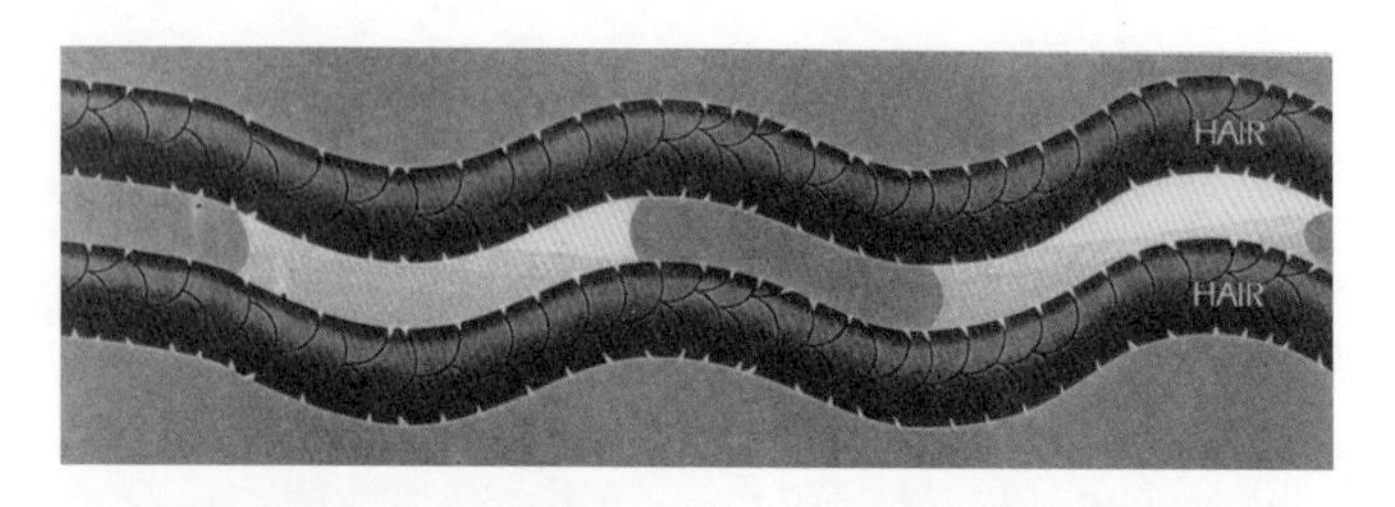

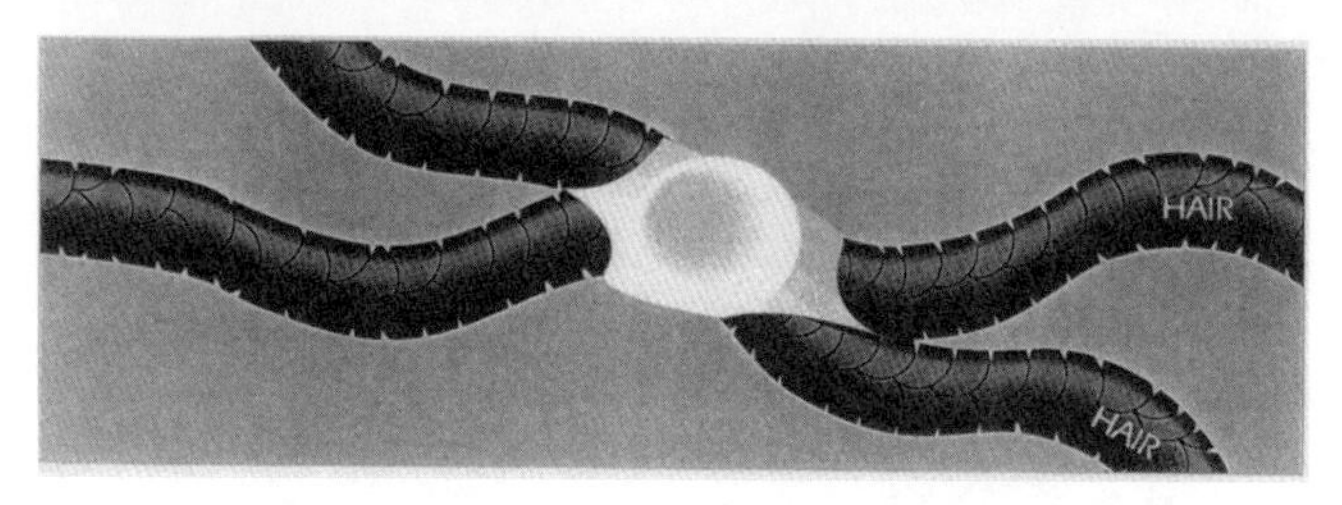

図8　シームウェルド様フィルムまたはスポットウェルド様フィルムの形成を経たスタイリングポリマーの作用機構

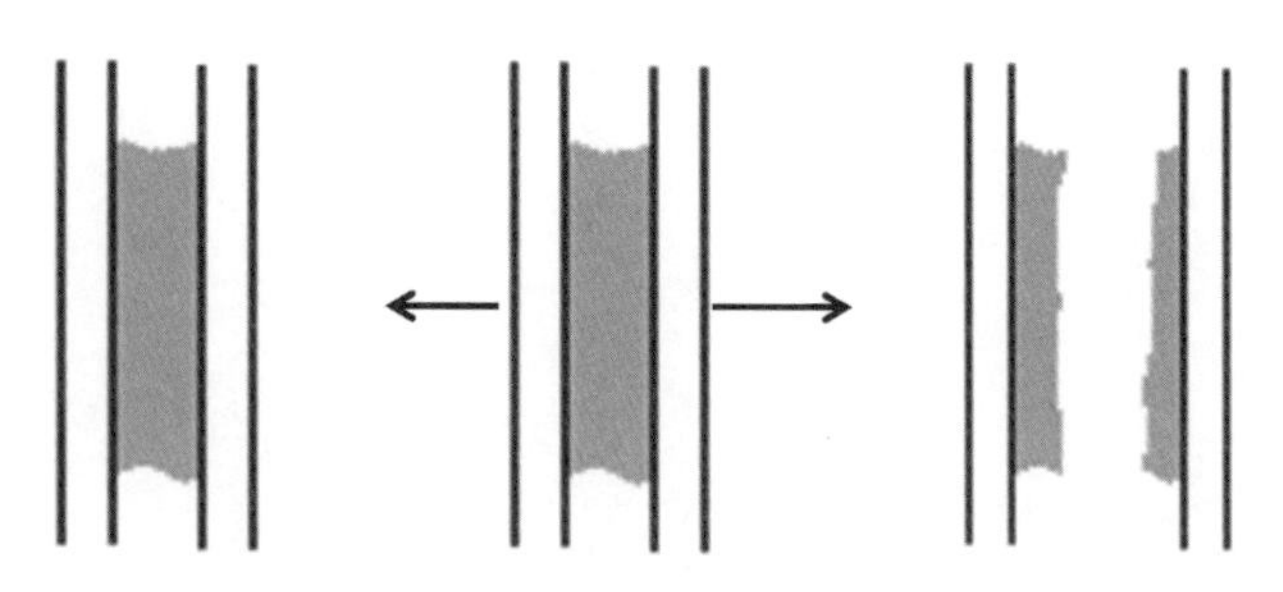

図9　スタイリングポリマーの破断

分類できる。N－ビニルピロリドン－酢酸ビニル共重合体、アクリル酸－アクリル酸アルキル共重合体、メタクリル酸メチルアクリレート－t－ブチルアクリレート共重合体、メタクリル酸－メチルアクリレート－アクリル酸－エチルアクリレート－ステアリルメタクリレート共重合体、アクリル酸－メチルメタクリレート－オクチルアクリルアミド－t－ブチルアクリルアミド－t－ブチルアミノエチルメタクリレート－3－ヒドロキシプロピルメタクリレート共重合体、メチルアクリレート－ブチルアクリレート－メチルメタクリレート－2－ヒドロキシエチルメタクリレート共重合体、メチルビニルエーテル－ブチル／エチルマレエート共重合体、メチルビニルエーテル－ポリマーフィルムの柔軟性を改善するために、シリコーン部分を有する「形状記憶」コポリマー、ポリウレタンなども用いられてきた。例えば、エチルマレエートコポリマー、カチオン性セルロース、カチオン性N－ビニルピロリドン／アクリレートまたはメタクリレートコポリマーなどが開発されてきた。

スタイリングポリマーの使用量は、製品の種類や、どれだけのスタイリング効果を希望するのかによって異なるが、通常スタイリングムースで0・5～4％、スタイリングスプレーで2～12％、スタイリングジェルで0・5～4％、スタイリングウォーターで3％未満である。

(2) 溶剤

溶剤の機能は、スタイリングポリマーが髪に均一に行き渡るようにすることである。最もよく使用される溶剤は、水、エタノール、プロパノール、およびそれらの混合物である。溶剤は、製品の種類に基づいて選択される。スタイリングスプレーでは、通常、速乾性の主溶剤としてアルコールを使用する。アルコールの使用量は40～80％である。スタイリングムースは、アルコールを含んでいてもいなくても構わない。アルコール含有の場合、エタノールの量は通常20％未満である。スタイリングジェルやスタイリングウォーターなどの他のスタイリング製品は、通常、唯一の溶剤として水を使用し、アルコールは使わない。

(3) 中和剤

アニオン性スタイリングポリマーと増粘剤は、最初に中和させる必要がある。よく使用される中和剤には、2－アミノ－2－メチル－1－プロパノール、トリエタノールアミン、水酸化ナトリウム、水酸化カリウムなどがある。使用量は中和されるポリマーによるが、通常は1％未満である。

(4)　界面活性剤

ムースやジェルなどの高含水量のスタイリング製品では、水不溶性成分を乳化させるために界面活性剤が通常０・５～３％のレベルで使用され、非イオン性界面活性剤がよく選択される。

(5)　可塑剤

可塑剤は、ガラス転移温度（Ｔｇ）を下げることによって、スタイリングポリマーによって形成されたフィルムをより柔軟にして、長持ちさせる。可塑剤は、一般的には０・１～０・５％のレベルで使用される。よく使用される可塑剤には、プロピレングリコール、２－メチル１、３－プロパンジオールなどがある。

(6)　噴射剤

ムースやスプレーでは、ジメチルエーテル、イソペンタンなどの液化ガスが噴霧や発泡を促進する噴射剤としてしばしば使用される。これらの噴射剤は、揮発性が高く、引火性がある。代替として、二酸化炭素、窒素、凝縮空気などを使用することができるが、発泡や噴霧を促進するのにそれほど効果的ではない。

噴射剤は、ムースでは6～12％のレベル、スプレーでは15～35％のレベルで使用される。

(7) 増粘剤

ジェルは、増粘剤が含まれており粘度が高い。使用される増粘剤は、通常カルボマーとして知られる軽度架橋ポリアクリル酸の塩などの架橋ポリマーや0・25～1％のアクリレート－C 10～30アルキルアクリレートクロスポリマーなどである。

(8) その他の成分

上記の成分に加えて、スタイリング剤には少量の防腐剤（0～1％）、香料（0・1～0・5％）、防錆剤（0～1％）などが含まれる。

5 カラーリング剤

5－1 カラーリング剤の作用機序

ヘアカラーリングは、髪の色を変えることである。白髪を隠したり、髪色をよりファッショ

表6　ヘアカラー製品の分類

機能	製品形態	カラーリング剤	メカニズム
永久的なカラーリング	着色剤（第一剤、第二剤）	酸化染料	皮質（コルテックス）に浸透し、次いで化学反応を起こす。
半永久的なカラーリング	ヘアマニキュア、コンディショナー	顔料（低分子）	ある程度皮質（コルテックス）に浸透するが、通常は化学反応を起こさない。
一時的なカラーリング	スプレー、ムース、ジェル、シャンプー、コンディショナー	顔料（高分子）	毛髪の表面に吸収され、浸透はしない。

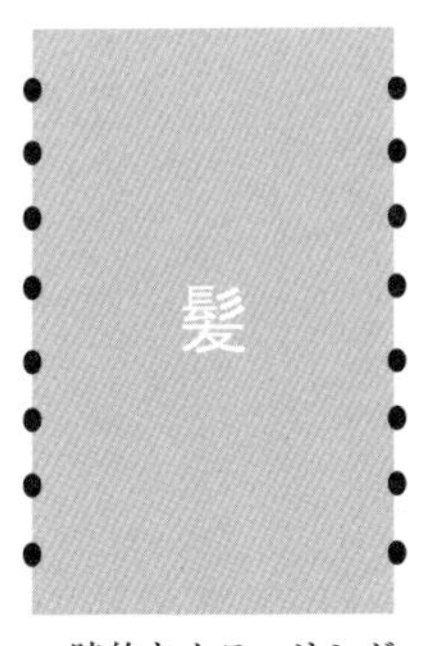

一時的なカラーリング

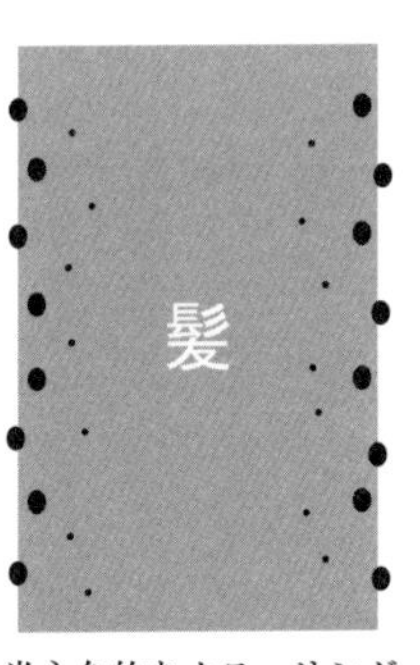

半永久的なカラーリング

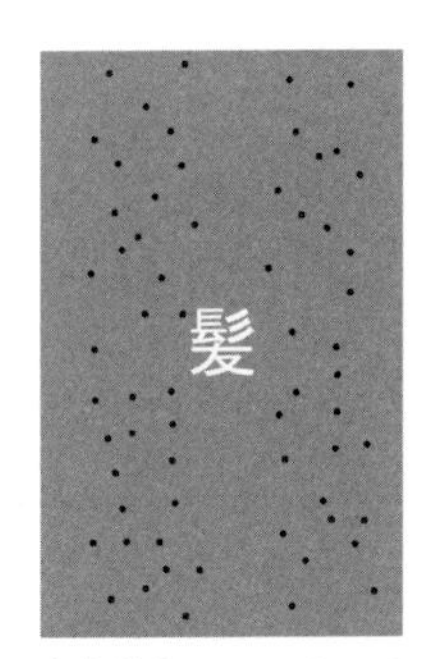

永久的なカラーリング

図10　ヘアカラーの分類

ナブルに見せたり、好みの色に染めたりすることが、カラーリングの主な理由である。ヘアサロンで専門的にカラーリングしてもらうことも、自宅で個人的にカラーリングすることもできる。カラーリング製品は主に3つのカテゴリーに分類することができる。それぞれの特徴を表6にまとめた(1、30－33)。これらのカラーリング製品間の作用メカニズムの違いは、図10に示してある。

(1) 一時的なカラーリング

一時的なカラーリングは、パーティーなど特別な日のためによく行われている。この種のカラーリング剤には顔料が使用され、顔料が毛髪表面のエピキューティクルに吸着して髪に色を付ける。一時的なカラーリングに使われる顔料は色素分子が大きく、キューティクル層に浸透することができないため、シャンプーで簡単に除去できる。製品の形態は、スプレー、ムース、ジェル、シャンプー、コンディショナーなど様々である。一般的には頭皮や髪に無害である。

(2) 半永久的なカラーリング

半永久的なカラーリング剤は、一時的なカラーリング剤と比較すると小さい分子からなり、ある程度毛皮質に浸透する。このため、繰り返しシャンプーして洗っても1週間ほど色はもつ。半永久的なカラーリングは、いくつかの例外を除いて化学反応を伴わず、比較的安全で、永久的なカラーリングと比較して髪へのダメージが少ない。

表７　酸化染料の前駆体とカプラー

機能	分類（class）	化学名
前駆体	フェニレンジアミン誘導体	1, 4－フェニレンジアミン、N.N－ビス（ヒドロキシエチル）p－フェニレンジアミン硫酸塩、トルエン2, 5－ジアミン
	フェノール誘導体	1.4－アミノフェノール、４－アミノ－３－メチルフェノール
カプラー	フェニレンジアミン誘導体	ジアミノフェノキシエタノール、二塩酸塩
	アミノフェノール誘導体	1, 3－アミノフェノール、４－アミノ－２－ヒドロキシトルエン、アミノ－２－メチルフェノール、５－（２－ヒドロキシエチル）アミノ－２－メチルフェノール
	その他	レゾルシノール、１－ナフトール、２－メチルレゾルシノール、４－クロロレゾルシノール、没食子酸

(3)　永久的なカラーリング

永久的なカラーリング剤に使われる酸化染料は、色を作り上げて、その色を維持することができる。永久的なカラーリング剤を構成するのは通常、染料前駆体、染料カプラー、酸化剤（通常は過酸化水素）、その他（界面活性剤、保存剤、pH調整剤、コンディショニング剤など）である。染色はアルカリ性条件下（pH８～10）で行われる。酸化染料の前駆体とカプラー（調色剤）を表７に示す。

図11は、前駆体の例として1, 4－フェニレンジアミンとカプラーを例として1, 3－フェニレンジアミンを用いた、３つのステップを含む反応を示している。

永久的なカラーリングはアルカリ性条

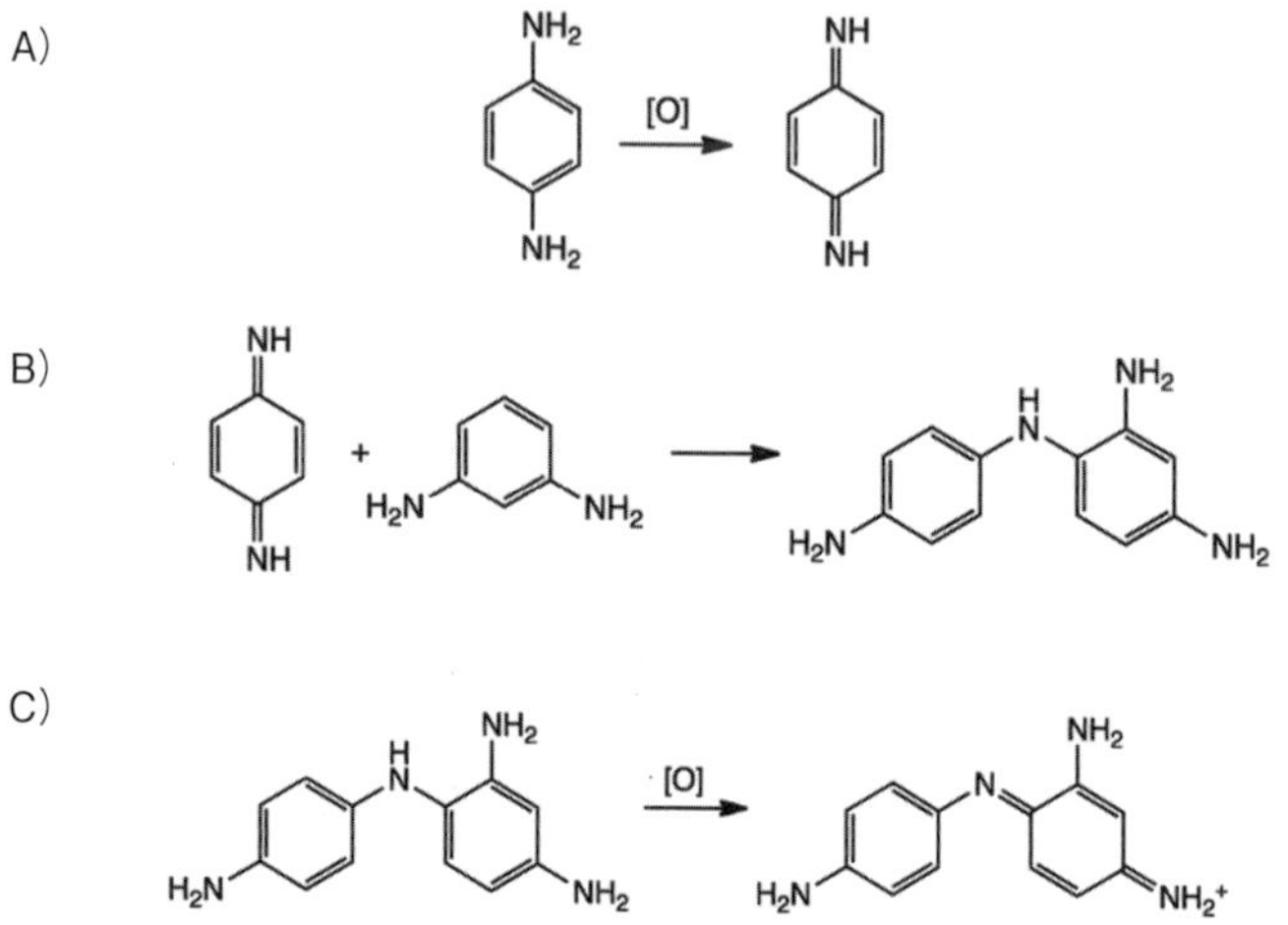

図11　前駆体として1, 4−フェニレンジアミンを、カプラーとして1, 3−フェニレンジアミンを用いた永久的なカラーリングの化学構造式

(A)　1, 4−フェニレンジアミンの酸化　(B)　1, 3−フェニレンジアミンとの結合
(C)　得られた化合物の酸化

件下での過酸化水素の使用を含むため、間違いなく髪の損傷を引き起こすであろう。こうした過酷な条件の影響を最小限に抑えるために、カチオンコンディショニング活性剤、アモジメチコンや加水分解タンパク質などのヘアコンディショニング活性剤が、カラーリング剤に配合されている。また、反応性酸化染料は、特定の人々に皮膚の刺激やアレルギーを引き起こすリスクもある。いくつかの国では、使用できる永久染料に対する規制が厳しくなっており、酸化染料の安全性を改良するための努力を惜しんではならない。一方で、

健康的なカラーリング方法として、ヘナなど天然の染毛剤は特定の消費者にとって魅力的なようだ。

(A)　1,4－フェニレンジアミンのキノン状態への酸化、ジイミニウムイオン（図11A）。

(B)　ジイミニウムイオンと1,3－フェニレンジアミンとの縮合反応（図11B）。

(C)　得られた化合物を酸化して、青紫色を有する最終染料（図11C）を得る。

色素前駆体が異なるカプラーと反応すると、異なる色を得ることができる。例えば、1,4－フェニレンジアミンを1,3－アミノフェノールと混合すると、青紫色の代わりに淡青色が発生する。1,4－フェニレンジアミンとレゾルシノールは、緑褐色を呈する。1,4フェニレンジアミンと1－ナフトールも青紫色になる。すべての化学反応は髪の毛の内側で起こり、形成された大きな染料分子は髪の皮質の内側に固定され、シャンプー洗髪を経ても皮質内に残存し数ヶ月間続く永久的なカラーリングを実現する。

6　パーマネント・ウェーブ用剤

毛幹のケラチン繊維は、タンパク質鎖間のペプチド結合、塩結合、ジスルフィド結合、水素結合によって保持されている（図12）。髪型を変えるには、髪を濡らして水素結合を壊し

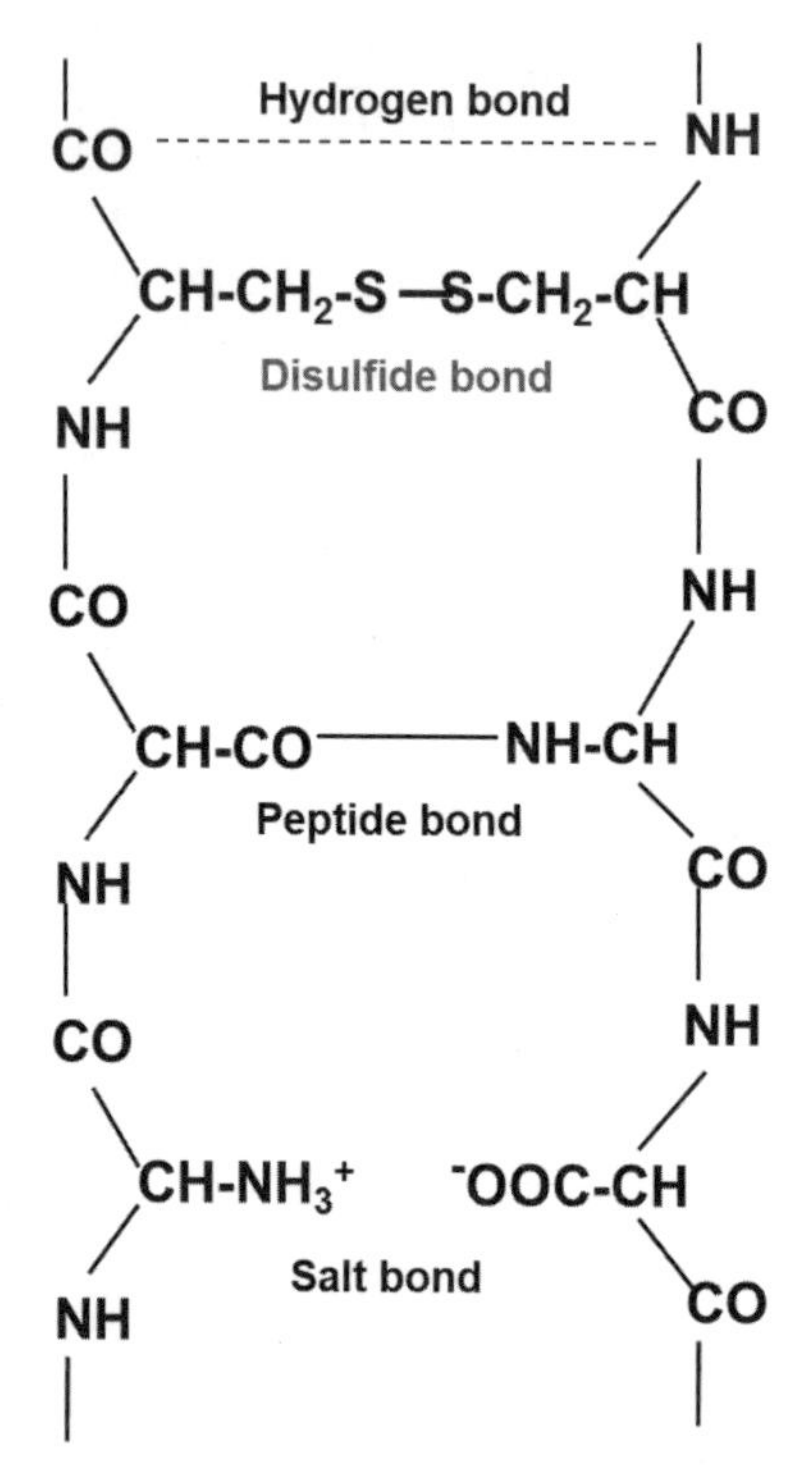

図12　毛髪タンパク質鎖間の化学結合

たり、ヘアスタイリング剤を使用したりする。ヘアスタイリング剤を使った後に髪を乾かすと水素結合が再形成され、髪型が保持できる。しかし、このようにして作り上げた髪型は一時的なものに過ぎない。髪を恒久的にウェーブ（またはストレート。以下同じ）状態にするには、システイン2分子が結合した髪の架橋ジスルフィド結合を還元反応によって切断し、カーラーなどを巻いて

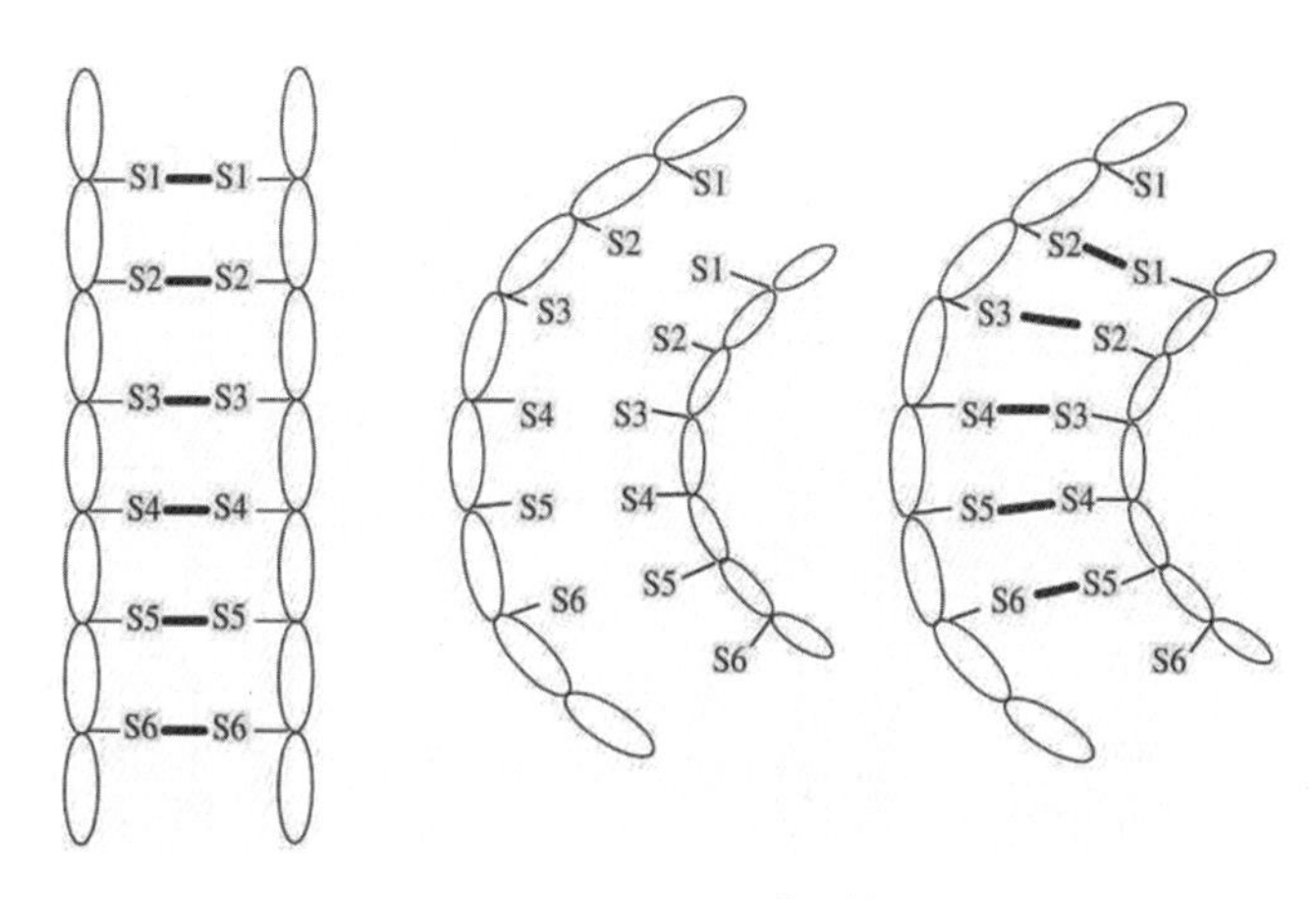

図13　パーマネント・ウェーブ用剤のメカニズム

ウェーブ等させた後、酸化反応によって2つのシステイン残基をケラチンの異なる位置で切断されたジスルフィド結合を再形成する（図13）。パーマネント・ウェーブ用剤は、通常、第一剤と第二剤からなり、第一剤でジスルフィド結合の還元を行い、第二剤で酸化を行うものである。これがパーマネント・ウェーブの基本的なメカニズムである。

ジスルフィド結合は、還元剤によって比較的容易に切断することができる。標準的な低温パーマプロセスでは、最初に毛髪にカーラーを巻いて、チオグリコール酸アンモニウムなどの還元剤を添加する。ジスルフィド結合が切れ、ケラチン分子は自由に動き回り、髪はカーラーの形に順応する。次いで、過酸化水素などの酸化剤を添加する。それで新しいジスルフィド結合が形成され、ケラチン分子は新しい形状へと固定される。
パーマネント・ウェーブ用剤第一剤の代表的な組成は次の通りである。
① 還元剤：チオグリコール酸、チオグリコール酸アンモニウム、モノエタノールアミドチオグリコレート、L－システイン、L－システイン塩酸塩、N－アシル－L－システインなど
② アルカリ：水酸化アンモニウム、エタノールアミン、炭酸水素アンモニウム、L－アルギニンなど
③ 添加剤：EDTA（エチレンジアミン四酢酸）塩などのキレート剤、シリコーンおよびカチオン性セルロースなどのコンディショニング活性剤、乳化剤としての界面活性剤、ならびにpH調整剤、UV吸収剤、着色剤、増粘剤、香料など
第二剤は、第一剤中の「添加剤」に加えて、臭素酸塩、過ホウ酸ナトリウム、過酸化水素などの酸化剤からなる。

パーマネント・ウェーブプロセスに関与する化学物質は、一般的に刺激が強い。パーマネント・ウェーブ用剤の成分の配合上限は、多くの国によって規制されている。

7　まとめ

本章では、シャンプー、コンディショニング、スタイリング、カラーリング、パーマネント・ウェーブの主な機能とメカニズムについて概説した。頭髪の多様性は、消費者のニーズや、ヘアケア化粧品に対する彼らの好みに大きな影響を与える。例えば、ヨーロッパでは人々の髪の毛が一般的に細く（直径が小さく）色が薄いため、コンディショニングが少なくて済む（ボリュームを失ったように見えるのを避けるため）が、カラーリングやスタイリングの必要性は高くなる。一方で、アジアでは人々の髪の毛は通常太くて丸みがある。そのため滑らかでまとまりの良い髪を保つコンディショニングへの要求が高い。また、アジア人の髪の毛はだいたいが色が濃いので、髪を着色する前に漂白が必要になることがある。結果として、髪の毛の損傷がより大きくなり、さらなるコンディショニングが求められる。

すべての消費者を満足させる単一の製品など存在しない。ヘアケア化粧品を開発するときは、特定の消費者の需要を満たすことと、利益を得ることのバランスをとることが重要である。

消費者の習慣も、ヘアケア化粧品の嗜好を左右する。例えば、アジアの消費者の間では、日本人は毎日シャンプーとコンディショナー両方を使って髪を洗う傾向があるが、中国人は2、3日ごとにシャンプーのみを使って髪を洗うことが多い。その結果、中国の消費者はコンディショニング効果とフケ防止効果が高いシャンプーを好む。単に清潔感とコンディショニング効果を求めている日本の消費者とは異なる嗜好である。日本人は毎日髪を洗うので、ほとんどの場合フケ防止効果を必要としない。

髪型や習慣の多様性ゆえに、消費者の特定のニーズによりよく応えるために、常にヘアケア化粧品の細分化が求められている。インターネットが活用されている現代では、ヘアケア化粧品のカスタマイズ化が将来現実のものとなるかもしれない。その一方で、ヘアケアとスカルプケアとの組み合わせが、徐々に注目を集めている。頭皮にもっと注目することは理に適ってはいるが、現段階では頭皮の状態と髪の外観の関係性についての理解は限られている。この分野については、もっと基本的な理解が必要であろう。

引用文献

(1) Robbins CR. Chemical and physical behavior of human hair. 4th edition. New York : Springer-verlag ; 2002.
(2) Soga H, Morita K, Arai K. Effects for scalp blood flow and properties from scalp massage.) Soc Cosmet Chem Jpn 2014 ; 48(2) : 97-103.

(3) Takahashi M, Yang JZ. Research on scalp physiology-current Status and future view. Cosme Tech Japan 2014 ; 4(3) : 37.
(4) Koyagi T, Hirohata R. Scalp care focusing on Lipid Peroxide. Fragrance., 2012 ; 40(10) : 16–22.
(5) Yang JZ, Luo XC. Hair and hair care, chapters 6–8 : shampoo, conditioner, styling products. Nanjing : Phoenix Science Press ; 1998.
(6) Yang JZ, Aesthetic dermatology : IV. Shampoo and conditioner. 2nd Edition. Tokyo : Nanzando ; 2009. p.380–5.
(7) Yang JZ. Skin science and cosmetic efficacy evaluation, chapter 19 : hair care and hair care cosmetics. Beijing : Chemical Industry Press ; 2005. p.383–412.
(8) Yang JZ. Hair diseases, chapter 5 : care and beauty of normal hair. Nanjing : Southeast University Press, 2004. p.113–46.
(9) O'goshi K, Iguchi M, Tagami H. Functional analyses of the Stratum Corneum of scalp skin. Arch Dermatol Res 2000 ; 292 : 605–11.
(10) Schwartz JR, Cardin CW, Dawson Jr TW. Textbook of cosmetic dermatology. 3rd Ed. NY : Taylor & Francis ; 2005. p.264.
(11) Yang JZ, Schwartz JR. Design of effective anti-dandruff shampoo technologies. China Cosmet Rev 2008 ; 254 : 82.
(12) Sei Y, Yang JZ, Luo X, Kato T. Dermatology practice 5-skin care practice, chapter 6 : dandruff and seborrheic dermatitis. Tokyo : Bunkodo ; 1999.
(13) Yang JZ, Takahashi M. Scalp physiology and care-3. Scalp care. Cosmet Tech Japan 2012 ; 2(4) : 86.
(14) Lochhead RY. Practical modern hair science, chapter 3 : shampoo and conditioner science.

Carol Stream, Illinois : Allured Business Media ; 2012.

(15) Holmberg K, Jonsson B, Kronberg B, Lindman B. Surfactants and polymers in aqueous solution. New York : John Wiley & Sons ; 1998.

(16) Lochhead RY, Huisinga LR, Waller T. Deposition from conditioning shampoo : optimizing coacervate formation. Cosmet Toiletries 2006 ; 121(3) : 75–82.

(17) Huang Q, Mei ZW, Takata K, Yang JZ. Analyzing deposition from rinse-off hair products. Cosmet Toilet 2013 ; 128(11) : 810.

(18) Megling A, Kleber M, Hensen H. Comparative studies on the ocular and dermal irritation potential of surfactants. Food Chem Toxicol 2007 ; 45 : 747–58.

(19) Kimura T. Development of gentle cleansing products for skin. J Soc Cosmet Chem Ipn 2012 ; 46(4) : 257–63.

(20) Miyazawa K. Evaluation of haircare products ; shampoo and rinse. J Soc Cosmet Chem Jpn 1995 ; 29(2) : 95–105.

(21) Yamasaki E, Ito S, Yang JZ. Technologies for Silicone-free hair care products. Fine Chem 2016 ; 45(1) : 6.

(22) Kawaguchi J. Fatty acid ester thickener with no amide bond for washing agents in personal care application. Fragr) 2014 ; 42(7) : 48–53.

(23) Suda H. Applications to cosmetic formulations of amino acid based surfactant using novel thickener. Fragr J 2014 ; 42(7) : 43–7.

(24) Miyamoto H, Iwasaki N, Kamata T. Application of Taurine for Body Care Products as a Unique Moisturizer. Fragr) 2010 ; 38(3) : 15–21.

(25) Matsuo S. Oil Fat 2015 ; 68(8) : 65–70.

(26) La Torre C, Bhushan B, Yang JZ, Torgerson PM. Nanotribological effects of silicone type and deposition level and surfactant type on human hair using atomic force microscopy. J Cosmet Sci 2006 ; 57 : 37.
(27) Yamasaki E, Lin X, Yang JZ. Development of Sulfate-free shampoos. Fine Chem 2016 ; 45(1) : 12.
(28) Yang JZ. Science of cosmetic to ensure the safety of cosmetics-paraben, silicone and new materials : 15. Towards the development of new hair care products. Tokyo : CMC Publishing ; 2014. p.137-44.
(29) Yang JZ, Luo X. Gels Handbook, Vol. 3, Chapter 2 : Cosmetics. New York : Academic Press ; 2000.
(30) Arai Y. The latest in hair coloring technologies. 1st Ed. 2004. p.101-210. Fragrance Journal, Tokyo.
(31) Corbett JF. Hair colorants : chemistry and toxicology. Dorset, UK : Micelle Press ; 1998.
(32) Morel OJX, Christie RM. Current trends in the chemistry of permanent hair dyeing. Chem Rev 2011 ; 111 : 2537-61.
(33) Chan A, Kung S. Hair colorant technology advances further. Pers Care September, 2006 : 11-6.
(34) Japan Permanent Wave Lotion Industry Association. Science of perm. Tokyo : Shinbiyo Press ; 2015. p.28-60.

第５章

IFSCC 受賞論文からみる 化粧品研究開発のトレンド

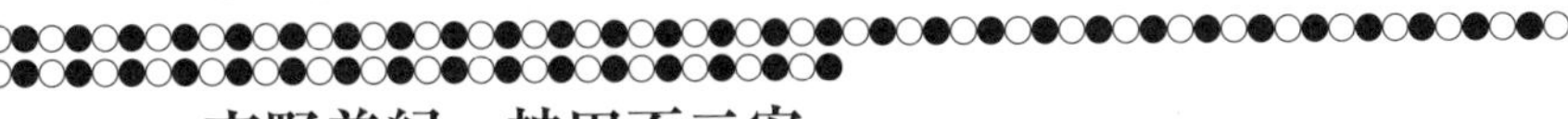

南野美紀、神田不二宏

1　はじめに

顧客に新しい価値を提供することを最終目的に行われる研究開発は、常に新しい視点で新しい技術を取り入れながら進化し続ける。スキンケア化粧品からメイクアップ化粧品、頭髪用化粧品などさまざまな製剤が存在し、さらにその安全性や有用性を問われる化粧品の研究開発も例外ではない。これまで多くの技術革新により、新しい化粧品が生まれ、流行が作られてきた。一方、市場では、既存技術を利用した化粧品であっても販売するタイミングや売り方によって大ヒット商品となる場合も多い。したがって、これまでの化粧品技術を知ることは、これまで成し得ていない技術革新を見出すヒントになるとともに、既存技術の新しい利用価値を見出すことに役立つものと考えられる。そこで、世界の最も高いレベルの化粧品技術が発表されるＩＦＳＣＣの Congress と Conference の受賞論文を分析することで、半世紀にわたる化粧品技術を振り返る。

2　ＩＦＳＣＣとは

世界各国の化粧品技術者会が集まり、１９５９年に設立された国際化粧品技術者会連盟（The International Federation of Societies of Cosmetic Chemists　略称 IFSCC）は、現在80ヶ国を代表する50の協会が加盟し、会員数１万６０００名を超える国際的な学術団体である。ＩＦＳＣＣでは化粧品技術の向上や、安全で有用な化粧品開発のための諸活動を行っており、その一環として世界中の化粧品技術者が集まり、最新の研究成果を発表する Congress（偶数年）と Conference（奇数年）という学術大会が開催され、優秀な発表に対して賞が与えられてきた（２０２２年からは Congress が毎年開催されることになった）。

ＩＦＳＣＣの学術大会での賞の授与は１９７０年のバルセロナ大会（6th Congress）から始まり、Congress の口頭発表の中から Best Paper（最優秀賞）１報が選ばれた。また Best Paper に惜しくも僅差で選ばれなかった論文がある場合は、Honorary Mention（優秀賞）を授与することもある。１９９２年の横浜大会（17th Congress）からポスター発表にもベストポスター賞が与えられるようになった。その後発表数も増え、基礎研究も活発になり、研究テーマも多岐にわたるようになった。そのため、最終商品に近い研究だけでなく基礎研究も評価されるよう、２００４年のオーランド大会（23rd Congress）からは、口頭発表に対する賞として「Basic Research Award（基礎研究賞）」と「Applied Research Award（応用研究賞）」が設けられた。

最初のConference賞は、２００３年の韓国中間大会（17th Conference）から始まり、優れた口頭発表に「Conference Award（２０１３年以降Johann Wiechers Awardに変更）」が与えられ、２０１３年のリオデジャネイロ大会（22nd Conference）からはConference Poster Awardも授与されるようになった。

3　受賞論文から読み取るトレンド

IFSCC Congress/Conferenceで受賞した論文は１９７０年の第6回バルセロナ大会Congressで最初の賞が与えられてから、２０２１年のメキシコ中間大会（25th Conference）までの52年間で92報になる（巻末「ＩＦＳＣＣ受賞論文」参照）。

受賞論文の国別分布を見ると、日本が圧倒的に多く、約半数を占めている。続いて、フランス、ドイツ、アメリカといったＩＦＳＣＣの会員数を多く占める主要国が受賞している(Fig.1)。

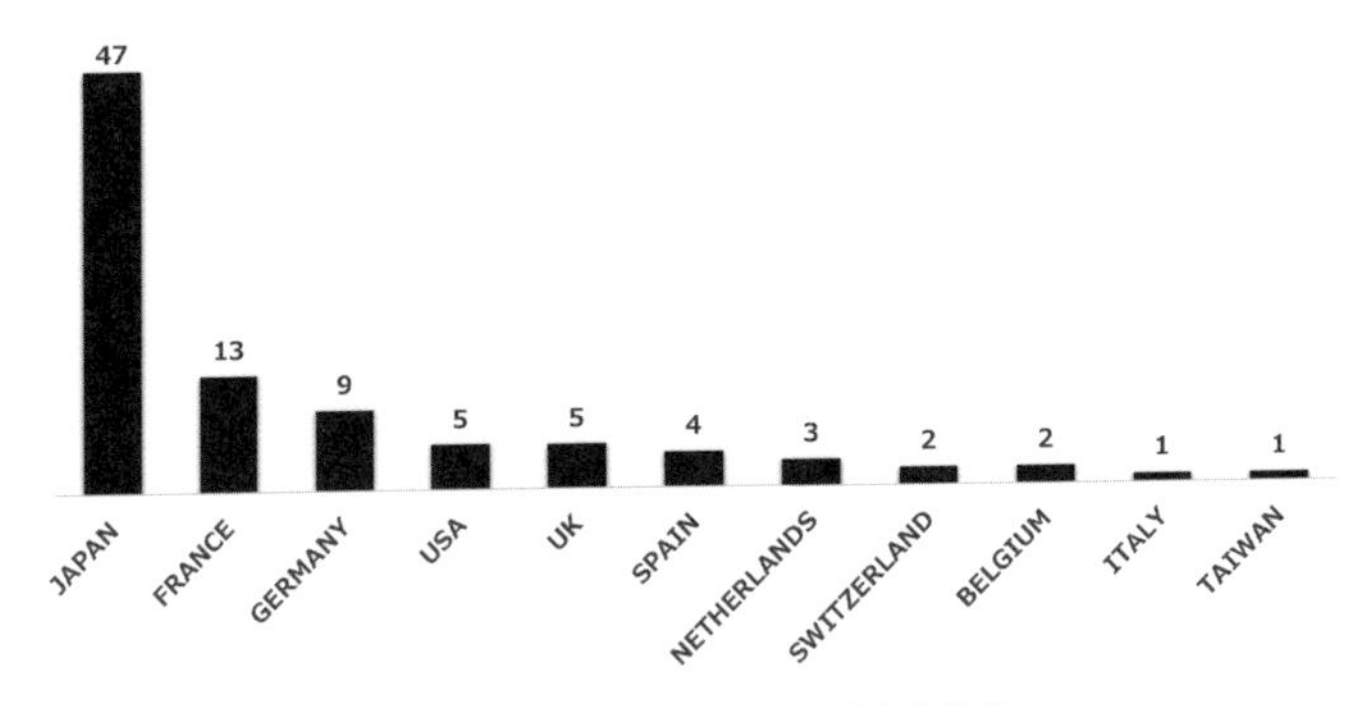

Fig.1　IFSCC Award 国別受賞数

92報の研究内容をテーマで分類すると、皮膚に関する研究が約半数の45報、新規製剤開発が22報であった(Fig.2)。受賞数の多い皮膚関連研究45報のうち、31報が基礎皮膚科学研究、14報が皮膚計測などの評価関連の研究であった。

3－1　皮膚科学研究

皮膚に関する45報を対象となる器官によって分類すると、Table1に示すように表皮に関する研究が圧倒的に多いことがわかる。皮膚の最外層に位置し化粧品が直接接触する表皮は、研究しやすい対象でもあり、研究の歴史も長いことから当然のことといえる。これらを受賞順にマップにしてFig.3に示した。

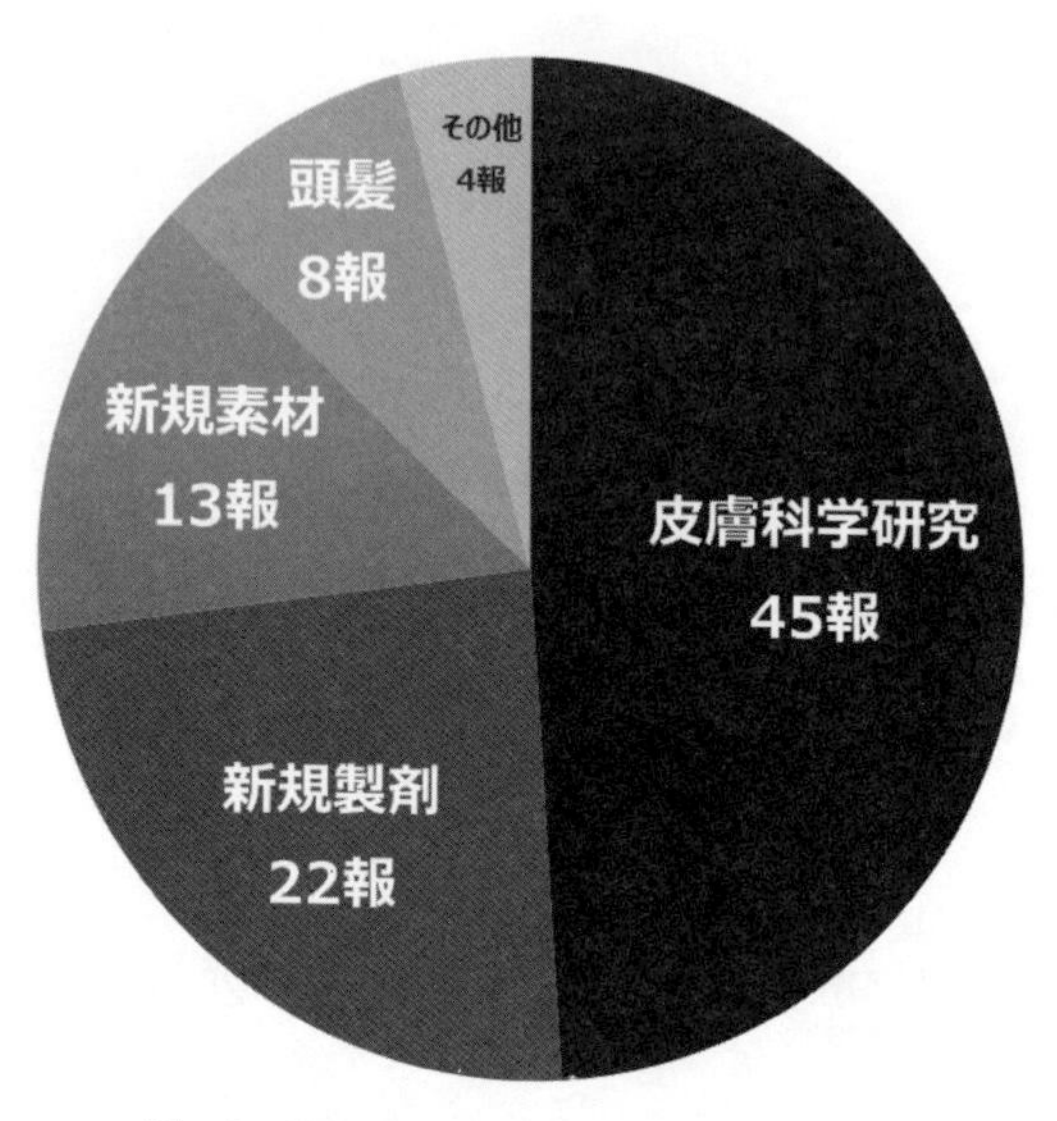

Fig.2　IFSCC Award　テーマ別受賞数

Table1　IFSCC Award　皮膚科学研究

表皮	23
基底膜・表皮－真皮連携	3
真皮	8
皮下組織（筋肉）	1
血管	2
頭皮	3
安全性	3
ニキビ	1
爪	1
Total	45

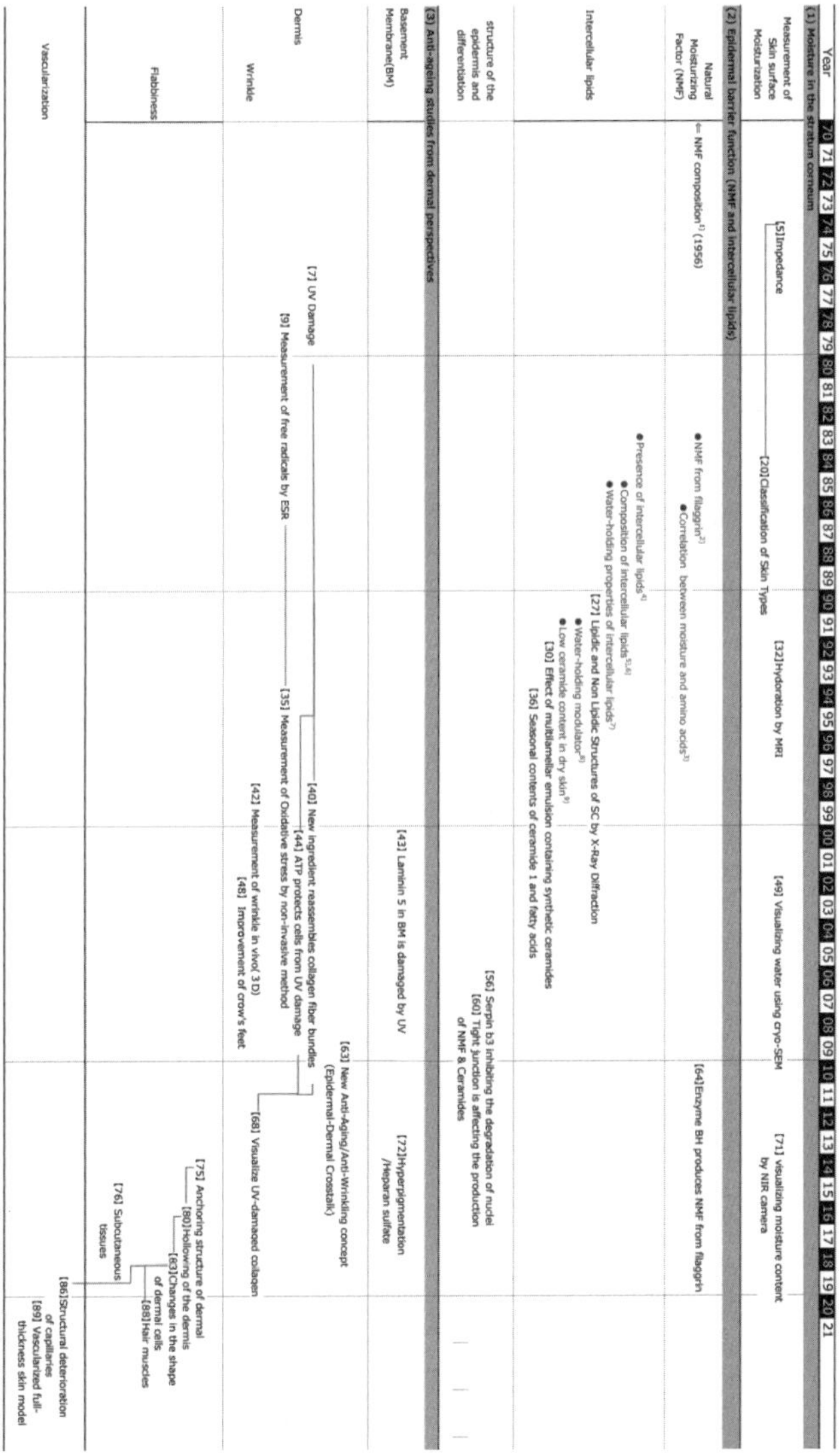

Year: 70 71 72 73 74 75 76 77 78 79 80 81 82 83 84 85 86 87 88 89 90 91 92 93 94 95 96 97 98 99 00 01 02 03 04 05 06 07 08 09 10 11 12 13 14 15 16 17 18 19 20 21

(1) Moisture in the stratum corneum

Measurement of Skin surface Moisturization
[5]Impedance
[20]Classification of Skin Types
[32]Hydoration by MRI
[49] Visualizing water using cryo-SEM
[71] visualizing moisture content by NIR camera

(2) Epidermal barrier function (NMF and intercellular lipids)

Natural Moisturizing Factor (NMF)
⇐ NMF composition[1] (1956)
●NMF from filaggrin[2]
●Correlation between moisture and amino acids[3]
[64]Enzyme BH produces NMF from filaggrin

Intercellular lipids
●Presence of intercellular lipids[4]
●Composition of intercellular lipids[5,6]
●Water-holding properties of intercellular lipids[7]
[27] Lipidic and Non Lipidic Structures of SC by X-Ray Diffraction
●Water-holding modulator[8]
●Low ceramide content in dry skin[9]
[30] Effect of multilamellar emulsion containing synthetic ceramides
[36] Seasonal contents of ceramide 1 and fatty acids

structure of the epidermis and differentiation
[56] Serpin b3 inhibiting the degradation of nuclei
[60] Tight junction is affecting the production of NMF & Ceramides

(3) Anti-ageing studies from dermal perspectives

Basement Membrane(BM)
[43] Laminin 5 in BM is damaged by UV
[72]Hyperpigmentation /Heparan sulfate

Dermis
[63] New Anti-Aging/Anti-Wrinkling concept (Epidermal-Dermal Crosstalk)
[7] UV Damage
[40] New ingredient reassembles collagen fiber bundles
[44] ATP protects cells from UV damage
[9] Measurement of free radicals by ESR
[35] Measurement of Oxidative stress by non-invasive method

Wrinkle
[42] Measurement of wrinkle in vivo(3D)
[48] Improvement of crow's feet
[68] Visualize UV-damaged collagen

Flabbiness
[75] Anchoring structure of dermal
[80]Hollowing of the dermis
[83]Changes in the shape of dermal cells
[88]Hair muscles
[76] Subcutaneous tissues

Vascularization
[86]Structural deterioration of capillaries
[89] Vascularized full-thickness skin model

Fig. 3 IFSCC Award　皮膚研究マップ

(1) 角層水分

肌の水分量を測定する試みは、IFSCCでは1974年ロンドン大会で報告され、Honorary Mention を受賞している【5】。この原理は、現在も販売現場で潤いを測定するツールとしても使われている低周波インピーダンス法である。このインピーダンス法は、水分量により角層の電気抵抗が変化することを利用して角層水分量を *in vivo* で測定するものである。1984年には、このインピーダンス法で測定した角層水分量と皮脂量で肌を解析した結果、皮脂量が多いのにかさつく混合肌の存在が確認され、Honorary Mention を受賞している【20】。これにより、それまで皮脂量により脂性肌、普通肌、乾燥肌の3タイプに分けていた肌タイプが4タイプに分けられるようになった。

その後、角層に存在するセラミドが、角層バリア機能の良し悪しに影響していることが明らかとなり、この角層バリア機能の指標として、皮膚から蒸散する水分量を測定する「経皮水分蒸散量（trans-epidermal water loss：TEWL）」が用いられるようになった。

2002年には、Bouwstra らが、cryo-SEM を用いた可視化技術を使い、角層に分布する水分量を測定し、角層水分の変化を報告した【49】。このころから、皮膚計測に可視化技術が活用されるようになってきており、2013年に、江川らは角層水分量を近赤外（NIR）カメラにより可視化することに成功し、顔の水分量の多さ、少なさの分布が一目でわかるような技術が発表された【71】。このように、表皮の水分に関しては、可視化技術により二次元での皮膚計測が可能になり、皮膚状態をより詳細に把握することが可能になってきている。

(2) 表皮バリア機能

表皮バリア機能に関する研究は、ＩＦＳＣＣで賞の授与が始まった１９７０年以前から既に行われており、かつ現在も継続されている重要な研究テーマである。表皮のケラチノサイトの分化の過程で生まれる天然保湿因子（ＮＭＦ）と細胞間脂質に関する研究は、１９８０年代に活発に研究されるようになった。たとえば、ＮＭＦに関しては、１９５６年にH.W. SpierらがＮＭＦの組成(1)を明らかにして以降、１９８０年代にはフィラグリンが酵素により分解されてＮＭＦを構成するアミノ酸ができること(2)や、アミノ酸量やピロリドンカルボン酸（ＰＣＡ）量が角層水分量に相関していること(3)が明らかにされている。また細胞間脂質に関しては、１９８０年代に細胞間脂質の存在や(4)、その組成(5、6)が明らかにされるとともに、細胞間脂質が角層の水分を保持する役目があること(7、8)や、乾燥した肌やアトピー性皮膚炎の肌ではセラミド含量が低いこと(9)が明らかにされ、細胞間脂質が肌あれ改善に効果的であることが報告された。

ＩＦＳＣＣでも、１９９０年代はＮＭＦや細胞間脂質に関連する発表が活発に行われ、１

990年にはX線回折によるヒト角層の脂質および非脂質構造の研究【27】がHonorary Mentionを、1994年には、角層セラミド含有量の季節的影響と必須脂肪酸の影響【36】がPoster賞を受賞している。また1992年には、合成セラミドを配合したマルチラメラエマルジョン処方の開発とその有用性に関する発表【30】が受賞している。

2000年代になると表皮の構造や分化の研究に移行し、2006年には肌あれになると出現するセルピンb3が角層細胞の核の分解を阻害することにより有核細胞が角層に現れることを明らかにした研究【56】と、2008年には健やかな角層形成にタイトジャンクションの構造が重要であり、タイトジャンクションが表皮のカルシウムイオン濃度に関わっていてNMFの産生に影響していること、またタイトジャンクションの機能が低下するとセラミドなどの分泌が正常な時とは異なることを示した研究【60】が受賞している。また、2010年には、フィラグリンからNMFを生み出す酵素BH（ブレオマイシン水解酵素）の活性や発現が、乾燥肌やアトピー性皮膚炎の肌では低いことを明らかにした研究が受賞している【64】。このように2000年以降は、健全な角層形成のメカニズムの解明に関する研究が中心になっている。

(3) 真皮を中心としたアンチエイジング研究

アンチエイジング研究は1970年代の紫外線による肌のダメージに関する研究から始まる。IFSCCでは、1976年のUVによる皮膚ダメージの観察【7】、その後、1978年にはUV照射により発生するフリーラジカルをESRで測定する方法【9】や、1994年には非侵襲で酸化ストレスを測定する方法【35】などの評価法の研究が受賞している。

その後、1998年にはUVダメージによるコラーゲン束を組み立て直す有効成分の開発【40】が、2000年には基底膜の構造がUVダメージにより影響を受けることを明らかにした発表【43】と、細胞がATPを蓄えることでUVAダメージを防御することを明らかにした発表【44】が受賞している。

その後のアンチエイジング研究は、シワ関連の研究に移行し、1998年には*in vivo*でシワ計測を行う方法【42】、2002年に目元のシワの改善に関する報告【48】、2012年には、UVによりダメージを受けたコラーゲンを特殊なレーザーで可視化する方法【69】が受賞している。

近年は、たるみに関する江連らの研究が、2014年のCongressから4回連続で受賞している。たるみには、真皮層から下向きに伸びてアンカーの役割をする突起が関わっていること【75】、加齢により真皮が空洞化してたるみが起きること【80】、AIを利用した新しい電子顕微鏡解析技術で真皮を観察し、加齢により真皮の細胞の形状が変化すること、また真皮の繊維芽細胞が互いにつながっている【83】という、これまでの皮膚科学の常識を書き換える研究が受賞している。2020年には、立毛筋がたるみ防止に大きく関与することを見出し【88】、4度目の受賞を果たしている。一連の江連らの研究は、皮膚の形態学を最新の画像解析技術を駆使しつつ進化させ、複雑な構造である皮膚の中で、着目する部位のみを選択的に可視化することに成功した結果、いままでの知見に疑問を呈するとともに全く新規な発見にもつなげることができた。特筆すべきは、そのAIを用いた画像解析技術はあまりに鮮明でCGと見紛うものであったことである。

このように真皮を中心にしたアンチエイジング研究は、酸化ダメージの検出から始まりUVダメージが皮膚に与える影響の観察、シワ関連の研究、そして現在は「たるみ」に関する研究へと移行している。

3－2　製剤化技術と新素材

製剤化技術に関する受賞論文のうち乳化に関連するのは7報で、そのすべてが1974年から1984年の10年間に集中して受賞している。また新規粉体に関する受賞が1986年以降７報あり、新機能のファンデーション、デオドラント、サンスクリーンの製剤化に応用されている（Fig.4）。ここでは、乳化技術と新規粉体開発による新機能製剤について詳説する。

⑴　乳化技術研究

乳化技術の発展の歴史は、新規界面活性剤と新規乳化法の開発の歴史でもある。１９６０年以前の乳化剤は、脂肪酸やミツロウを利用した石けん、ラノリンの加水分解物やラノリン誘導体などの天然由来の界面活性剤であった。このため、限られた使用感のクリーム、たとえば脂肪酸石けんを利用した、油分が少なく、さっぱりした使用感のO／Wタイプのバニシングクリームや、油分を豊富に含むW／Oのコールドクリームが主流であった。１９６０年代に入り、界面活性能力を重視してポリオキシエチレンソルビタンエステルやポリオキシエチレン脂肪酸エステルをはじめとした非イオン界面活性剤が開発された。しかし、皮膚刺激の問題から１９７０年代に入ると安全性を重視した界面活性剤（例えば、ショ糖脂肪酸エステルやポリグリセリン脂肪酸エステルなど）が出てくるとともに、新しい乳化法の研究も活発に行われるようになった。

乳化法については、油相と水相に機械的エネルギーを加えて微細な粒子とする分散法が多く用いられてきた。この際、界面活性剤の添加が必要であり、安定性の高いエマルションを

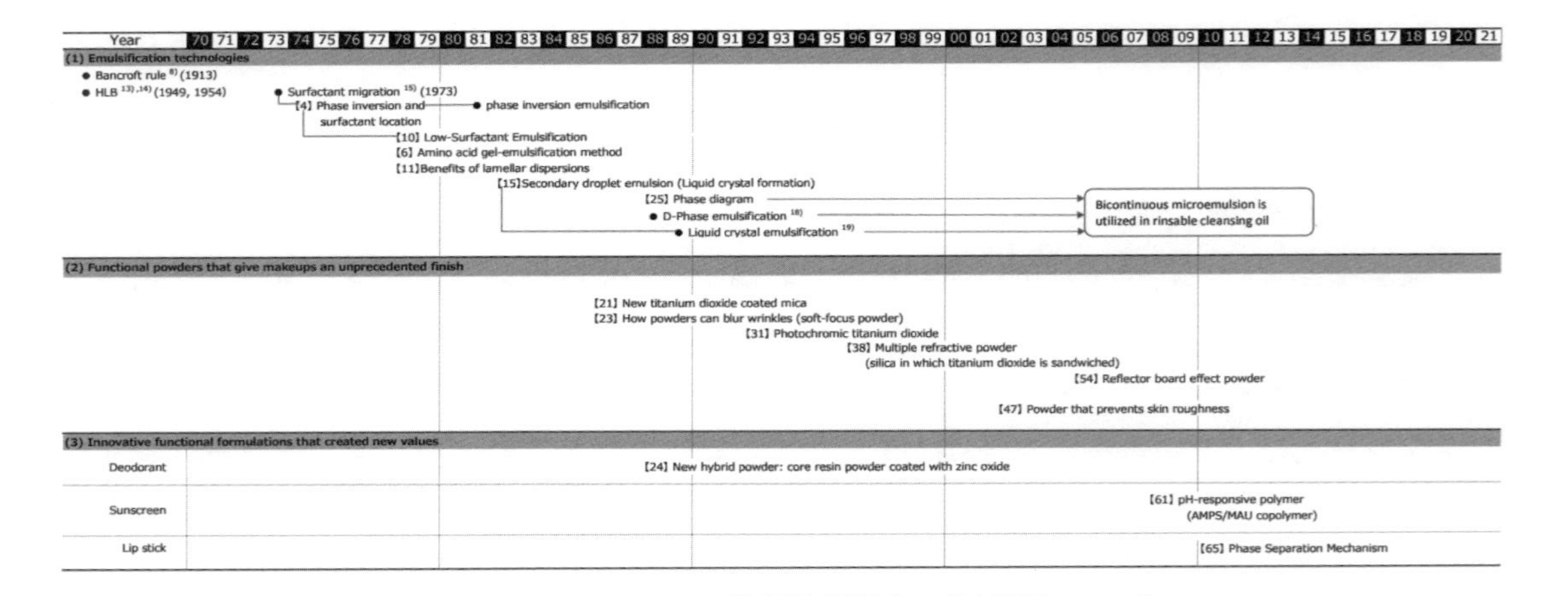

Fig.4　IFSCC Award　製剤技術研究＆素材研究マップ

作成するための界面活性剤の選定について、いくつかの指標が示されてきた。例えば、エマルションの型がO／WになるかW／Oかについては1913年に報告された〝Bancroft の法則〟[10]があり、親水性活性剤を使うとO／W、親油性活性剤を使うとW／Oになる傾向があることが長年にわたって知られている。これは後になってさらに研究が進み、界面活性剤がミセルとして溶解している相が連続相（外相）になることが示された[11、12]。また界面活性剤選択の指標としてGriffin により提唱されたのがHLB（Hydrophilic-lipophilic balance）である[13、14]。これは乳化する油相の所要HLBから推測し、適切な親水性－親油性のバランスをもつ界面活性剤たちを選定するというものである。

このような背景のもと、乳化技術に関するIFSCCの最初の受賞論文は、1974年のT.J. Lin らの研究である【4】。彼らは、既に、乳化の前に油相に活性剤を溶かした方が、同じ処方で水相に活性剤を溶かして添加するより細かいO／Wエマルションができることを見出していた[15]。受賞論文は、そのメカニズムについての研究で、親水性活性剤を溶かした油相を水相に添加すると、初期に添加される水相が油相に可溶化されてW／Oエマルションになるが、その後さらに水相の添加を続けると、油相中に存在する親水性活性剤が水相に移動して転相を起こし、最終的には極めて細かい油滴が水相中に分散したO／Wエマルションになることを明らかにしたものである【4】。後にこの技術をもとに転相乳化法が確立されることになる（1981：H. Sagitani）(16)。

さらにT.J. Linは研究を進め、最初に添加する水相の量（つまり界面活性剤を含む油相に可溶化される水の量）を適切にすれば、ＨＬＢに頼らずとも低濃度の界面活性剤で容易に粒子の細かいＯ／Ｗエマルションができることを示し4年後の１９７８年に再度受賞している【10】。

乳化技術に関する2番目の受賞論文は、１９７６年にY. Kumanoらにより見出された〝アミノ酸ゲル乳化法〟である【6】。この方法は、界面活性剤にアミノ酸またはアミノ酸塩を加えゲルをつくり、そのゲルを油層に添加した後、水相を加えることで、安定化のために増粘剤などを加えなくとも安定したＷ／Ｏエマルションができることを示したものである。この技術の開発で、安定化が難しいＷ／Ｏエマルションを、べたつかず保湿性の高いクリームとして提供できるようになった。１９７９年には、当時医薬品でその有用性が認められてきたリポソームの化粧品への応用に関して、中性脂質のラメラ分散系の皮膚への適用のベネフィットについての研究も受賞している【11】。

１９８２年には使用感が良く安定性の高い二次粒子エマルションの調製とその構造についての研究が受賞している【15】。この研究はT. Suzukiらによって発表された研究である。このころ、Ｏ／Ｗエマルション処方に高級アルコールを添加することにより、液晶が関係する

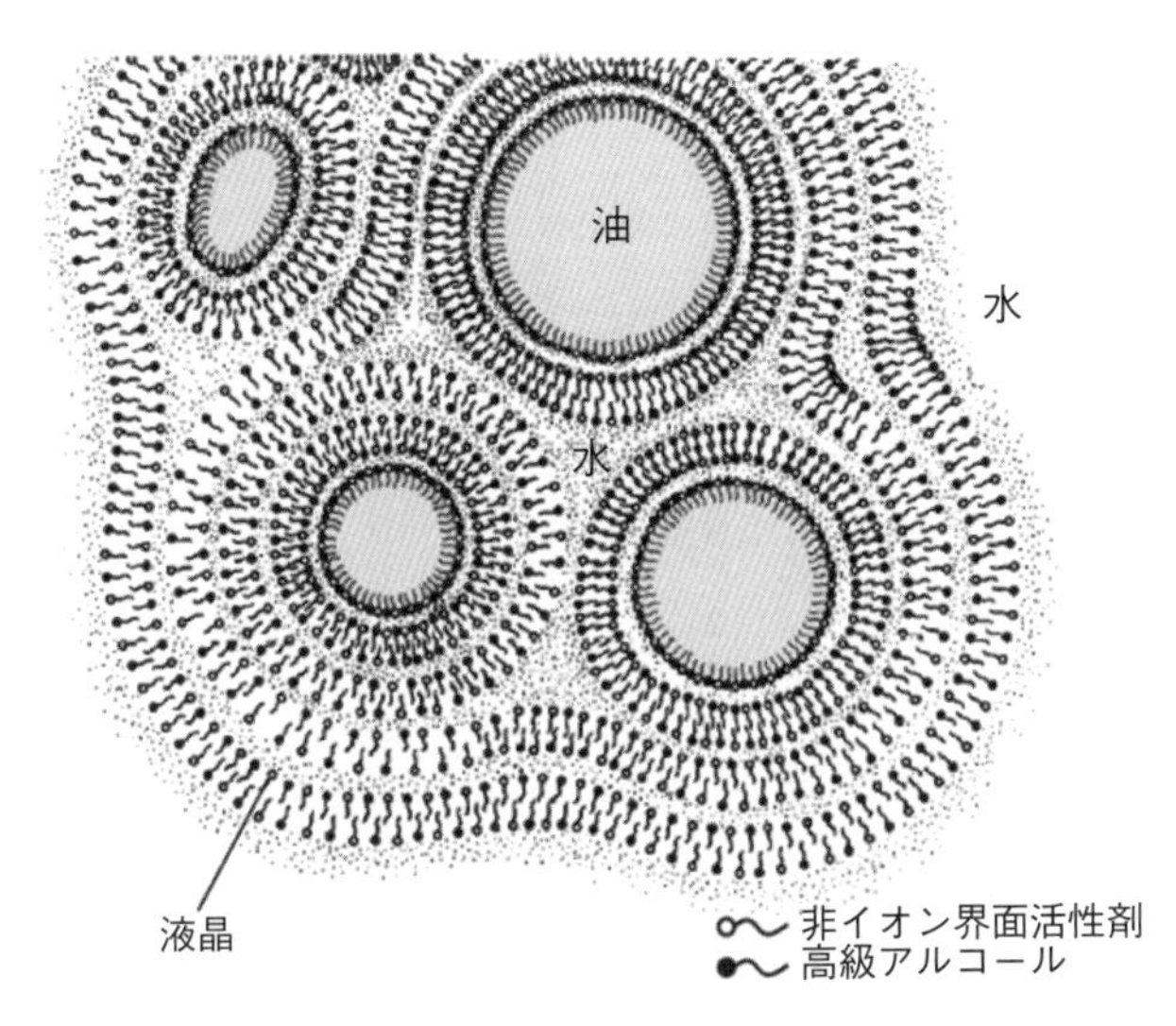

Fig.5　ラメラ液晶相で安定化されたO／Wエマルション
（提供：鈴木敏幸先生）

ゲルネットワークのおかげで系の粘度が増加したり、液晶形成により液滴の合一が抑えられ安定性が向上することが広く知られていた。このことから、T. Suzukiらはエマルション中に形成される液晶の重要性に着目し、非イオン性界面活性剤と高級アルコールを含むO／Wエマルション中に、ある条件下で液晶が関与した乳化粒子の集合体ができることを見出し、これを「二次粒子」と名付けた。そして、構造を検討した結果、二次粒子は非イオン界面活性剤／高級アルコール／水から成る、閉じたラメラ液晶により乳化粒子が取り囲まれた構造であると推測した（Fig.5[17]）。そしてエマルションの連続相に液晶が形成されることにより、乳化粒子が安定化し、さらにこの二次粒子エマルションを皮膚に適用した場合、普通のO／Wエマルションよりも角層水分量が向上することを示した。

1988年にF. Comellesらは相図を使って水／炭化水素／活性剤の3相系でできる透明相の物理化学的性質を調べ、処方への応用を検討し受賞している【25】。この研究では、この系に極性油で紫外線吸収剤であるメトキシケイヒ酸オクチルを添加すると透明相の領域が拡大することが示され、その透明相にはキュービック液晶、ヘキサゴナル、ラメラ液晶の3つの液晶構造をとるそれぞれの領域の存在を確認している。さらに透明相に水を添加することで、ヘキサゴナル、キュービック液晶を経て、ミセル溶液を形成することを示した。このことから3相系の透明なゲル構造を利用した処方開発の有用性を示した。これまでのHLBによる処方設計とは異なる、この画期的な処方組の考え方は、粒子が細かく安定な乳化物を強い攪拌力に頼らず作ることができる液晶乳化法につながる意味深いものである。

1988年以降、乳化に関する研究の受賞はないが、乳化研究はさらに進み、使用感が良く安定性の高いエマルションを生み出すための乳化技術として、HLBの調整をあまり必要とせず微細なO／WエマルションをつくることができるD相乳化法(18)や液晶乳化法(19)が確立された。近年は、D相や液晶、両連続マイクロエマルション相を利用して、微細エマルションを容易に作る方法も製剤開発に利用されている。また、両連続マイクロエマルション（バイコンテニアス）構造は、現在、多くの洗い流せるクレンジングオイル処方に応用されている。

乳化技術の受賞が70～80年代に集中していることは、それまでの単純なHLBによる処方設計で上手くいかないことが多く、新たな技術が求められていたことを反映しているものと思われる。その後、アミノ酸系やモノグリセリド、リン脂質、シリコーン系やフッ素系、高分子系乳化剤など多岐にわたる界面活性剤が開発され、新しい使用感や機能の化粧品が比較的容易に開発できるようになったこともあり、乳化技術に関する受賞はない。しかし、混ざり合わない界面をコントロールすることは新しい価値をもつ化粧品開発には必要不可欠であることから、受賞はしていないものの、機能性高分子やピッカリングエマルションのような界面活性剤を使わない新たな乳化技術の発表は近年多くなっている。

(2) メイクアップの仕上がりに革新をもたらす機能性粉体

一般にベースメイクアップ（ファンデーション）やアイカラーなどの粉体を多く配合するメイクアップ化粧料は、無機顔料やパール剤などの粉体とそれらを分散させる基材（油分）を用いて色や質感を作りだす（アイカラーには染料が用いられる場合もある）。またファンデーションでは、酸化鉄などの着色顔料と隠ぺい力のある酸化チタンなどを用い、肌全体を無機顔料で覆うことで肌の質感を美しくみせるとともに、マイカやタルクなどの板状粉体やシリカやナイロンなどの球状粉体を組み合せて感触を調整する。昔は自然界から得られた酸化チタンやマイカ、タルクを粉砕して配合していたため、ポイントメイクの色に限りがあったり、ファンデーションとして塗布することで肌が白くなり不自然な仕上がりになったり、肌触りが良くないなどの欠点が多かった。このような欠点を改善するために1980年代には複合粉体の開発が活発になった。

IFSCC受賞の最初の複合粉体の論文は、A. Kimuraらが1986年に開発した有色の無機顔料を配合しなくてもそれ自体が色を放つ特殊で新しい酸化チタン被覆雲母についてである【21】。パール剤は、古くは17世紀に天然の魚鱗箔に始まり、20世紀には品質が安定した合成のさまざまなパール剤が開発されたが、1960年代に酸化チタン被覆雲母が開発されると、そちらが主流になってきた。これは、微粉末にしたマイカ（雲母）の周りを白色顔料である酸化チタンの薄膜で覆ったもので、薄膜での光の多重反射や干渉現象が真珠のような深みのある光沢を放つ特殊な光学特性をもつものである。A. Kimuraらは、これまでのパール剤ではパール剤の下の肌の色が違うと色の出具合が変わってしまうという欠点を解決することを考え、マイカの周りの酸化チタンの表面を焼成還元により黒くすることに成功し、常に鮮やかな色を発するパール剤の開発に成功した。この素材はマイカ粒子表面を被覆する酸化チタン－還元酸化チタン－酸化チタンの3層の膜厚をコントロールすることで、銀色から金、赤、紫、青、緑などの干渉色を表し、安全性、耐光性、耐熱性が高く不活性な物質であるため、現在も多くのメイクアップ化粧品に使われている。

同じ年にN. Nakamuraらによる粉体のしわ隠し効果についての発表も受賞している【23】。本研究では、毛穴やシワなどの肌の形態トラブルを見えにくくする処方には、形態トラブルの輪郭をぼかす粉体と油分の割合に考慮することと、肌の凹凸感の明度差を減少させるための拡散反射型の粉体を配合することの2つを提唱している。また、この論文で初めてしわを隠す効果として「ソフトフォーカス」という言葉が使われた。その後、ソフトフォーカス効果を示す粉体として、ナイロン、シリカやポリメタクリル酸メチル樹脂、シリコーン樹脂などの球状粉体が感触に合わせて使われるようになっている。また、マイカなどの板状粉体の上に球状粉体を均一に付着させた複合粉体も開発され、使用感と機能性を高めたファンデーションの開発に生かされている。

1992年にはK. Ohnoらが開発した「フォトクロミック酸化チタン」の報告が受賞している【31】。彼らは、長く消費者が不満に感じていた「室内では自然に見えるように仕上げても、太陽光が及ぶ明るい場所では肌が白く見え、厚づきで不自然に見える」ことを解決するために、強い光により可視光の反射率が下がり暗く見え、暗所では元の色に戻る機能を有する粉体（フォトクロミック粉体）を開発した。この粉体は360㎚～380㎚のUV-A領域の光のもとで明度低下が起こり暗所ではもとに戻るもので、ファンデーションに配合することでどのような明るさの下でも自然に見えるファンデーションができる。

さらに「自然に見える」ファンデーションを開発するための研究は続けられ、1996年にはK. Nishikataらによる角層の光学特性に着目したナチュラルルッキングのメイクアップ料の開発が受賞している【38】。本研究では、肌を自然に見せるためには、半透明な角層を隠さないことが重要であることを見出し、角層の光学特性を損なわない粉体の開発を行い、シリカに高屈折率の酸化チタンが挟み込まれた新規の多重屈折粉体と名付けられた複合粉体を開発した。

これら一連の機能性に特化した複合粉体の研究が進むにつれ、肌の欠点を隠すという従来の考え方でトレードオフとして発生する「不自然に見える」ことが大きく低減されるようになった。

21世紀に入ると、不自然さを改善するための複合粉体ではなく、2002年には肌あれ防止効果を持つ粉体【47】、2005年には老化によるたるみを光学的に補正する「レフ板効果パウダー」【54】などの新しい目的をもった複合粉体の研究が受賞している。この「レフ板効果パウダー」は、肌を美しく見せる赤色のパール剤に、レフ板の働きをする硫酸バリウムを特別な技術で垂直に立てたものである。これも粉体の光学的特性を生かした粉体ではあるが、撮影などに使われるレフ板からヒントを得て生み出された特殊パウダーで、たるみという物理的形態変化を見えにくくし、ファンデーションに応用するだけで若く見える効果があるところに新規性がある。

一方、肌あれ防止効果をもつ粉体の開発は、肌あれの原因となる酵素であるプラスミンを産生するウロキナーゼという酵素が皮膚表面にあることを発見し、ウロキナーゼに影響をおよぼす粉体をスクリーニングした結果、ウロキナーゼの活性を抑える酸化亜鉛と、ウロキナーゼを吸着するタルクとシリカを見出し、タルクに酸化亜鉛を付けた粉体と、シリカで酸化亜鉛を埋包した粉体をファンデーションに配合しスキンケア効果を検証している【47】。これまで光学的な機能を持たせることだけを目的として設計された複合粉体に、肌あれ原因物質を取り除くというスキンケア効果に着目したことが画期的である。

(3)　新しい価値を生み出した革新的な製剤開発

これまで皮膚科学、乳化技術とメイクアップ用機能性粉体の受賞論文について述べてきたが、次に新しい視点で新しい機能をもった製剤開発に関する受賞論文について述べる。近年の化粧品開発は、消費者のニーズに応えるために機能性を追求する方向に進んでおり、IFSCCでも革新的な数々の製剤が受賞している。革新的な製剤開発の特徴は、現状の課題を分析し、それを解決する手段を見つけ、解決手段を製剤に組み込むための検討を行うというスキームをとる。

A　臭い始めてからでも消臭できるデオドラント

1980年代に販売されていた体臭対策のためのデオドラント剤のメカニズムは、制汗剤で体臭発生の原因となる汗の分泌を抑える、殺菌剤で汗や皮脂に作用して臭い物質を発生させるバクテリアを除去する、柑橘系やフローラル系の香りで臭い物質をマスキングする手段が主流であったが、臭い抑制効果は十分なものとは言えなかった。そこでF. Kandaらは汗臭が発生してしまってからでも消臭できる画期的なデオドラント製品を開発したことを1988年に報告した【24】。この研究では、汗をかいたときに臭う人と臭わない人がいることに着目し、そこから汗臭の原因物質を特定した。その結果、臭わない人から出る低級脂肪酸は、なんらかの無臭の金属塩として存在しているのに対し、臭う人から出る低級脂肪酸は体臭に寄与するフリーの状態で存在することをつきとめた。このことから、汗成分の分解物であるフリーの低級脂肪酸を無臭の金属塩に変換させることで消臭できると考え、酸化亜鉛が効果的であることを見出した。しかし酸化亜鉛は製剤中で凝集

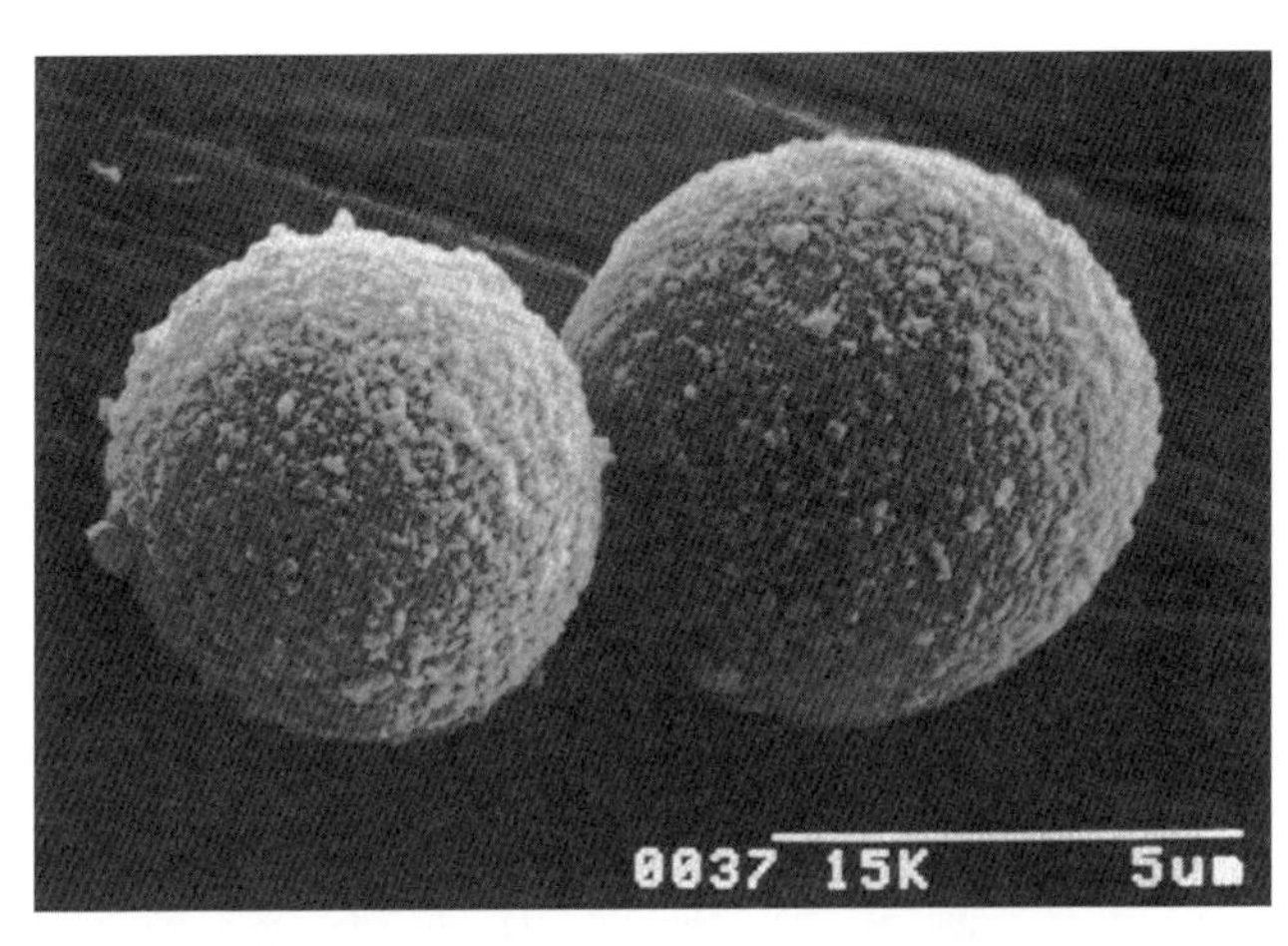

Fig.6　ハイブリッドパウダーの電顕写真[20]

してしまいスプレー状の製剤で目詰まりを起こすことから、凝集を抑えるための研究を進め、最終的には合成樹脂の表面に酸化亜鉛を被覆させた新規ハイブリッドパウダー（Fig.6）を開発し、消費者が使いやすく、汗臭消臭効果の高い革新的な製剤が生まれた。

B　耐水性が高く落としやすいサンスクリーン製剤

19世紀初頭に姿をみせたサンスクリーンは、「小麦肌が健康的で美しい」という世界的な価値観の流行で、長い間大きな需要はなかった。しかし、1980年代に紫外線の皮膚への害に関する報告が多くなされ、2002年にはWHOが、日光紫外線の肌への曝露が皮膚がんの原因になるとして、「日光浴自粛」を呼びかける報告書を出した[21]。この流れを受け紫外線を防御するための化粧品であるサンスクリーンが皮膚と身体の健康を保つ上で重要であることが認識されるようになり、１９８０年以降、さまざまな紫外線吸収剤の開発や効果的なサンスクリーン製剤の研究が活発に行われるようになった。

初期のサンスクリーン製剤は、酸化チタンなどの紫外線を遮断する粉体（紫外線散乱剤）で紫外線を防御する処方が主流であったが、紫外線を吸収する働きをもつ紫外線吸収剤が開発されてから、現在でも紫外線散乱剤と紫外線吸収剤を配合して処方が組まれている。１９８０年以降のサンスクリーンの需要の増大を受けて、よりよい使用感で紫外線防御効果の高いサンスクリーンの開発が活発に行われるようになった。サンスクリーンが長年抱えている大きな課題は、紫外線防御成分に起因する不自然な仕上がり感、紫外線吸収剤に起因する皮膚トラブルと崩れやすさによる紫外線防御能の低下である。紫外線防御成分に由来する不自然な仕上がりを低減するために、紫外線散乱剤の微粒子化や複合粉体の開発が行われてきた。また紫外線吸収剤の安定性に関しては、皮膚トラブルの可能性が低く、幅広い波長の紫外線を十分に吸収し、製剤中に安定に配合できる紫外線吸収剤の開発が行われてきた。さらに紫外線防御作用の低下を抑えるために、製剤中の紫外線散乱剤の凝集を防ぐための微粒子化と製剤技術の検討、耐水性を高めるためのさまざまな製剤化技術が検討されてきた。このような歴史的な処方開発トレンドの中、ＩＦＳＣＣでもサンスク

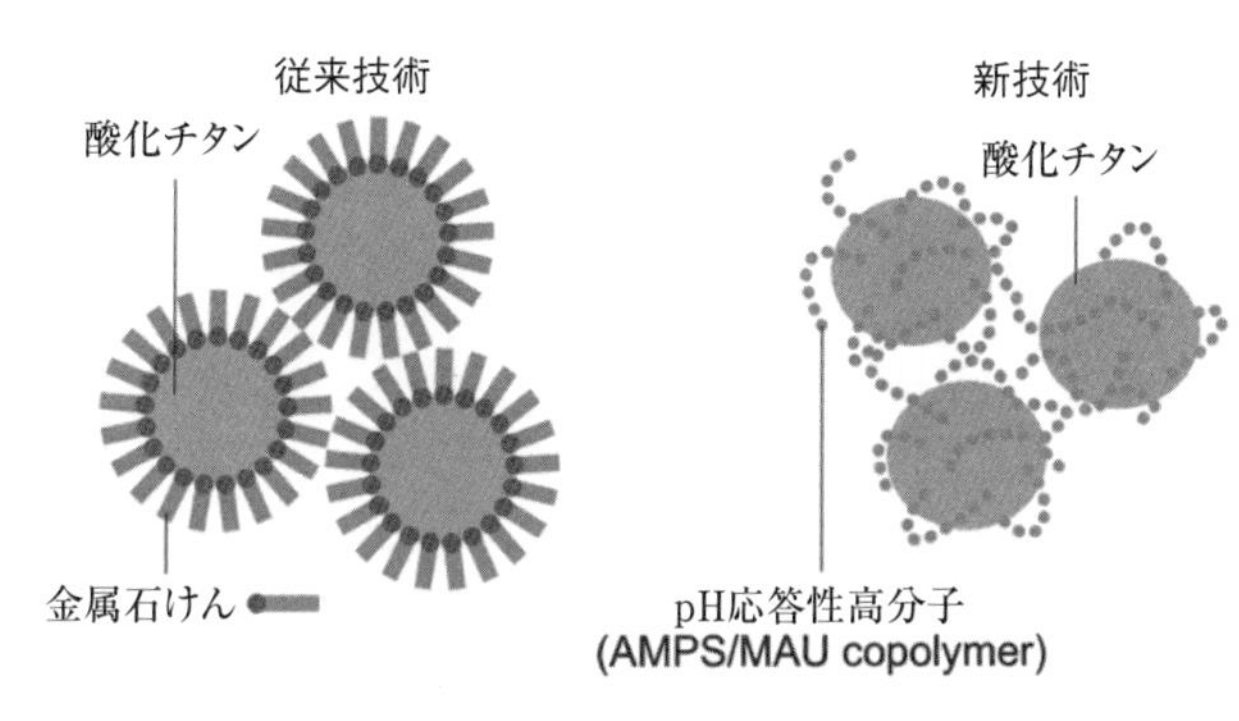

Fig.7　通常の石けんで簡単に洗い流すことができる
耐水性の高い日焼け止め製剤の仕組み

リーンに関連する素材や製剤設計に関する発表が多くなされてきたが、２００８年まで長らく受賞はなかった。

２００８年の受賞論文は、耐水性を高めるために配合している脂肪酸などの疎水性物質をコーティングした無機紫外線防御粉体によって、落としにくくなっているサンスクリーン製剤の欠点を改善することを目的にした T. Osawa らの研究である【61】。彼らは、耐水性が高いが石けんになじみやすい新規のコーティング粉体の開発を試みる中で、水や汗が酸性～中性で、石けん水が弱アルカリ性であることに着目し、酸性や中性の水にはなじまないが、アルカリ性の水にだけになじむコーティング剤として pH 応答性高分子（AMPS/MAU copolymer）を開発、それを酸化チタンのまわりにコートした特殊な粉体（Fig. 7）を開発し、高い耐水性を持つ一般の石けんですぐに落とせるW／O型の革新的なサンスクリーン製剤の開発に至った。

C　落ちにくくツヤやかな口紅

ひと昔前の口紅の研究は、色素や顔料の分散やワックス類の配合による結晶状態の形成、発汗防止など、品質に関する研究が主流であったが、近年は消費者が望む機能を実現させるための研究がおこなわれている。

口紅のようなポイントメイクアップはファッショントレンドの影響を受ける。マットな仕上がり感が求められた時代もあるが、最近はツヤ感があり、なおかつ潤う口紅がトレンドとなっている。ツヤと潤いを併せ持つ口紅は、高屈折率油分の配合等により高いツヤを実現し、水・油に溶解する油分の配合で潤いを付与するように設計されている。しかし、この方法で、高いツヤと潤いを実現させた口紅は、色がカップなどにつきやすく、すぐに落ちてしまうという欠点を併せ持つ。カップに着きにくく色落ちしにくい口紅を目指す場合、従来の技術では皮膜剤や揮発油分を配合することで対応していたために唇の乾きやつっぱり感を生じ、ツヤのない仕上がりとなる。

そこでT. Ikedaらは、相反する「つや・潤い」と「カップにつきにくい」機能を併せ持つ口紅の開発を試み、唇に塗ると透明な油分が滲みだして膜をつくることにより、その下の油分を含む色剤を唇に密着させることに成功し、2010年に応用研究賞を受賞した

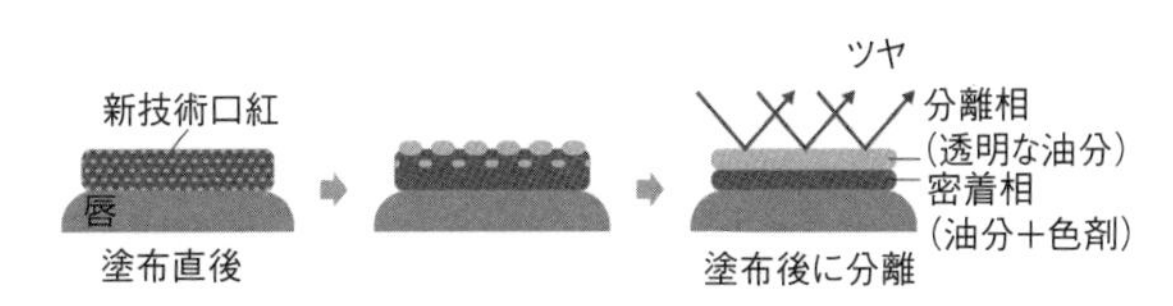

Fig.8　長持ちする光沢のある口紅の相分離メカニズム

【65】。

本研究で生まれた画期的な口紅の組成は、唇に密着する相（密着相）と最外層に分離させる油分（分離相）と、これら2つの相を製剤中で均一な状態で存在させるための揮発油（相溶化剤）からなっている。密着相は、ヘキサゴナル液晶を形成する液晶形成油分および水、グリセリンから構成され、分離相は、密着相で形成される液晶と二相に分離かつ液晶部分に色材が偏在する油分、そして相溶化剤は、密着相の液晶構造をつくらせない揮発性油分を選択している。彼らは、これらを配合し、密着相と分離相と揮発油分が存在する製剤中では液晶を形成せず、唇に塗布した後に揮発油分が揮散することで相変化を起こし、初めて液晶が形成され、唇上で2相に分離するというメカニズムの口紅を実現した（Fig. 8）。唇上の分離相は透明であり、密着相の色剤が直接カップに付着することを防ぐため、カップにもつかず唇上で色が長持ち、かつツヤや潤いが実感できる革新的な口紅が生まれた。

3－3　頭皮毛髪研究

頭皮毛髪関係の研究対象は脱毛、毛髪ダメージの可視化、頭皮やダメージヘアに関する基礎研究とそれに基づいた製剤開発の3つに大別できる。

頭皮毛髪研究の最初の受賞論文は脱毛に関するもので、男性型脱毛症とアンドロゲンの代謝の関係をみた研究で、5α-レダクターゼ活性が脱毛に関係していることを明らかにしたものである【2】。この研究以降、男性ホルモンにより影響を受ける脱毛の改善に、5α-レダクターゼ活性を抑制する様々な素材のスクリーニングが行われ商品に活用されている。

脱毛対策に関する二つ目の受賞は、最初の受賞から20年以上後の1996年に行われた育毛制御の新しいモデルの研究である。本研究では *in vitro* のテストモデルで、さまざまなサイトカインとそのレセプターの Hair growth への関与を調べ、Hair growth の様々な段階で、様々な種類のサイトカインの関与が示された【37】。この研究以後、サイトカイン発現が有効成分のスクリーニングに用いられるようになった。

毛髪ダメージの可視化に関する研究の最初の受賞は、現在では一般的になっている Scanning electron microscope（SEM）による傷んだ毛髪を観察した1994年の発表である【3】。その後長年にわたりＳＥＭを用いた毛髪ダメージの観察が行われてきたが、２００４年になって、光ＣＴを用いた毛髪内部の脱色や染毛過程を連続的に観察する方法が報告され受賞を果たしている【51】。２０１６年には、毛髪ダメージを音で表現し、ＩＦＳＣＣの発表で最も芸術的で世界を驚かせた発表が受賞した【78】。

基礎研究と製剤開発に関しては、１９８２年に毛髪の美的効果に着目したシャンプーの開発が受賞している【16】。本研究では、いくつかのシャンプー処方を用いた消費者に対する官能評価の結果、「しなやかな髪」と「柔らかい髪」は、シャンプーの全体的な好みと有意に相関していることが示されている。

１９８６年には、シャンプー後の頭皮脂質の分泌を新しく開発したレプリカテクニックで観察した発表が受賞している【22】。１９９２年には、フケに関する研究と製剤開発が受賞している【29】。フケは頭皮脂質が皮膚常在菌により分解され生成することがわかっており、抗フケ成分として抗菌剤が世界中で広く用いられてきた。本研究では、皮脂由来のフケの他に、乾燥によってもフケが生成することを明らかにし、新しい抗フケ剤としてある種の抗酸化成分がどちらのタイプのフケにも有効であることを明らかにした。

毛髪ダメージケアの分野では２００８年にE. Schulzeらが、老化した髪のケラチンを特異的に修復する方法を検討し受賞を果たしている【62】。

頭皮毛髪研究で最も新しい受賞は、2018年のK. Nagamiらによる、髪と頭皮の包括的な疫学的な研究で、何千人もの日本人女性の皮脂や水分含有量などのさまざまな頭皮と毛髪の特性を測定した結果をもとに、頭皮の画像から髪の光沢と白髪の比率の将来の変化を予測する手法に関する研究である【85】。

4　最近の受賞論文からみる今後の展望

ここ数年の受賞論文で注目する研究のひとつは、皮膚研究で述べたT. Ezureらの一連の研究である。ここ数年の間で格段に向上した画像処理技術と活用が広まってきた人口知能(AI)を組み合わせることで、今後もこれまでの常識を覆す数々の発見がでてくる可能性は高く、新事実に基づく、新しい化粧品や化粧習慣が開発されるものと考えられる。

次に注目する研究は、嗅覚受容体に着目した2つの発表である。2020年にH. Miharaらは数あるヒト嗅覚受容体のうち、体臭に寄与する化学物質に作用する受容体を特定し、その受容体にアンタゴニストとして作用する香料を設計、適用することで人が体臭成分を検知しないようにする画期的な技術を発表し、受賞に至った【90】。

また、2021年のメキシコ大会ではM. Tsutsumiらの受賞論文では触感をつかさどるメルケル細胞の受容体を特定の香りを持つ合成香料が活性化することが見出された。更にメルケル細胞と接続して触覚を脳に伝える末梢神経がハリやたるみに関連する真皮の構造維持にも関与していることを発見したことから、実際に肌に触れることなく、香りによって、メルケル細胞を活性化し、肌状態を改善できる可能性が示唆された【91】。

さらにメキシコ大会では、Covid-19拡大に伴う新しいニーズに対応した、マスクにファンデーションが付着しない技術が受賞した【92】。メキシコ大会の発表では、サステナビリティ、エコ、グリーン、ＡＩ、ＩＴ、コロナなどのキーワードが満ち溢れており、新しい時代の到来が感じられる。Covid-19は世界中の人々の行動を変化させている。生活者の消費行動や価値観の変化は、これまでにない新しい「価値」が現れる転換期でもある。

5　まとめ

今回、化粧品技術の進化の歴史をＩＦＳＣＣ受賞論文から紐解いた。ＩＦＳＣＣで受賞した実績がある秀逸な論文とはいえ、このわずか１００件近くから全てのトレンドが語れるとは毛頭考えていないし、これらの技術が必ずしも商業ベースでの成功につながったという確信も持っていない。ただ、今回このように受賞の歴史を紐解いてみると、それぞれどの時代にも化粧品技術の発展を阻害する課題があり、その課題を克服するために先人たちが頭を悩ませ、その末にブレークスルーを達成したときの喜びの姿を垣間見ることができて興味深い。改めてブレークスルーとは奇抜な発想から生まれることが多く、そのために先入観を捨てて真摯に課題に取り組んだ者のみが誰しもが気づかなかった皮膚のメカニズムを解明し、誰しもが無理だと思っていた処方設計上の「背反事象」に対するソリューションを見出すに至ったのだと気づかされる。先に述べたとおり本編は決して網羅的ではないが、今までの化粧品技術の進化に貢献した事例ばかりであり、先人たちの研究に対する取り組み姿勢、目のつけどころがこれからの研究や開発の参考になることを祈ってやまない。

IFSCC受賞論文

【1】 G. Aubin *et al.*, Inhibition de la Sebogenese par Blocage Metabolique Specifique (Inhibition of the Sebogenesis by Specific Metabolic Blockage), 6th Congress Barcelona, Best Paper, 1970

【2】 K.D. Bingham *et al.*, Male Pattern Baldness and the Metabolism of Androgens by Human Scalp Skin, 7th Congress Hamburg, Best Paper, 1972

【3】 A.C. Brown *et al.*, Hair Breakage : the Scanning Electron Microscope as a Diagnostic Tool, 8th Congress London, Best Paper, 1974

【4】 T.J. Lin, Effects of Phase Inversion and Surfactant Location on the formation of O/W Emulsions, 8th Congress London, Honorary Mentions, 1974

【5】 E.J. Clar *et al.*, Skin Impedance and Moisturization, 8th Congress London, Honorary Mentions, 1974

【6】 Y. Kumano *et al.*, Studies and Practices of Water-in-Oil Emulsions Stabilized with Amino Acids or their Salts, 9th Congress Boston, Best Paper, 1976

【7】 H.W. Kreysel *et al.*, Das Bindegewebe der Menschlichen Haut unter dem Einfluss von UV-light (Connective Tissue of Human Skin under the influence of Ultra Violet Light), 9th Congress Boston, Honorary Mentions, 1976

【8】 P.T. Pugliese *et al.*, The Measurement of Enzyme Kinetics on the Intact Skin - A New Method to Study the Biological Effects of Cosmetics on the Epidermis, 9th Congress Boston, Honorary Mentions, 1976

【9】 A. Meybeck *et al.*, Etude par R.P.E. des Radicaux Libres Formes par Action de la Lumiere Ultra Violette sur les Proteins de la Peau (ESR Study of the Free Radicals formed by action of Ultra Violet Light on Skin Proteins), 10th Congress Sydney, Best Paper, 1978

【10】 T.J. Lin, Low-Surfactant Emulsification, 10th Congress Sydney. Honorary Mentions, 1978

【11】 R.M. Handjani-Vila *et al.*, Dispersions de Phases Lamellaires de Lipides Non Ioniques en Cosmetique. (Dispersions of Lamellar Phases of non-ionic Lipids in Cosmetic Products), 10th Congress Sydney, Honorary Mentions, 1978

【12】 J.G. Dominguez *et al.*, The Inhibitory Effect of Some Amphoteric Surfactants on the Alkylsulfates Irritation Potential, 11th Congress Venice, Best Paper, 1980

【13】 M. Yamaguchi *et al.*, Antimicrobial Activity of Butyl P-Hydroxybenzoate in Relationship to its Solubilization Behaviors by Nonionic Surfactants, 11th Congress Venice, Honorary Mentions, 1980

【14】 A.K. Reng *et al.*, Manufacture of Cosmetics and Tolletaries with Low Energy and Optimal Agitation, 11th Congress Venice, Honorary Mentions, 1980

【15】 T. Suzuki *et al.*, Secondary Droplet Emulsion; Contribution of Liquid Crystal Formation to Physicochemical Properties and Skin Moisturizing Effect of Cosmetic Emulsion, 12th Congress Paris, Best Paper, 1982

【16】 J. Scandel *et al.*, Shampoos and their Aesthetic Effects, 12th Congress Paris, Honorary Mentions, 1982

【17】 U. Zeidler *et al.*, In–vitro Test for the Skin Compatibllity of Surfactants, 12th Congress Paris, Honorary Mentions, 1982

【18】 L. Aubert *et al.*, An in vivo Assessment of the Biomechanical Properties of Human Skin Modifications under the Influence of Cosmetic Products, 13th Congress Buenos Aires, Best Paper, 1984

【19】 J.L. Parra *et al.*, Uso de Microemulsiones Para Vehiculizar Reactivos Nucleofilicos de Potencial Applicacion en Formulaciones Cosmeticas, 13th Congress Buenos Aires, Honorary Mentions, 1984

【20】 H. Kumagai *et al.*, Development of a Scientific Method for Classification of Facial Skin Types, 13th Congress Buenos Aires, Honorary Mentions, 1984

【21】 A. Kimura *et al.*, Development of New Type Colored Nacreous Pigment, 14th Congress Barcelona, Best Paper, 1986

【22】 M. Courtois *et al.*, Study of the Recoiling Process of Hair with the Replica Technique, 14th Congress Barcelona, Honorary Mentions, 1986

【23】 N. Nakamura *et al.*, Blurring of Wrinkles through Control of Optical Properties, 14th Congress

Barcelona, Honorary Mentions, 1986

【24】 F. Kanda *et al.*, Elucidating Body Malodor to Develop a Novel Body Odor Quencher, 15th Congress London, Best Paper, 1988

【25】 F. Comelles *et al.*, Application of Ternary Systems in Specific Cosmetic Formulations, 15th Congress London, Honorary Mentions, 1988

【26】 K. Yamazaki *et al.*, Development of a New W/O Type Nail Enamel, 16th Congress New York, Best Podium Paper, 1990

【27】 J.C. Garson *et al.*, Study of Lipid and Non-Lipid Structure in Human Stratum Corneum by X-Ray Diffraction, 16th Congress New York, Honorary Mentions, 1990

【28】 T. Cavalletti *et al.*, Lipoaminoacids are Powerful Scabengers of Free Radicals, 16th Congress New York, Poster Award, 1990

【29】 T. Sakamoto *et al.*, Measurement Method of Efficacy of Anti Dandruff Cosmetics and Development of the New Active Commercial Product, 17th Congress Yokohama, Best Podium Paper, 1992

【30】 T. Suzuki *et al.*, *et al.*, Multilamellar Emulsion of Stratum Corneum Lipid – Formation Mechanism and its Skin Care Effects –, 17th Congress Yokohama, Honorary Mention, 1992

【31】 K. Ohno *et al.*, Development of Photochromic Titanium Dioxide and Its Application to Make-up Foundation, 17th Congress Yokohama, Honorary Mention, 1992

【32】 D.C. Salter *et al.*, Moisturization Processes in Living Human Skin studied by Magnetic Resonance Imaging Microscopy, 17th Congress Yokohama, Poster Award, 1992

【33】 S. Akazaki *et al.*, A Relevant Study Correlating the Actual Observed Physical Properties and a Cosmetic-Users Subjective Evaluations, 17th Congress Yokohama, Poster Award, 1992

【34】 C. Kan *et al.*, PsycHonoraryeuroimmunological Benefits of Cosmetics, 18th Congress Venice, Best Podium Paper, 1994

【35】 C. Colin *et al.*, Non Invasive Methods of Evaluation of Oxiditive Stress Induced by Low Doses of Ultra Violet in Humans, 18th Congress Venice, Honorary Mentions, 1994

【36】 A.V. Rowllings *et al.*, Seasonal Influences on Stratum Corneum Ceramide 1 Linoleate Content and the Influence of Topical Essential Fatty Acids, 18th Congress Venice, Poster Award, 1994

【37】 G.E. Westgate *et al.*, A New Model of Hair Growth Regulation, 19th Congress Sydney, Best Podium Paper, 1996

【38】 K. Nishikata *et al.*, Optical Propertoes of stratum corneum and Development of Natural Looking Make-up, 19th Congress Sydney, Honoraryorary Mention, 1996

【39】 H. Hosokawa *et al.*, Development of Water-Based Nail Enamel, 19th Congress Sydney, Poster Award, 1996

【40】 Y. Nishimori *et al.*, A New Approach for the Inprovement of Photoaged Skin Through Collagen Fiber Bundle Reconstruction Mechanism, 20th Congress Cannes, Best Podium Paper, 1998

【41】 B. Querleux *et al.*, Brain Activation in Response to a Tactile Stimulation : functional Magnetic Resonance Imaging (fMRI) versus Cognitive Analysis, 20th Congress Cannes, Best Podium Paper, 1998

【42】 G.S. Payonk *et al.*, *In vivo* 3D Topographical Skin Profiling Device, 20th Congress Cannes, Poster Award, 1998

【43】 S. Amano *et al.*, Basement Membrane Damage, a Sign of Skin Early Aging, and Laminin 5, a Key Player in Basement Membrane Care, 21st Congress Berlin, Best Podium Paper, 2000

【44】 L. Declercq *et al.*, Influence of Age and Ultraviolet A Exposure upon Energy Metabolism of

Human Skin : an *in vivo* Study by 31P Nuclear Magnetic Resonance Spectroscopy, 21st Congress Berlin, Honoraryorary Mention, 2000
【45】 F. Leroy *et al.*, Historical Structure of Human Nails as Synchroton X-ray Microdiffraction, 21st Congress Berlin, Honoraryorary Mention, 2000
【46】 K. Kaneko *et al.*, Super-Rapid Drying "Dip-in-Water" Nail Enamel, 21st Congress Berlin, Poster Award, 2000
【47】 E. Kawai *et al.*, Can Inorganic Powders Provide any Biological Benefit in Stratum Corneum while residing on the Skin Surface, 22nd Congress Edinburgh, Best Podium Paper, 2002
【48】 M.R. Green *et al.*, The human periorbital wrinkle : Immunohistology and computer modelling suggest key roles for directional collagen Fibers, and Mechanical Force in Wrinkle Maintenance, 22nd Congress Edinburgh, Honoraryorary Mention, 2002
【49】 J.A. Bouwstra *et al.*, Visualizing Water Uptake in the Stratum Corneum Using Cryo-SEM, 22nd Congress Edinburgh, Poster Award, 2002
【50】 J.W. Wiechers *et al.*, Formulating for Efficacy, 17th Conference Seoul, Conference Award, 2003
【51】 K. Tanaka *et al.*, Continuous Three-Dimensional Examination of Interior Hair Structure, 23rd Congress Orlando, Basic Research Award, 2004
【52】 M. Rohr *et al.*, Compatibility Testing of Coloured Cosmetics - A New Tool of Objective Testing Near-Infrared-Remission-Spectroscopy (NIR-RS), 23rd Congress Orlando, Applied Research Award, 2004
【53】 T. Doering *et al.*, Cutaneous Restructuration by Phytohormones : From DNA Chip Analysis to Morphological Alteration, 23rd Congress Orlando, Poster Award, 2004
【54】 K. Yagi *et al.*, Optical Rejuvenating Makeup Using an Innovative Shape-controlled Hybrid

Powder, 18th Conference Firenze, Conference Award, 2005

【55】 J.A. Bouwstra *et al.*, A Novel Stratum Corneum Substitute Mimics the Barrier Properties of Dry and Normal Skin : A Convenient and Efficient Approach for Screening of Active Ingredients, 24th Congress Osaka, Basic Research Award, 2006

【56】 C. Katagiri *et al.*, Identification of a Regulatory Molecule in Keratinocyte Denucleation and Its Relevance to Barrier Disruption, 24th Congress Osaka, Basic Research Award Honoraryorary Mention, 2006

【57】 J. Peguet-Navarro *et al.*, Differential Toxicity on Monocytes and Monocyte-derived Dendritic Cells : a New Tool to Differentiate Allergens from Irritants?, 24th Congress Osaka, Applied Research Award, 2006

【58】 T. Iida *et al.*, How Can We Improve the Appearance of Conspicuous Facial Pores?, 24th Congress Osaka, Poster Award, 2006

【59】 A. Puig *et al.*, A New Decorin-like Tetrapeptide for Optimal Organisation of Collagen Fibres,19th Conference Amsterdam, Conference Award, 2007

【60】 S. Kuroda *et al.*, Epidermal Tight Junction : The Master Skin Barier Regulator, 25th Congress Barcelona, Basic Research Award, 2008

【61】 T. Osawa *et al.*, Development of a Water-Resistant/Detergent-WashablePowder Coated with Stimuli-Responsive Polymer and Its Application to Sun-Care Products, 25th Congress Barcelona, Applied Research Award, 2008

【62】 E. Schulze zur Wiesche *et al.*, Specific Repair of Aging Hair Keratin, 25th Congress Barcelona, Poster Award, 2008

【63】 K. Shimizu *et al.*, A Proposal on a New Anti-Aging / Anti-Wrinkling Story Blocking Epidermal-Dermal Crosstalk by Strengthening the Intracellular Reactive Oxygen Species Scavenging Capability, 20th Conference Melbourne, Conference Award, 2009

【64】 T. Hibino *et al.*, Characterization and Regulatory Mechanism of Bleomycin Hydrolase as a Natural Moisturizing Factor (NMF) Generating Enzyme in Human Epidermis, 26th Congress Buenos Aires, Basic Research Award, 2010

【65】 T. Ikeda *et al.*, No More Smeary Coffee Cups! A Novel, Long-Lasting, Non-Smear Lipstick Utilizing a Phase Separation Mechanism is Totally Devoid of Secondary Stain, 26th Congress Buenos Aires, Applied Research Award, 2010

【66】 A. Matsuo *et al.*, A Novel Self-Assembled Structure for Transparent, Reversibly Deformable Oil Gels and Its Application to Cosmetics, 26th Congress Buenos Aires, Poster Award, 2010

【67】 Y. Matsunaga *et al.*, Development of Self-Dissolving Microneedles Consisting of Hyaluronic Acid as an Anti-Wrinkle Treatment, 21st Conference Bangkok, Conference Award, 2011

【68】 T. Yamashita *et al.*, Non-Invasive In Situ Assessment of Structural Alternation of Human Dermis Caused by Photo-Aging Using a Novel Collagen Specific Imaging Technique, 27th Congress Johannesburg, Basic Research Award, 2012

【69】 G. Hillebrand *et al.*, Validation of a Web-Based Imaging System for 'At-Home' Facial Skin Analysis, 27th Congress Johannesburg, Applied Research Award, 2012

【70】 T. Motokawa *et al.*, Identification and Mechanisms of Adrenomedullin as a Novel Melanocyte-Activating Factor, 27th Congress Johannesburg, Poster Award, 2012

【71】 M. Egawa *et al.*, Visualization of Water Distribution in Facial Skin Using Novel High-Sensitivity Imaging Systems and Application to Cosmetics Evaluation. Development of a camera system that clearly reveals the moisture distribution in the face!, 22nd Conference Rio de Janeiro, Con-

ference Award*, 2013
【72】 S. Iriyama *et al.*, The Role of Heparan Sulfate at the Dermal-Epidermal Junction in Hyperpigmentation, 22nd Conference Rio de Janeiro, Conference Poster Award, 2013
【73】 H. Goto *et al.*, Antimicrobial Peptide Human Beta Defensin-3 (hBD-3) as a Key Factor for Acne Flare-up during the Premenstrual Stage, 28th Congress Paris, Basic Research Award, 2014
【74】 A. Léopoldès de Vendômois *et al.*, New Strategy for the Protection of Consumers : a Functional Film Limiting Exposition to Fragrance Allergens, 28th Congress Paris, Applied Research Award, 2014
【75】 T. Ezure *et al.*, Novel Approach to Anti-aging Facial Skin Care through Reconstruction of "Dermal Anchring Structures" to Improve Facial Morphology, 28th Congress Paris, Poster Award, 2014
【76】 A. Sakata *et al.*, Breakthrough in Improving the Skin Sagging with Focusing on the Subcutaneous Tissue Structure, Retinacula Cutis, 23rd Conference Zurich, Conference Award*, 2015
【77】 I. Meyer *et al.*, AhR Antagonists : Potent Cosmetic Actives to Protect Against Air Pollution Induced Premature Aging, 23rd Conference Zurich, Conference Poster Award, 2015
【78】 M. Nomura *et al.*, Translating the human hair surface state into sound, 29th Congress Orlando, Basic Research Award, 2016
【79】 Rainer Voegeli *et al.*, The presence of essential and non-essential stratum corneum proteases : the vital need for protease inhibitors, 29th Congress Orlando, Applied Research Award, 2016
【80】 T. Ezure *et al.*, The Sweat Gland as a Breakthrough Target for Anti-Aging Skin Care - Discovery of Novel Skin Aging Mechanism : "Dermal Cavitation". 29th Congress Orlando, Poster Award, 2016

【81】 K. Miyazawa *et al.*, Development of a shield technology to keep off air pollutants – Contribution to healthcare through a biocompatible polymer, 24th Conference Seoul, Conference Award*, 2017
【82】 P. Huber, How far can we predict sensorial feelings by instrumental modelling?, 24th Conference Seoul, Conference Poster Award, 2017
【83】 T. Ezure *et al.*, New skincare paradigm targeting the skin anti-aging system, the "dermal cell network" – "Digital-3D Skin" technology opens up a new frontier of internal skin structure analysis–, 30th Congress Munich, Basic Research Award, 2018
【84】 T. Ertongur-Fauth *et al.*, Towards novel bioactive antiperspirants for cosmetic applications, 30th Congress Munich, Applied Research Award, 2018
【85】 K. Nagami *et al.*, Predicting One's Future Hair Condition, 30th Congress Munich, Poster Award,2018
【86】 K. Takagaki *et al.*, Holistic Beauty –3-Dimensional Macroscopic Visualization of Vasculature in Skin and its Physical Relevance in Skin-Aging–, 25th Conference Milan, Conference Award*. 2019
【87】 R. Vito *et al.*, One pot environmental friendly synthesis of gold nanoparticles using Snail Slime for cosmetic applications, 25th Conference Milan, Conference Poster Award, 2019
【88】 T. Ezure *et al.*, New horizon in skincare targeting the facial-morphology-retaining dermal "dynamic belt" – Revolution in skin analysis : "4D-digital skin" technology–, 31st Congress Yokohama. Basic Research Award, 2020
【89】 S. Salameh *et al.*, A perfusable vascularized full-thickness skin model for topical and systemic applications, 31st Congress Yokohama, Applied Research Award, 2020

【90】 H. Mihara *et al.*, How can we control unpleasant body malodor effectively? Development of novel fragrances using the olfactory receptor technology, 31st Congress Yokohama, Poster Award, 2020

【91】 M. Tsutsumi *et al.*, Skin Beauty with Gentle-touch-reception Merkel cells. Restore your sense with pleasant smell, 25th Conference Cancun, Conference Award*, 2021

【92】 T. Suga *et al.*, A novel technology for cosmetic transfer prevention, 25th Conference Cancun, Conference Poster Award, 2021

* Johann Wiechers Award

引用文献

（1） Spier HW, Pasher G. Analytical and functional physiology of the skin surface. Hautarzt 1956 ; 7 : 55–60.

（2） Horii I, Kawasaki K, Koyama J, Nakayama Y, Nakajima K, Okazaki K, Seiji M. Histidine-rich protein as a possible origin of free amino acids of stratum corneum. J. Dermatol 1983 ; 10 : 25–33.

（3） Horii I, Nakayama Y, Obata M, Tagami H. Stratum corneum hydration and amino acid content in xerotic skin. Br J Dermatol 1989 ; 121 : 587–92.

（4） Lampe MA, Williams ML, Elias PM. Human epidermal lipids : characterization and modulations during differentiation. J Lipid Res 1983 ; 24 : 131–40.

（5） Wertz PW, Miethke MC, Long SA, Strauss JS, Downing DT. The composition of the ceramides from human stratum corneum and from comedones. J Invest Dermatol 1985 ; 84 : 410–2.

（6） Long SA, Wertz PW, Strauss JS, Downing DT. Human stratum corneum polar lipids and des-

quamation. Arch Dermatol Res 1985 ; 277 : 284–7.
(7) Imokawa G, Hattori M. A possible function of structural lipids in the water–holding properties of the stratum corneum. J Invest Dermatol 1985 ; 84 : 282–4.
(8) Imokawa G, Kuno H, Kawai M. Stratum corneum lipids serve as a bound–water modulator. J Invest Dermatol 1991 ; 96 : 845–51.
(9) Imokawa G, Abe A, Jin K, Higaki Y, Kawashima M, Hidano A. Decreased level of ceramides in stratum corneum of atopic dermatitis : an etiologic factor in atopic dry skin? J. Invest. Dermatol 1991 ; 96 : 523–6.
(10) Bancroft WD. Theory of emulsification. J Phys Chem 1913 ; 17 : 501–19.
(11) Harusawa F, Saito T, Nakajima H, Fukushima S. Partition isotherms of nonionic surfactants in the water–cyclohexane system and the type of emulsion produced. J Colloid Interface Sci 1980 ; 74 : 435–40.
(12) Harusawa F, Nakajima H, Tanaka M. The Hydrophile–Lipophile Balance of Mixed Nonionic Surfactants. J Soc Cosmet Chem 1982 ; 33 : 115–29.
(13) Griffin WC. Classification of Surface–Active Agents by "HLB". J Soc Cosmet Chem 1949 ; 1 : 311–26.
(14) Griffin WC. Calculation of HLB Values of Non–ionic Surfactants. J Soc Cosmet Chem 1954 ; 5 : 249–56.
(15) Lin TJ, Kurihara H, Ohta H. Effect of Surfactant Migration on the Stability of Emulsions. J Soc Cosmet Chem 1973 ; 24 : 797–814.
(16) Sagitani H. Making homogeneous and fine droplet O/W emulsions using nonionic surfactants. J Am Oil Chem Sci 1981 ; 58 : 738–43.

(17) Suzuki T, Tsutsumi H, Ishida A. Secondary droplet emulsion ; Effects of liquid crystal formation in O/W emulsion. J. Dispersion Sci. Technol 1984 ; 5 : 119–41.

(18) Sagitani H. Formation of O/W Emulsions by Surfactant Phase Emulsification and the Solution Behavior of Nonionic Surfactant System in the Emulsification Process. J Dispersion Sci Technol 1988 ; 9 : 115–29.

(19) Suzuki T, Takei H, Yamazaki S. Formation of fine three–phase emulsions by the liquid crystal emulsification method with arginine b–branched monoalkyl phosphate. J Colloid Interface Sci 1989 ; 129 : 491–500.

(20) Kanda F, Yagi E, Fukuda M, Nakajima K, Ohta T, Nakata O. Elucidation of chemical compounds responsible for foot malodour. Br J Dermatol 1990 ; 122 : 771–6.

(21) WHO. Helping people reduce their risks of skin cancer and cataract – A practical guide for using the global solar UV index, Geneva. 22 July 2002

第 6 章

製品の構造解析

山下裕司、坂本一民

はじめに

化粧品製剤には、固体、ゲル、液体、乳濁液、エアロゾルなど、様々な種類の剤型が存在し、そのほとんどがコロイド分散系で構成されている。コロイド分散粒子（または液滴）の直径は約1～数万ナノメートルの範囲にあり、この分散粒子のサイズは外観、機能性、感触、安定性に影響する。分かり易い例でいえば、コロイド分散粒子を小さくすればするほど溶液は透明になり、溶液の安定性は高くなる。これらの物理的および生理学的効果は化粧品の成分が同一であっても調製法によって変化し、すなわちバルク中に形成される微細構造や分散粒子界面の構造が重要となる。本章では、化粧品の品質や機能性を評価する上で必要とされるコロイド分散系の物理化学的特性、特に微視的な自己組織化構造とサイズを特徴付ける様々な解析方法について概説する。

1　コロイド分散系とは

本論に入る前に、簡単にコロイド分散系を説明する。コロイド分散系とは、相互溶解しな

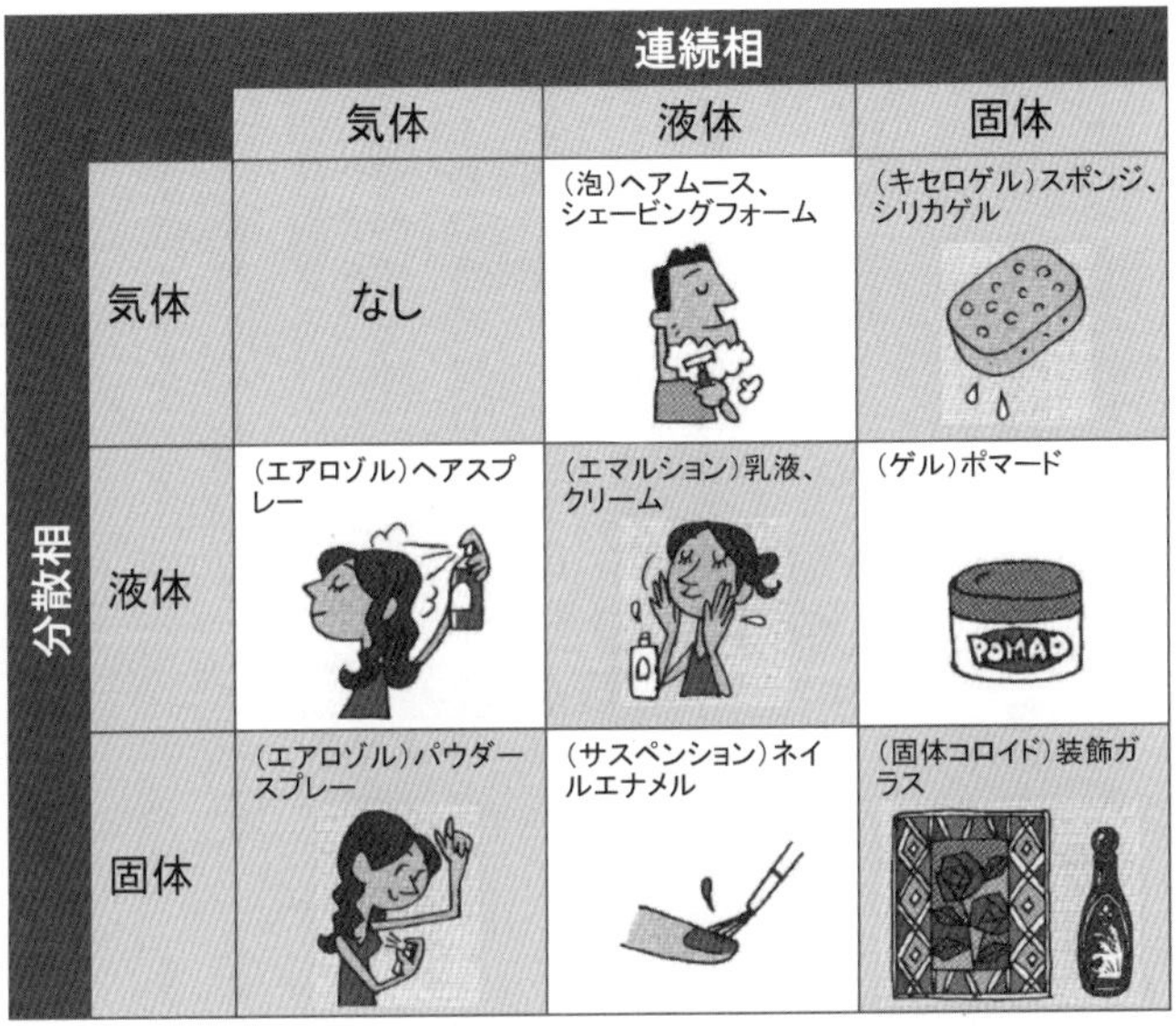

分散相 ＼ 連続相	気体	液体	固体
気体	なし	（泡）ヘアムース、シェービングフォーム	（キセロゲル）スポンジ、シリカゲル
液体	（エアロゾル）ヘアスプレー	（エマルション）乳液、クリーム	（ゲル）ポマード
固体	（エアロゾル）パウダースプレー	（サスペンション）ネイルエナメル	（固体コロイド）装飾ガラス

図1　物質の三態（固体・液体・気体）の組合せと化粧品剤型[1]

い2つ以上の相が均一に分散した系のことである。溶質と溶媒の関係に似ているが、この2つ以上の相はお互いに溶解せず、一方の相（連続相）中に他方の相（分散相）が分散した状態である。分散相と連続相はいずれも気体、液体、固体の状態をとり、さらに液晶状態の場合もある。化粧品はこれらの相状態の組合せによって分類され（図1）、例えばエマルションのような連続相、分散相ともに液体の場合は「液－液分散系」と言う。さらに、コロイド分散系は、「分子コロイド」または「会合コロイド」と、「分散コロイド」の2種類に分類される。分子コロイドはデンプンやタンパク質などの高分子1分子が形成するコロイド粒子であり、会合コロイドは界面活性剤分子のように多数の分子が集合してできるコロイド粒子である。これら2つのコロイドは熱力学的に安定しており、溶媒中で自発的に形成される。一方、分散コロイドは不安定で、遅かれ早かれ相分離する系であり、乳濁液（液－液分散系）や懸濁液（固－液分散系）などが該当する。

この2つのタイプのコロイドは、分散粒子のサイズによって明確に区別される。分子コロイドまたは会合コロイドは、分散コロイドよりも小さく、会合コロイドのサイズの範囲は1～数百nm、分散コロイドは約1μm以上である。これらコロイド分散系を評価する際は、測定対象のサイズに適した機器を選択しなければならず、必ずしも全ての測定機器が適用できるとは限らないので注意を要する。

2 評価装置

図2にコロイド分散系で用いられる代表的な評価装置と構造情報の概略を示す。評価のポイントは何を評価対象物とするかであり、分散した物体（分散相、液滴または固体粒子）を調べるのか、もしくは連続相（バルク）を調べるのかを区別することである。これに加え、

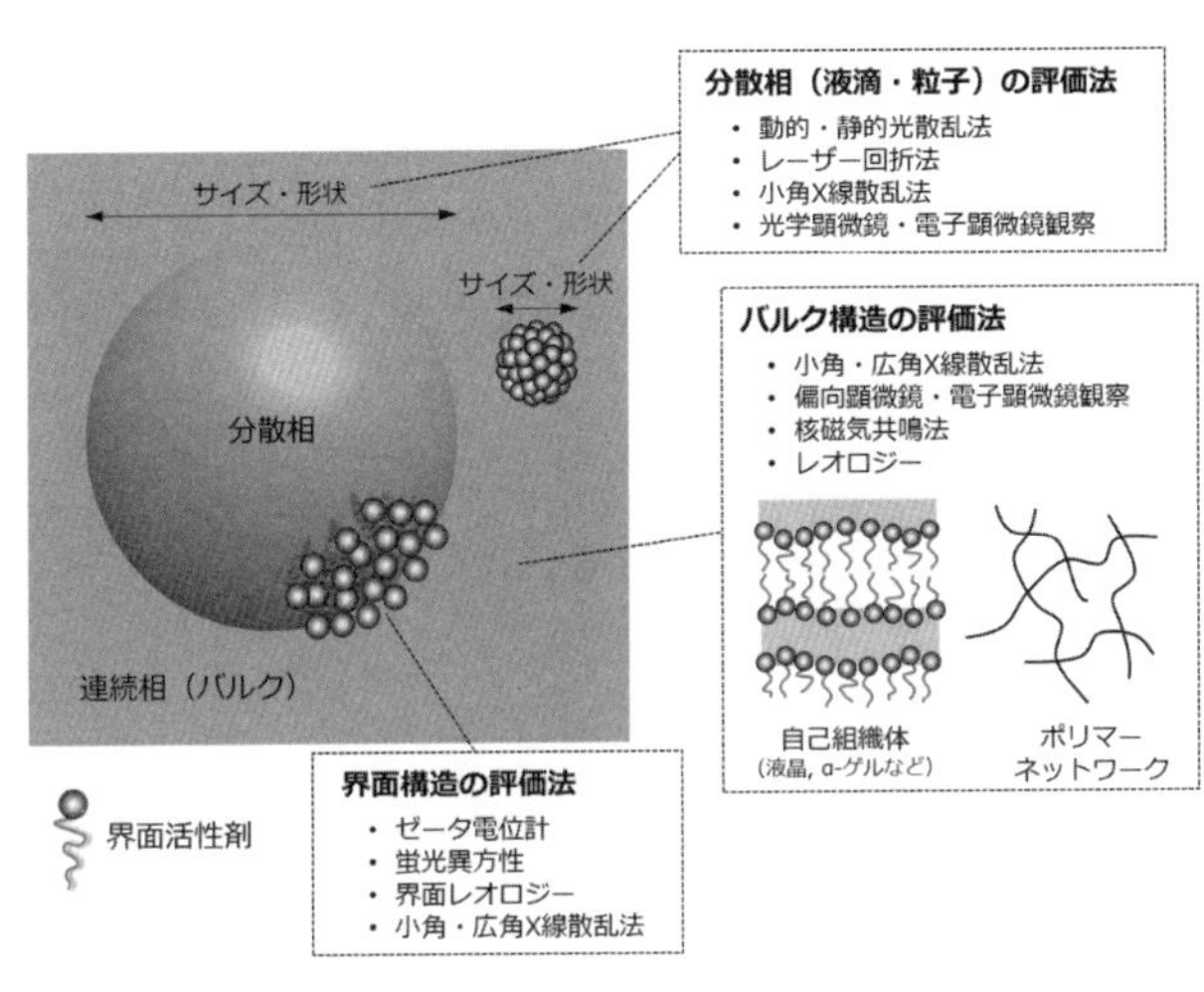

図2　コロイド分散系を評価するポイント

分散相と連続相の境界である「界面」も評価対象となる。例えば、サンスクリーン剤に配合される紫外線散乱剤（固体粒子）を均一に分散させるためには界面の物性が重要となり、またエマルションの安定性には界面での界面活性剤の吸着状態や界面粘弾性が関係してくる。このように、評価対象は(i)分散相（液滴・固体粒子）、(ii)連続相（バルク）、(iii)界面の3つのカテゴリーに大別され、その目的に応じた評価装置が使用される。

3　小さなコロイド粒子（分散相）の評価：可溶化製剤

コロイド溶液中の分散粒子を評価する際、装置の選定で最もキーとなるポイントは〝大

表1　粒子サイズとその評価法

サイズによる分類	方法・装置
小さなコロイド粒子(ミセル、マイクロエマルション、ベシクル、固体微粒子、など)	・静的光散乱法（SLS）、動的光散乱法（DLS） ・小角X線散乱法（SAXS）、小角中性子散乱法 (SANS) ・パルス磁場勾配核磁気共鳴法 (PGSE-NMR) ・透過型電子顕微鏡 (TEM) ・レオロジー
大きなコロイド粒子(エマルション、巨大ベシクル、など)	・光学顕微鏡 ・レーザー回折法 ・動的光散乱法 (DLS) ・示差走査熱量分析 (DSC) ・透過型電子顕微鏡 (TEM)、走査型電子顕微鏡（SEM) ・レオロジー ・パルス磁場勾配核磁気共鳴法 (PGSE-NMR)

きさ〟である。小さい粒子しか測定できない装置もあれば、大きな粒子しか測定できないものもある（表1）。分かり易い例が光学顕微鏡と電子顕微鏡であり、光学顕微鏡は可視光の波長（数百nm）より小さな粒子を観察することはできない。このように適切な装置を選ばないと得たい情報が得られなくなってしまう。ここでは、サブミクロン（数百nm）以下の小さな粒子を評価する方法を説明する。

3－1　臨界ミセル濃度（CMC）の評価

代表的な小さなコロイド粒子としてミセル、マイクロエマルション、ナノエマルション、ベシクル（リポソーム）などの柔らかいコロイド粒子、および紫外線散乱剤のような硬い微粒子が挙げられる。ここに挙げた柔らかいコロイド粒子はいずれも低分子量の両親媒性物質（界面活性剤）が集まって構成する自己組織体（会合体）であり、数nm～数百nmの大き

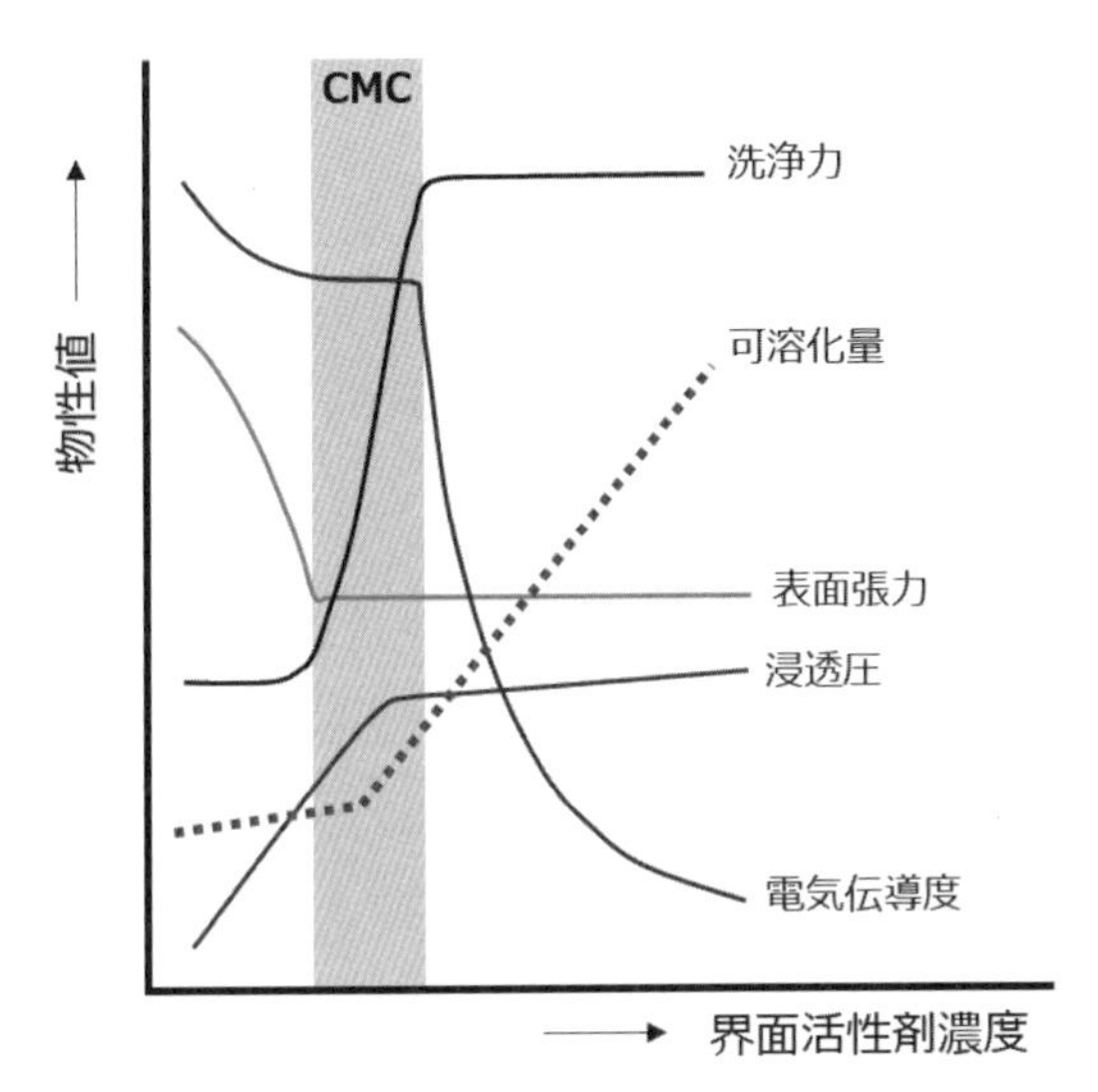

図3　界面活性剤濃度と各種物性値の関係

さの範囲にある。

コロイド分散系の構造解析方法を説明する前に、界面活性剤の自己組織体形成において重要な物性値である臨界ミセル濃度（CMC）の測定方法を述べる。化粧品製剤に界面活性剤を配合する上でCMCは重要なパラメーターであり、多くの製剤では界面活性剤濃度をCMC以上に設計しなければならない。これは製剤中で界面活性剤を有効に活用するためであり、言い換えるとCMCは製剤を安定化や機能化するための界面活性剤の必要最低量である。図3は、界面活性剤濃度の関数とした時の溶液の物理化学的特性の変化を示しており、いずれもCMC付近で劇的に変化する。これは溶液中にミセルが形成することに起因し、すなわち各物性値の変曲点からCMCを測定することができる。

最も一般的なCMCの決定方法は表面張力測定である。表面張力が定値に達した濃度をCMCと定義しており、CMC以上の濃度では界面活性剤分子はバルク中にミセルを形成する。表面張力測定は直接的にミセルの存在を観察する方法ではないが、光散乱法(2)、核磁気共鳴法(3)、蛍光プローブ法(4)などのように溶液中のミセル形成を特定する方法もある。いずれの測定法も種々の界面活性剤濃度での測定が必要であり、得られる物性値の変化からCMCを決定する。後述の電子顕微鏡でもミセルを観察することは可能であるが、現実的にCMCを決定することは難しい。

3-2 顕微鏡

顕微鏡は物体を直接観察できる有効な評価法であるが、物体のサイズによって使用する顕微鏡は異なる。光学顕微鏡はサイズが1㎛程度以上のコロイド粒子やエマルション液滴の観察に使用できるが、ナノメートルオーダーのミセルやサブミクロンのナノエマルションの観察には適さない。どのような顕微鏡を使用すべきかは製剤の目視観察から推定することが可能であり、白濁した製剤であれば光学顕微鏡、透明や半透明な製剤の場合は電子顕微鏡を使用する。エマルションの場合でも、エマルションの内部構造や界面構造を観察するのであれば電子顕微鏡の観察が必要となる。

透過型電子顕微鏡（ＴＥＭ）はミセルのサイズと形状を解明するための強力なツールの１つであり、走査型電子顕微鏡（ＳＥＭ）より高い解像度を有し、１nm程度の分解能がある。これらの電子顕微鏡は詳細な構造を解析する上で有効ではあるが、高真空下で電子線を発生するため、液体状態の物体に利用できない。このため、液体試料の観察にはネガティブ染色法や凍結割断法（ＦＦ‐ＴＥＭ）、凍結固定法（クライオＴＥＭ）などの手法で前処理する必要がある。ネガティブ染色法では、ミセルのようなソフトコロイド溶液の電子密度コントラストが不十分であるため、サンプル溶液を酢酸ウラニルやリンタングステン酸などの染色剤で染色する必要がある。この方法は、細胞膜や角層などの生体物質の切片を調べる際にしばしば使用され[5]、リポソームの観察にも利用されている[6]。しかし、サンプルへの染色剤の添加やサンプル調製時の乾燥プロセスにより、水系のソフトコロイドの構造を正確に捉える手法とは言い難い。

一方で、ＦＦ‐ＴＥＭとクライオＴＥＭは、ミセル、液晶、乳濁液などの集合体構造を評価するためによく用いられる。図４[7]に示すように、いずれの方法でもサンプルの前処理

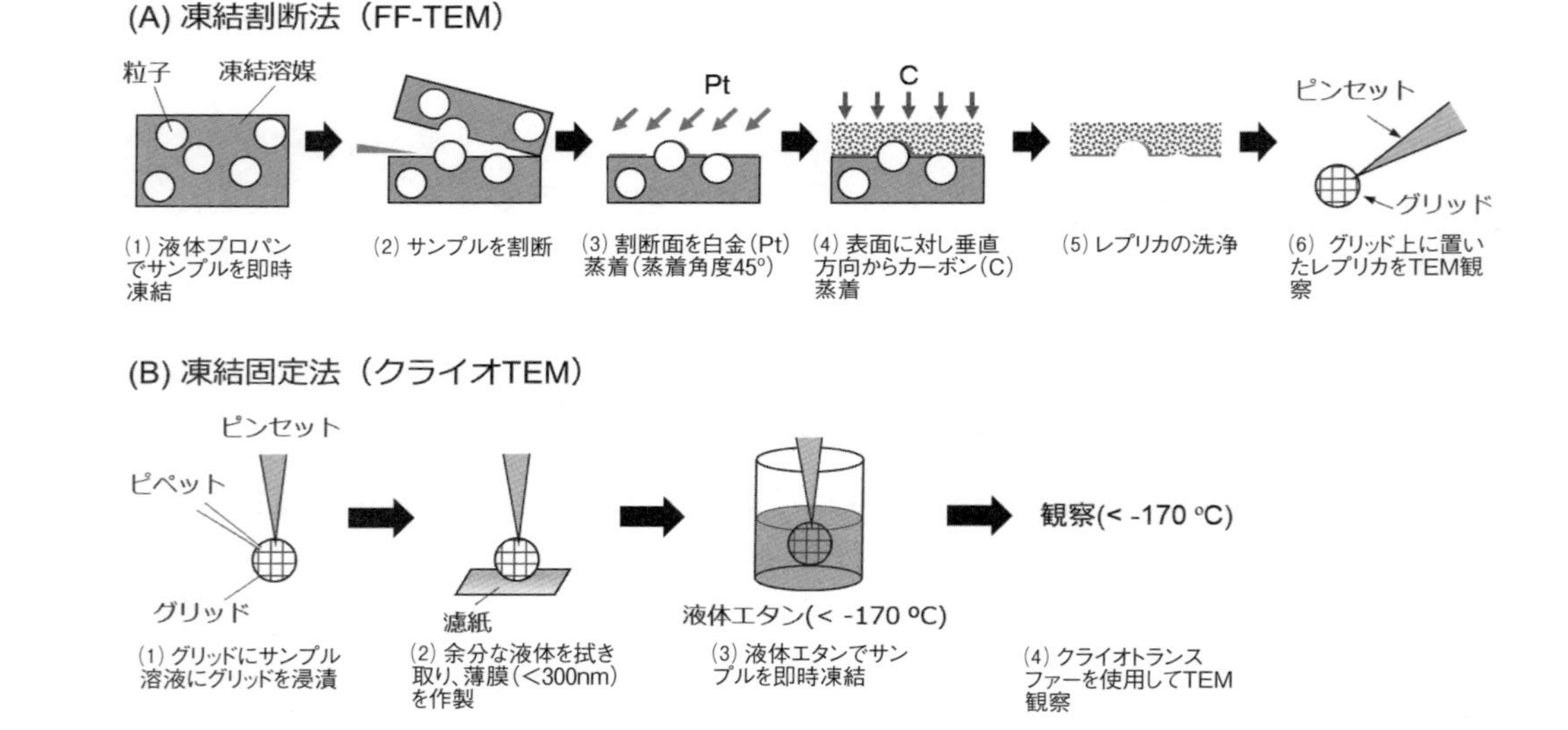

図4　(A)凍結割断法（FF-TEM）と(B)凍結固定法（cryo-TEM）のサンプル調製手順[7]

段階で液体プロパンまたは液体エタンによって急速凍結される。FF－TEMの場合、液体窒素温度（マイナス150～マイナス120℃）、高真空状態（～10^{-5}Pa）下でミクロトームを使用して凍結サンプルをスライス（割断）し、次に割断面をプラチナ／カーボン蒸着しレプリカを作製する。したがって、FF－TEMは割断面の構造のみが観察画像として反映され、割断する場所によって実際のサイズより小さく観察される場合がある。クライオTEMでは、凍結固定後に追加の前処理を必要とせず、サンプルは液体窒素雰囲気下で電子顕微鏡装置に直接移動される。アモルファス状の氷に埋め込まれたサンプルを観察するため、クライオTEMは集合体構造に関する最も正確な情報を得ることができる。

3－3　散乱法

コロイド粒子のサイズ、形状、内部構造、界面粗さなどの構造情報を取得するために、可視光、X線、中性子線は一般的に使用される波長領域の電磁波であり、いずれも波の干渉作用を利用している。効果的な干渉効果は絶対散乱ベクトルq（$=4\pi\sin\theta/\lambda$）とミセルサイズの関係で特徴付けられ、例えば、短軸dと長軸Lの棒状ミセルの構造は$1/L<q<2\pi/d$の範囲で評価されなければならない。これは、適切な光源の波長（λ）と散乱角（2θ）を選

表2　各種散乱法の散乱体と波長、および測定可能な散乱角度と q^{-1} の範囲[8]

	散乱体	λ(nm)	2θ(°)	q^{-1} (nm)
光散乱		400 ~ 500	20 ~150	30 ~ 200
中性子散乱	中性子	0.5 ~ 1.2	0.5 ~ 20	0.2 ~ 20
X線散乱	電子	0.15 (CuKα ray)	0.2 ~ 7	0.2 ~7

択して測定しなければならないことを意味する。表2に各散乱法の代表的なλ、測定可能な 2θ、q^{-1} の範囲を示す[8]。各方法で測定可能なサイズ範囲は決まっており、小角領域の散乱法はナノメートル次元のコロイド粒子を評価するのに適している。以下に、各散乱法の基本的な原理を解説する。

(i) 光散乱

溶液からの光散乱は、溶媒分子と溶質粒子の熱運動による密度の変動に起因する。光散乱法は、一般にHe-Neレーザー（632・8nm）またはアルゴンレーザー（488nmなど）の可視光を利用し、静的光散乱（SLS：Static Light Scattering）と動的光散乱（DLS：Dynamic Light Scattering）に分類される。前者は、ミセルの液滴のサイズと形状、および分子量に関する情報を与える。さらに、SLSは比較的大きなサイズ（数百nm）を測定することが可能であり、ポリマーの階層構造の分析にも用いられる[9]。SLSにおいて、弾性散乱光の強度は散乱角 θ の関数として測定される。

集合体などの測定対象の大きさdが波長λより十分に小さければ（$d \ll \lambda$、通常$d < \lambda/20$）、いわゆるレイリー散乱の理論が適用される。散乱強度（I_θ）は前方散乱と後方散乱（たとえば、45°と135°）で異なり、比率I_{45}/I_{135}は粒子サイズに関係する。I_θの角度依存性もまたミセル形状に関する情報を与える。さらに、I_θと溶質濃度（自乗平均）のプロット（Zimm プロット、Debye プロット）から、ミセルの会合数が求められる[10、11]。

一方、ＤＬＳはミセルのサイズを評価するためのより実用的な方法である。ＳＬＳの原理とは大きく異なり、ＤＬＳでは散乱光強度の時間変動を測定している。実際には、散乱角θにおける散乱強度の自己相関関数を分析しており、自己相関関数（２次自己相関、$G_2(\tau)$）は遅延時間（τ）を用いて次式で表される。

$$G_2(\tau) = \frac{\langle I(t)I(t+\tau)\rangle}{\langle I(t)\rangle^2} = 1 + \beta[G_1(\tau)]^2 \quad (1)$$

ここで、$I(t)$と$I(t+\tau)$は、それぞれ所定時間tと$t+\tau$での散乱強度であり、係数βは機器に依存する補正係数である。図5は、大小異なるコロイド粒子のＤＬＳ測定の概略例を示している[12]。ＤＬＳの基本データが図５(a)の時間に伴う散乱強度の〝ゆらぎ〟であり、

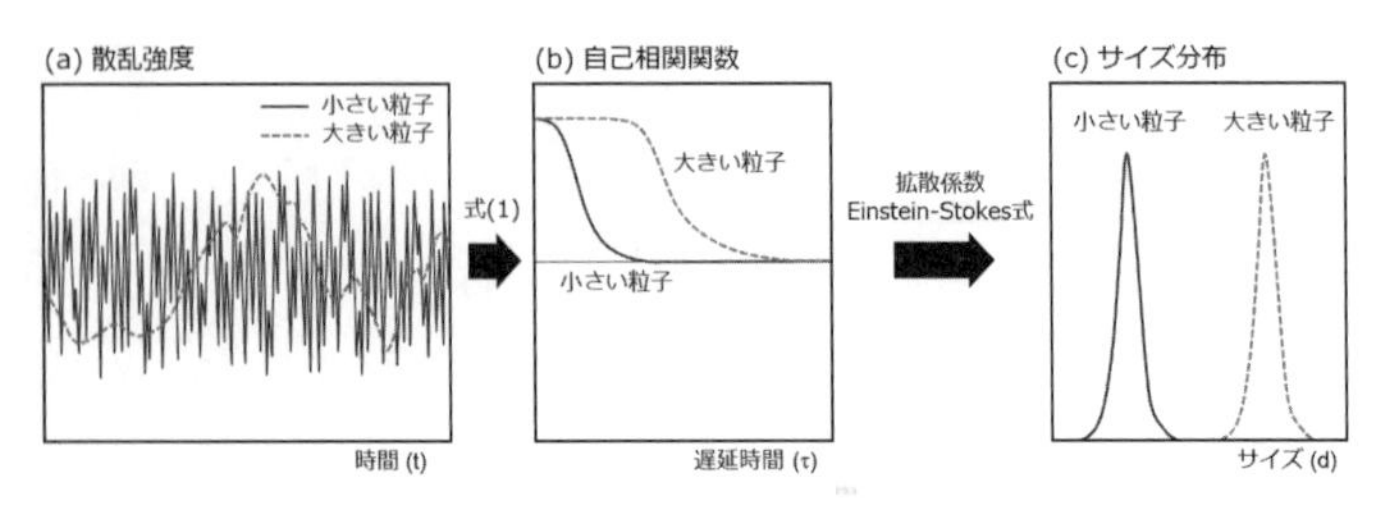

図5　動的光散乱（DLS）法の解析の流れ[12]
(a)散乱強度の時間変化、(b)自己相関関数、(c)サイズ分布

これを式(1)により自己相関関数（図5(b)、$G_2(\tau)$ 曲線）に変換している。小さな粒子はより速いブラウン運動により激しい強度変化を示し、粒子が大きくなると強度変化は緩和されていく。これがＤＬＳの基本原理である。自己相関関数から拡散係数（Ｄ）を求め、さらに Einstein-Stokes 式から流体力学直径（いわゆるコロイド粒子のサイズ）が計算される。実際には $G_2(\tau)$ 曲線は多項式でフィッティングを行い、複数のサイズが計算上得られる。すなわち、ある広がりを持ったコロイド粒子のサイズ分布が結果として与えられる（図5(c)）。このように、様々な粒子サイズが混在するサンプルでもそのサイズ分布の情報を得ることが可能である。

ＤＬＳは、汎用性が高く、簡便に分散滴のサイズを評価することができるが、近年の装置はこれらの計算処理が自動化されているため誤った情報を入手することも多い。装置パラメーターの設定条件（特に溶媒粘度）やサンプル中に存在するゴミ（埃など）には注意が必要である。また、ＤＬＳの原理上、得られる粒子サイズには形状の効果が考慮されていないことにも注意しなければならない。

(ii) X線散乱、中性子散乱

X線および中性子線は可視光よりもはるかに波長が短いため（表2）、コロイド粒子の微視的特徴を調べることができる。散乱体は、X線の場合は電子、中性子の場合は原子核である。数nmから数十nmのコロイド粒子においては、通常2θで10°未満の小さな散乱角で測定が行われる。小さな角度での散乱測定は、一般に「小角X線散乱（SAXS）」または「小角中性子散乱（SANS）」と呼ばれる。対照的に、「広角X線散乱（WAXS）」は、より大きな散乱角度でのX線散乱測定を指す。

小角領域は、さらに3つの領域に大別できる（図6）[13]。Guinier領域（領域Ⅰ）の散乱強度I(q)はコロイド粒子の「サイズ」に関連し、Guinier近似（$I(q) \propto \exp(-q^2R_g^2/3)$）によって回転半径として見積ることができる[14]。一般に、この近似は$q<1/R_g$のときに成立する。領域Ⅱは、Guinier領域よりもわずかに高いq領域に対応し、I(q)とqの両対数プロットの勾配（指数）から「形状」が推定される。球の場合はq^{-4}、円盤の場合はq^{-2}、棒の場合はq^{-1}となる。領域Ⅲは表面形状の情報が含まれ、表面フラクタル次元にも関連する。表

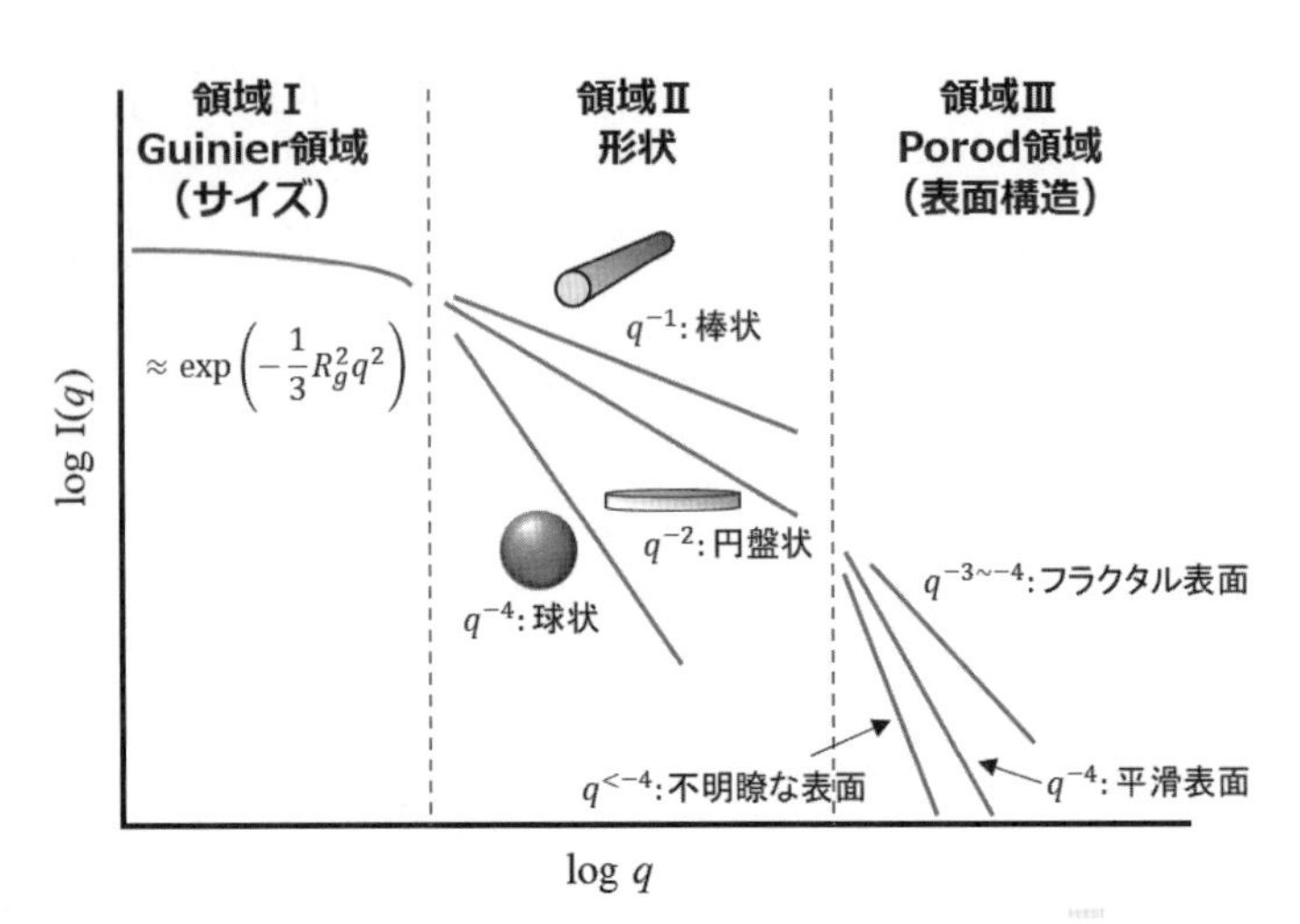

図6　小角X線散乱曲線における3つのq領域[13]

面形状は、比較的高いq領域で式 $I(q) \propto q^{-d}$ を使用して表される。ミセルの表面が滑らかで電子密度が均一に分布している場合、強度 I(q) は q^{-4} に比例する。これを「Porod則」と言う[15]。フラクタル次元（d_S）は6－dに等しく、滑らかな表面（d＝4）では d_S＝2となる。表面が粗くなると、d_S＝3に近づき、不明瞭なコロイド粒子の表面はd＜4となる。

一方、SAXSまたはSANS分析は、分散相の濃度が高く、コロイド粒子間のコヒーレント散乱効果が顕著である系には適用できない。コヒーレント散乱効果は「構造因子（S(q)）」と呼ばれ、総散乱強度I(q)に対するS(q)の影響は、例えば非イオン性界面活性剤1wt％水溶液系でも無視できない。I(q)は形状因子P(q)とS(q)の積として単純に表され（正確には、$I(q) = nP(q)S(q)$、ｎ：粒子の数密度）[16]、このＰ(q) とＳ(q) を個々に解析することで、コロイド粒子のサイズ、形状、内部構造などの詳細な構造情報が得られる。近年では、Glatter らによって「一般化間接フーリエ変換（GIFT：Generalized Indirect Fourier Transformation）」法と呼ばれる新しい解析法が開発され[17-19]、従来の方法では避けられないバイアスを排除できるとされている。この方法はモデルなしでＰ(q) およびＳ(q) を計算し、これらの解析からサイズ、形状、内部構造、多分散性、相互作用半径などに関する情報が得られる。

３－４　パルス磁場勾配スピンエコー核磁気共鳴（ＰＧＳＥ-ＮＭＲ）

パルス磁場勾配スピンエコー核磁気共鳴（ＰＧＳＥ-ＮＭＲ）は、溶液中のあらゆる成分の自己拡散係数（Ｄ）を測定し、コロイド粒子のサイズと微細構造を研究する方法である。界面活性剤系のミセル溶液において、界面活性剤分子は単分散状態とミセル状態の両方で存在し、平均の拡散係数Ｄは以下のように表される。

$$D = P \cdot D_1 + (1 - P) \cdot D_2 \quad (2)$$

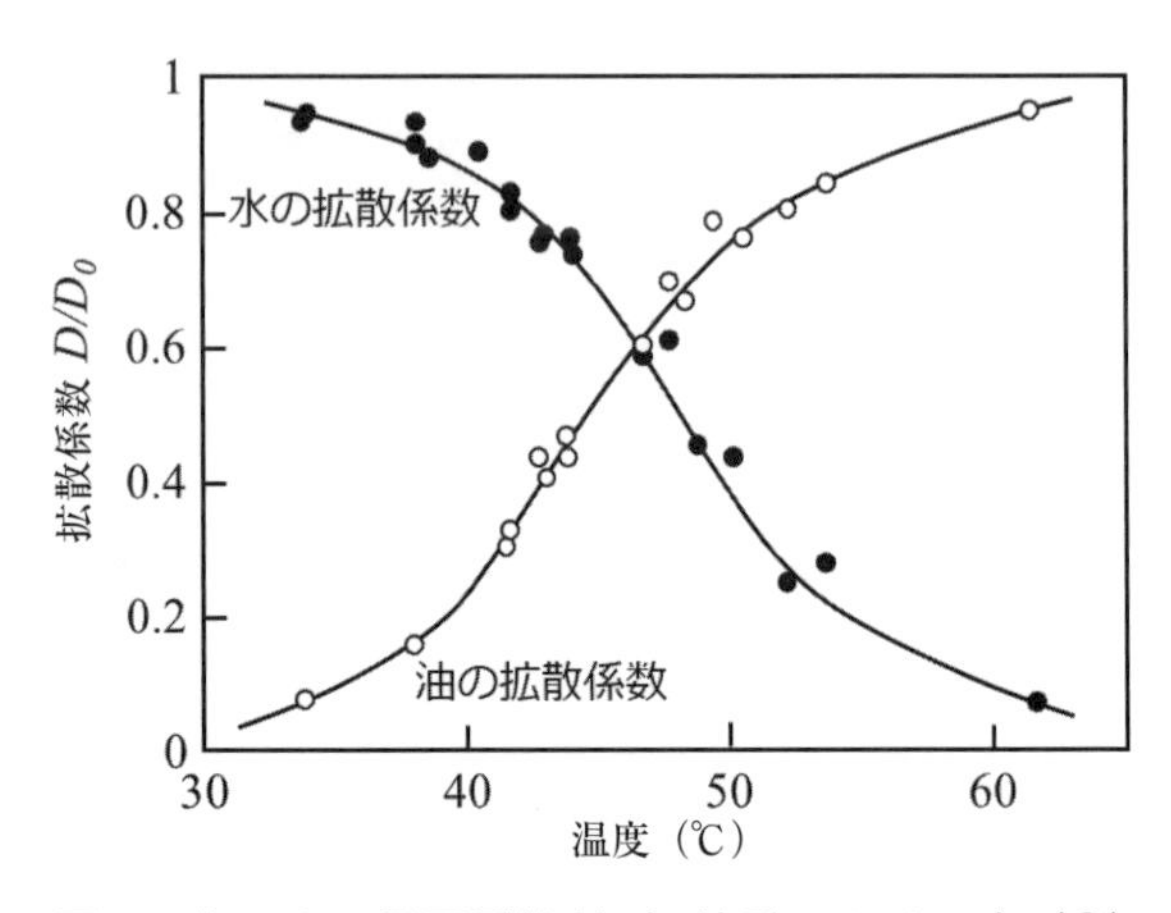

図７　非イオン界面活性剤/水/油系における水（●）と油（○）の拡散係数の温度依存性[21]
図中の拡散係数（縦軸）は相対値で表している（D/D_0）

D_1とD_2はそれぞれミセル中の界面活性剤分子と単分散溶解している分子の自己拡散係数、Ｐは全界面活性剤分子中のミセルを構成する分子の割合である。長鎖の疎水基を有する界面活性剤は一般的にＣＭＣが低いため、ＤはほぼD_1と一致し、流体力学的なサイズは式(5)から計算できる。単分散分子（D_2）はミセル（D_1）よりも速い自己拡散を示し、通常D_2は$10^{-9}m^2/s$、D_1は$10^{-11}m^2/s$のオーダーである[20]。ただし、アルコールや油などの界面活性剤の溶解度が高い溶媒を使用する場合はそれぞれの拡散係数は大きく異なるので注意が必要である。また、紐状ミセルや両連続ミセル（スポンジ相）のような会合数の大きなミセルでは、ミセル内での側方拡散が支配的になることも考慮しなければならない。

他の測定法とは対照的に、PGSE-NMRは界面活性剤だけでなく、水や油などの他の成分も評価できるため、仮説なしに様々な界面活性剤系の評価に応用できる。その代表的な例が界面活性剤／水／油からなるマイクロエマルションである。図7は、温度によって水中油（O／W）型エマルションが油中水（W／O型）に変化する非イオン性界面活性剤／水／油系の相対自己拡散係数（D/D_0）の測定例を示している[21]。いわゆる温度転相現象であり、この系では温度上昇に伴いO／W型→両連続マイクロエマルション→W／O型に転移し、この時水と油の分子の拡散係数は微細構造に強く依存する。O／W型では分散相の油に比べ連続相の水は高い拡散係数を示し、バルク水と同等のD値となる。図7の中間温度では、水と油ともにD/D_0が高く、これは溶液中に両連続構造が形成されていることを示唆している。この拡散特性を利用した評価法が染色法であり、定性的ではあるが、水溶性と油溶性色素を溶液に添加すると微細構造の連続相を簡便に識別することができる[22、23]。

4　大きなコロイド粒子（分散相）の評価：乳化製剤

コロイド粒子が大きくなると溶液の様相は大きく変化し、見た目に白濁してくる。このような溶液は一般に熱力学的に不安定な系であり、一時的な溶液の状態や構造の評価だけでなく、経時的な状態変化を評価する必要がある。ここでは、液／液分散系であるエマルションに焦点を当て、その代表的な評価法を説明する。

4-1 液滴サイズの評価

エマルション分散相の液滴サイズは、エマルションの特性と安定性に影響を与える最も重要な要素である。エマルションはミセルやマイクロエマルションよりも大きな液滴からなるため、エマルション分散滴サイズの評価方法はミセルなどの小さな粒子の評価方法とは異なる。エマルションの液滴サイズは通常数㎛から数百㎛の範囲にあるため可視光が利用される。

(i) 光学顕微鏡法

光学顕微鏡は乳化状態を直接観測できる方法であり、液滴サイズのほか、形状や凝集状態に関する情報が簡便かつ短時間で取得できる。ただし、観察可能なサイズには制限があり、液滴サイズを正確に測定するための下限値は約1㎛であり、画像コントラストによっては評価が不十分な場合がある。この場合、虹彩絞りの開口を絞り、液浸対物レンズを使用することで、コントラストは改善される。

液滴サイズの計測は手動または所定の画像解析ソフトを使用して行い、統計的精度を得るために100滴程度を測定することが好ましい。

(ii)　**レーザー回折法**

レーザー回折法は、サブミクロンから数百㎛の範囲の液滴サイズの評価に適しており、同時にサイズ分布が得られる。レーザー回折法は、散乱角度と散乱強度を液滴サイズと関連付けたFraunhofer 理論(24)またはMie 理論(25)に基づいている。原理的には、液滴サイズが大きくなると光の散乱角は大きくなる。Fraunhofer 理論では、球形の液滴の直径は入射光の波長の少なくとも4倍以上である必要があり、サイズが10㎛より小さくなると、測定精度は悪化する。このような場合Mie 理論の方がより正確であるが、分散相と連続相の屈折率などの光学パラメーターの情報が必要となる。

(iii)　**動的光散乱法**

3－3節で述べたように、動的光散乱法では光子相関法によって液滴サイズを測定する。エマルションの場合、分散相の体積が大きく干渉効果を無視できないため、エマルションサンプルを連続相で希釈する必要がある。もしくは、後方散乱で測定することも可能であり、この場合エマルションの希釈は不要である。

(iv) レーザードップラー法

レーザードップラー法は後方散乱のドップラーシフト（周波数変化）を利用する方法であり、ドップラーシフト量（Δv）は次式で表される。

$$\Delta v = \frac{2V \cdot n \cdot sin(\theta/2)}{\lambda} \quad (3)$$

ここで、Ｖはブラウン運動の速度、ｎは屈折率、θは散乱角、λは入射光の波長である。

(v) 熱分析法

一般に示差走査熱量測定（ＤＳＣ）は、物質の相転移温度とそのエンタルピー変化を測定するために使用される。昇温または降温過程において、サンプルとリファレンスの２つのセル間で生じる電力差が記録され、一次転移である不連続な相転移点が吸熱または発熱のピー

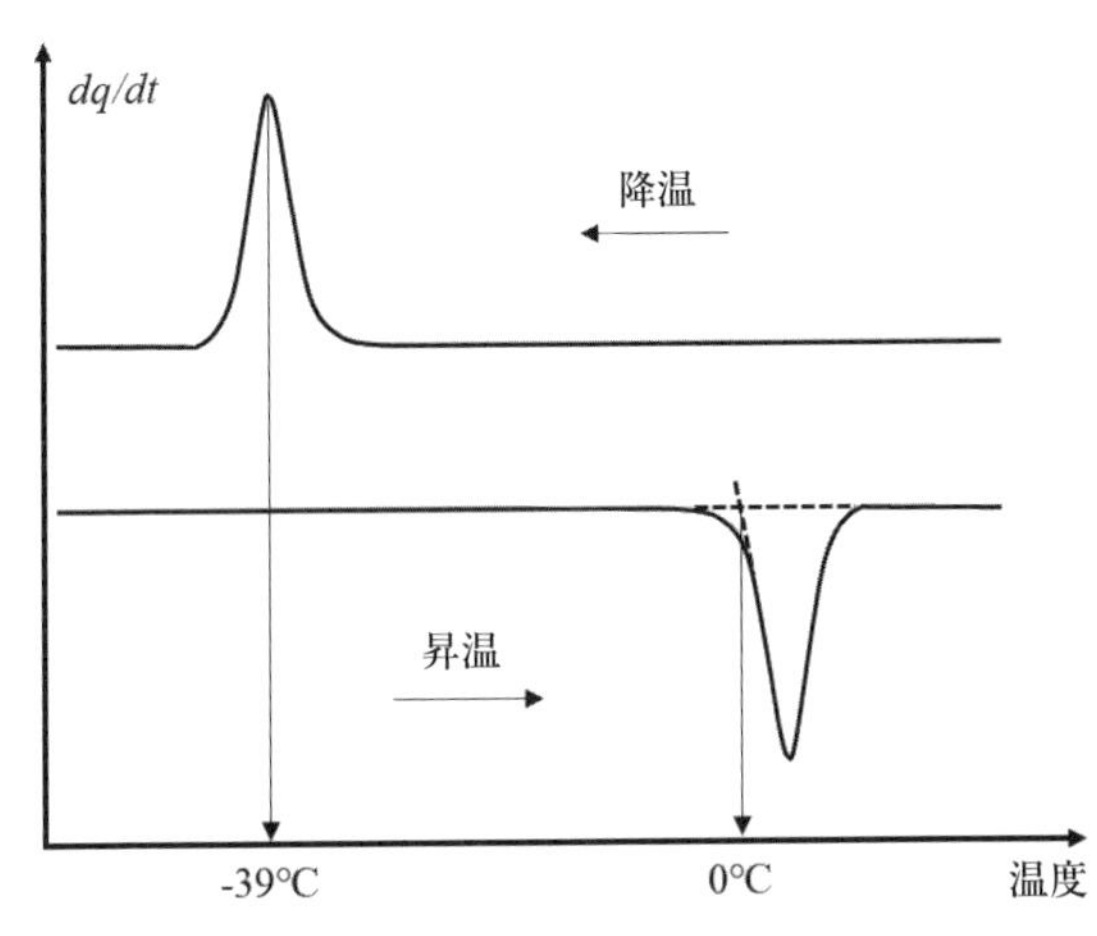

図8　W/O エマルション（液滴体積＝1 μm³）の昇温・降温時の DSC 曲線[26]

クとして表される。

エマルションの液滴サイズの評価には凍結に関する核生成理論を利用している。すなわち、水滴サイズに応じて凍結温度は変化し[26]、体積が小さいほど凝固点は低下する。バルクの水では体積1㎤で約マイナス14℃、体積1㎣でマイナス24℃で凍結するが、エマルションのようなマイクロサイズの液滴では約マイナス39℃で凍結する（図8）[26]。

ⅵ　その他の測定法

上記の光学顕微鏡以外にも様々な顕微鏡がエマルション観察に利用されており、電子顕微鏡法はエマルション液滴のサイズ、形状、および表面構造を調べるための効果

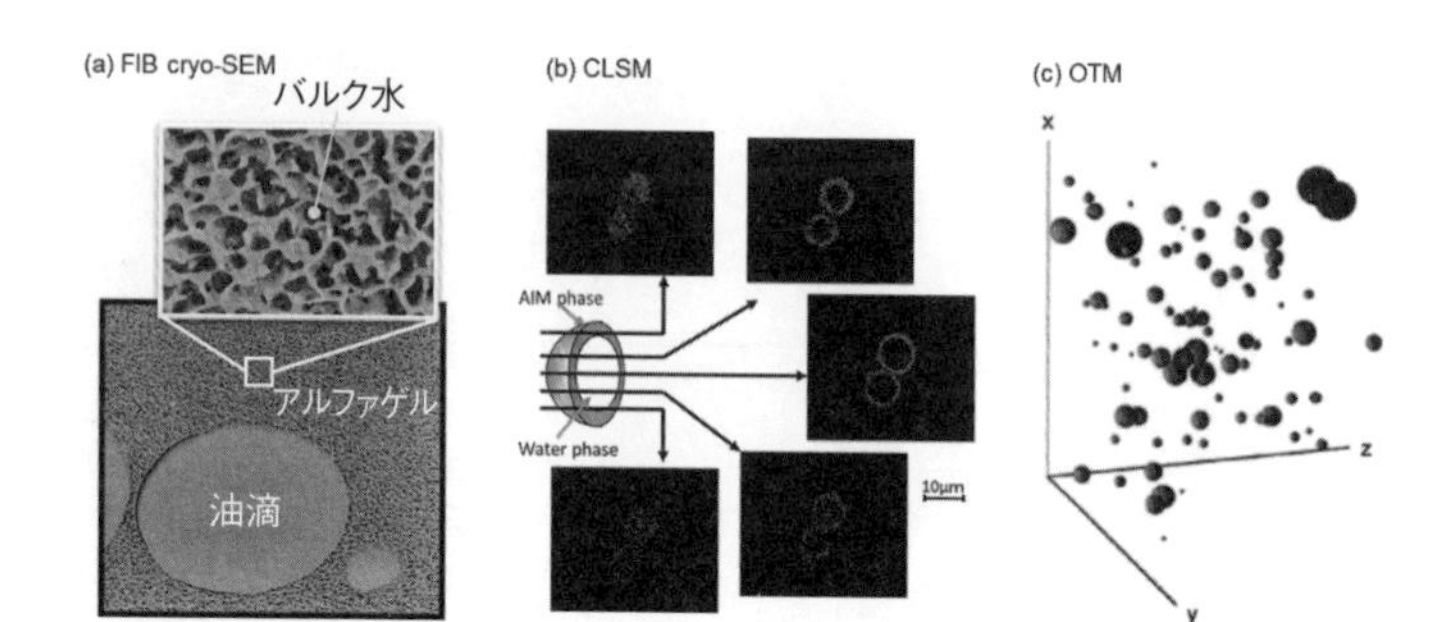

図9　エマルション評価に用いられる種々の顕微鏡法
(a)収束イオンビーム-cryo-SEM（FIB-cryo-SEM）[27]、(b)共焦点レーザー走査顕微鏡（CLSM）[28]、(c)光学断層顕微鏡（OTM）[29]

的な評価法である。エマルション観察に用いられる走査型電子顕微鏡（SEM）は、液滴表面全体をスキャンすることで液滴のトポグラフィーを表すことができる。さらに、集束イオンビーム（FIB）を用いたサンプル内部の3次元構造の観察（図9(a)）[27]やエネルギー分散型X線分析（EDX）による元素分析も行える。なお、液体試料については3－2節で述べたように凍結処理が必要になる。

エマルションの3次元構造を観察する別の方法として、共焦点レーザー走査顕微鏡（CLSM）法がある。CLSMでは可変ピンホールアパーチャまたは可変幅スリットを使用して焦点面のみを照明し、観察する。この顕微鏡では、レーザースキャンによって2次元の画像を取得し、焦点の合った画像から焦点の外れた画像を差し引くことで画像化する。CLSMでは焦点を深さ方向に変化し、2次元画像を積層することで3次元の情報が得られる（図９(b)）[28]。ＣＬＳＭの注意点は蛍光物質を用いることである。この方法は試料から放出される蛍光を検出するため、エマルションの分散相または連続相または界面に蛍光物質（蛍光標識した物質）を加える必要がある。また、光学断層顕微鏡（ＯＴＭ）でエマルションの３Ｄ画像を撮影した研究も近年報告されている（図９(c)）[29]。ＯＴＭでは、ブラウン運動のようなエマルションのダイナミクス特性を評価することも可能である。

4－2　その他のエマルションの評価項目

エマルションのクリーミング現象において分散液滴の粒子サイズは重要な因子であり、エマルションの安定化を図るために粒子サイズを小さくすることは肝要である。それに加え、エマルションの界面物性が分散や合一に関係するため、㎛サイズのエマルション液滴においても界面状態を理解することがエマルションの安定性に寄与する。詳細な界面物性の評価法については後述する。

5　連続相の評価

化粧品製剤に限らず、多くの製剤の連続相にはいわゆる〝溶媒〟が用いられ、オイルクレンジングのように油を連続相とする製剤もあるが、最も一般的なものは水である。単純に水だけを溶媒とするケースは稀であり、ほとんどの化粧品製剤には水溶性のアルコール類や塩類、酸・アルカリなどが配合され、その添加量に応じた溶媒物性の変化が溶液全体の安定性や機能性を左右する。その代表的な物性が誘電率や粘性係数である。一方、エマルションのように不安定な製剤を安定化するために、連続相に構造を付与する場合がある。ここでは、その一例として液晶を取り上げ、構造解析法を解説する。また、連続相の高分子ネットワーク構造の解析に利用されるレオロジーを概説する。

5－1　液晶

19世紀、固体と液体の間に形成される新しい状態の「液晶」が発見された。液晶は固体（結晶）と液体の中間的な性質を持ち、液体のような流動性を有しながら、固体のように規則的な分子配向性を示す。液晶相の最も重要な特性はこの長距離配向秩序であり、液晶の構造解析にも利用される。

液晶は、サーモトロピック液晶とリオトロピック液晶の2つに大別される。液晶ディスプレイなど産業用途で広く普及しているのがサーモトロピック液晶である。一方、界面活性剤のような両親媒性物質が溶液中で形成する液晶がリオトロピック液晶であり、化粧品などの化学製品に利用されたり、生命現象に関わる場合もある。リオトロピック液晶にはさらに多数の種類があり、それぞれが化粧品の製造法や特徴に関係してくる（本シリーズ第2巻第2章、第6章参照）。ここでは、連続相としての液晶を取り上げているが、分散相としての液晶（リポソームやキュボソームなど）の解析にも同様に扱うことができる。以下に代表的なリオトロピック液晶の判別法と構造解析法を述べる。

5－1－1　偏光顕微鏡

界面活性剤溶液で形成される液晶には光学複屈折を示すものがある。液晶の第一の判別法として光学複屈折の有無がポイントとなる。複屈折は、クロスニコルに配置された2枚の偏光板（偏光子と検光子）の間に試料を挟み、光を照射することで巨視的に検出でき、簡単に言えば光学複屈折のある液晶は明るく光り、光学複屈折を示さない液晶はクロスニコル下で

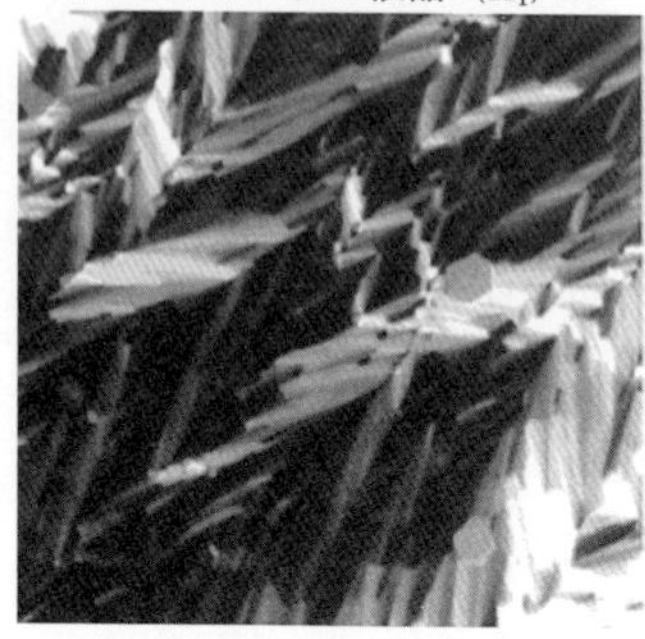
(a) ヘキサゴナル液晶（H_1）

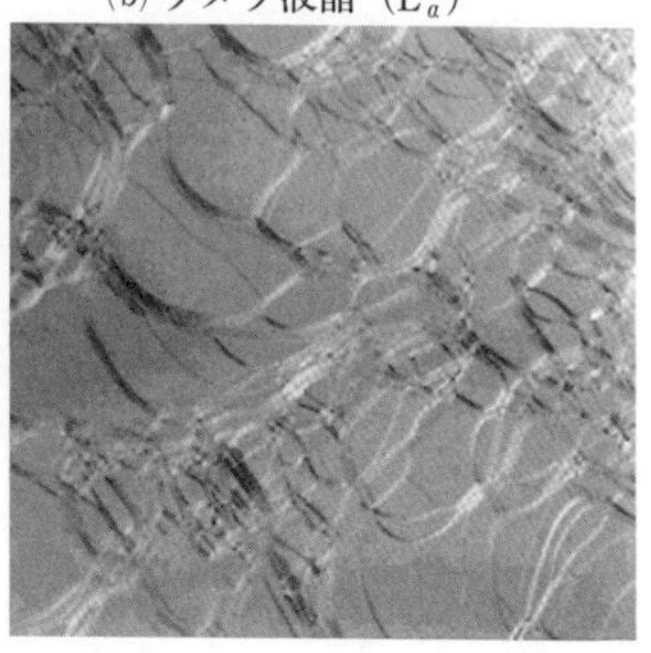
(b) ラメラ液晶（L_α）

図10　リオトロピック液晶の偏光顕微鏡像（テクスチャー）[23]

光を透過できないため暗く見える。このように簡単な観察で液晶構造の予備情報が得られる。偏光板を付属した偏光顕微鏡では、さらに液晶の構造に由来する独特の模様（テクスチャー）が観察され、そのテクスチャーから液晶の種類を同定することができる。これらのテクスチャーまたは光学複屈折は主に液晶の構造異方性から生じる。光学複屈折を示す代表的な液晶はヘキサゴナル液晶（H_1）とラメラ液晶（L_α）液晶であり、偏光顕微鏡では異なるテクスチャーが観察される（図10）[23]。一方、キュービック液晶などの光学複屈折を示さない（光学等方性）液晶は偏光顕微鏡で特定のテクスチャーは観察できず、同定することはできない。特に、不連続型（I_1）と両連続型（V_1）キュービック液晶はサンプルの外観や偏光顕微鏡で判別することは困難であるため、TEM観察、SAXS測定、PGSE-NMR測定、相平衡図での評価が行われる。

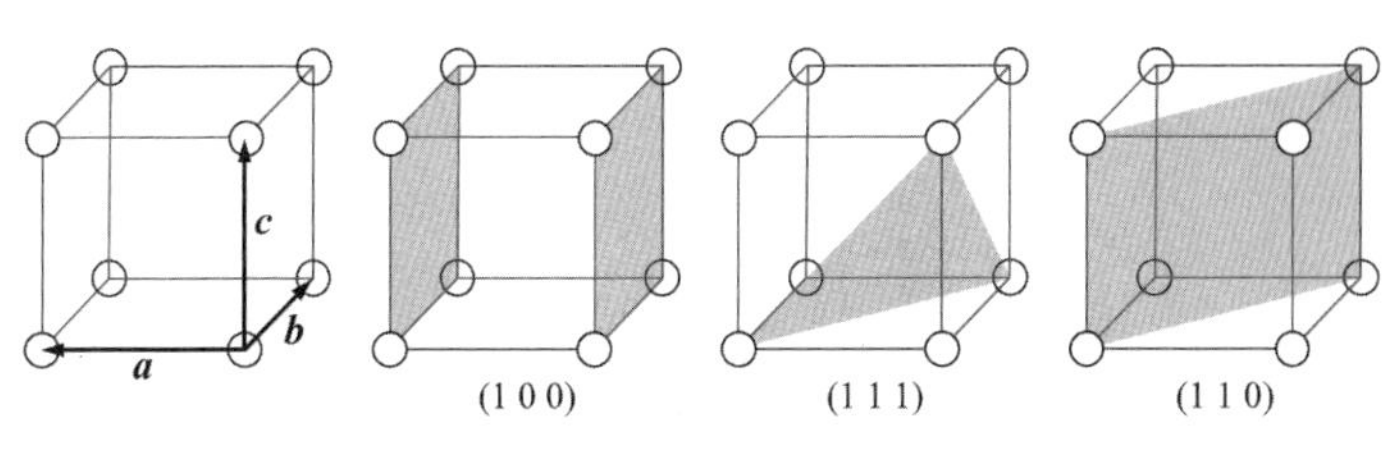

図11　単位格子におけるミラー指数（h、k、l）

5-1-1-2　小角Ｘ線散乱（ＳＡＸＳ）

液晶の同定に加え、液晶の構造パラメーターを取得するにはＳＡＸＳが最適な方法である。Ｘ線が液晶に照射されると、図11に示すミラー指数（h、k、l）で定義される特定の平面によって散乱される。散乱されたＸ線で干渉が発生し、次式で与えられるブラッグの条件が満たされると散乱ピークが観察される(30)。

$$2d\sin\theta = n\lambda \qquad (4)$$

ここで、λは入射Ｘ線の波長、θは入射角、dは面間隔、nは反射次数である。さらに、ミラー指数と格子面の面間隔（d）は次式の格子パラメーター（a）と関係付けられる。

$$\frac{1}{d^2} = \frac{h^2 + k^2 + l^2}{a^2} \qquad (5)$$

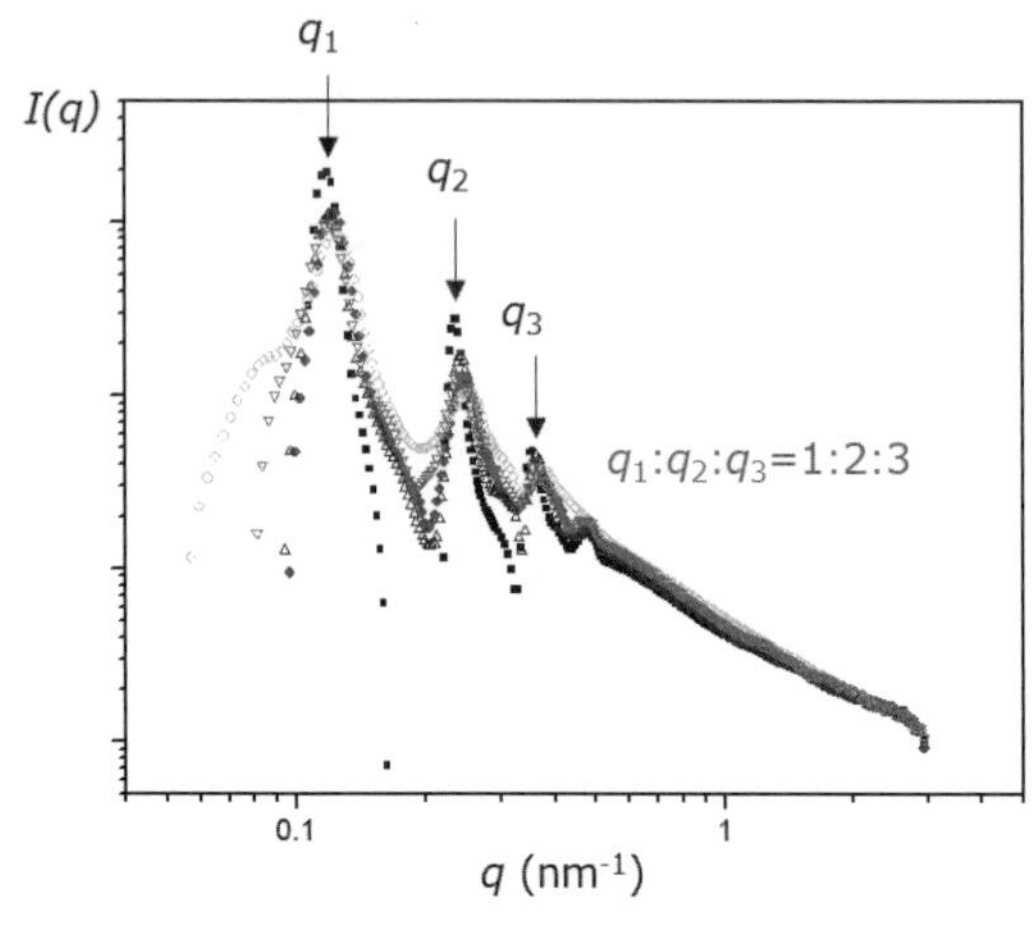

図12　代表的なラメラ液晶のSAXSスペクトル(31)

液晶は長距離の周期性を有するが、短距離では秩序を失うためSAXSのピーク強度は反射次数の増加とともに減衰する。したがって、多くの液晶では一般に限られたピーク数しか観察されない（図12）(31)。しかしながら、この散乱ピークの比率が液晶を同定するために重要であり、シリコーン界面活性剤のような親水基と疎水基の電子密度差が小さい系ではピークが得られ難いため、長時間の測定や照射強度の強いX線装置が利用される場合もある。L_αとH_1（またはH_2）で観察されるピーク比は以下の通りである。

$$(L_\alpha\ phase)\quad d_1 : d_2 : d_3 : \ \cdots\ = 1 : \frac{1}{2} : \frac{1}{3} : \cdots$$

$$(H_1\ phase)\quad d_1 : d_2 : d_3 : \ \cdots\ = 1 : \frac{1}{\sqrt{3}} : \frac{1}{\sqrt{4}} : \cdots$$

キュービック液晶の場合もピーク比は式(5)で定義されるが、L_αやH_1とは異なり3次元周期構造のため単一の比で表すことはできない。結晶と同様に、キュービック液晶は、空間群と呼ばれ対称性の異なる約230種類の結晶格子に分類される。すなわち、約230種類のキュービック液晶が理論的に存在するということである。これらの空間群はそれぞれ固有の散乱ピークを示すので、SAXSスペクトルのピーク比から構造を同定することができる(32)。

液晶の同定の他に、SAXS測定から得られる面間隔（d）と溶液組成（界面活性剤の体積分率）から、液晶の単位構造サイズや界面活性剤1分子が占める界面の有効断面積などの幾何学的なパラメーターを計算することができる。これらの数値は、自己組織体構造を制御する臨界充填パラメーター（CPP）の計算に利用される（本シリーズ第2巻第2章、第6章参照）。

5－1－3　核磁気共鳴（NMR）

NMR分光法は液晶の種類を判別するための別の手法である。この方法は、重水素NMRで四重極分割を利用しており、図13に示すように液晶に依存したパターンから直接的に判別することができる(33)。また、複数の液晶が共存する場合でも測定は可能である。

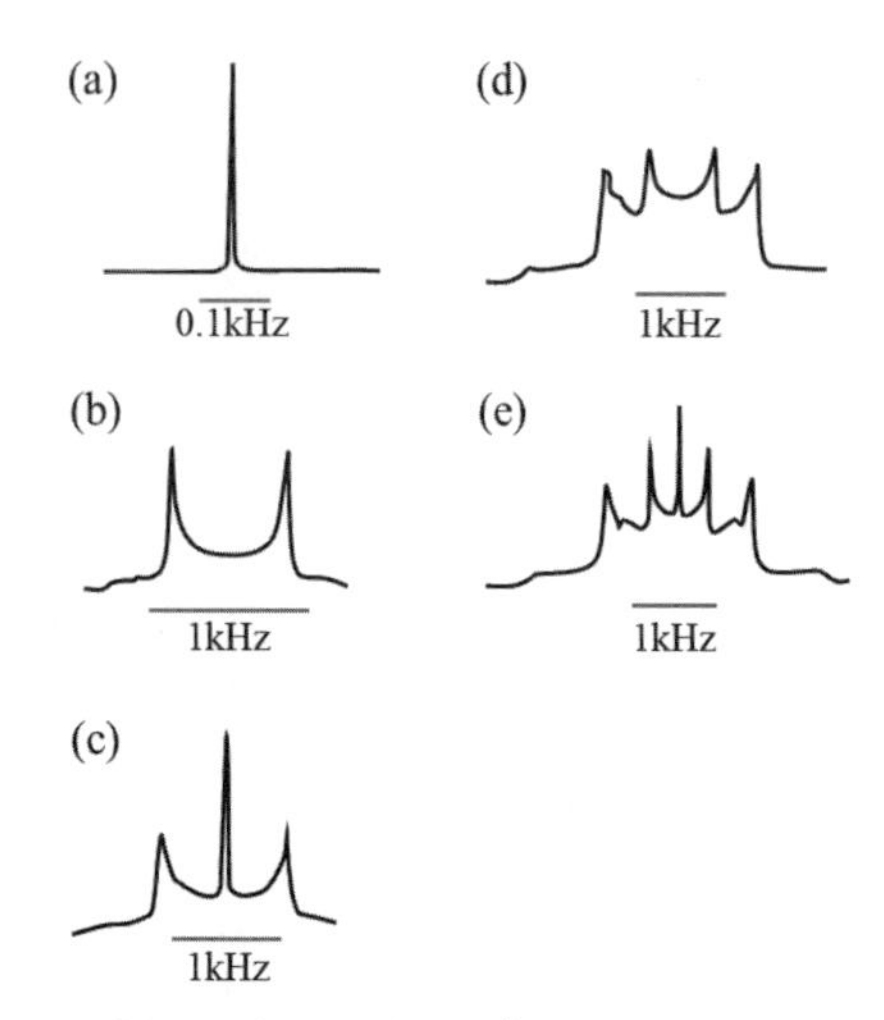

図13　様々な自己組織体の^{2}H NMRスペクトル[33]

(a)等方性溶液（ミセル、スポンジ相、キュービック相、マイクロエマルション）、(b)ラメラ液晶（L_α）またはヘキサゴナル液晶（H_1）、(c)光学等方性相と異方性相から成る２相、(d)L_αとH_1から成る２相、(e)２つの光学異方性相と１つの光学等方性相から成る３相

5－1－4　キュービック液晶を同定するための他の方法

ＳＡＸＳは液晶構造に関する最も正確な情報を与えてくれるが、実際にはキュービック液晶の構造を同定することは難しい。不連続型（I_1）か両連続型（V_1）かを断定することでさえＳＡＸＳを用いても容易ではない。それゆえ、キュービック液晶の判別は電子顕微鏡、相平衡図、拡散測定などの他の方法と組み合わせて行われる。

界面活性剤系の相図上には、組成や温度（および圧力）の変化に応じて様々な液晶が現れる。例えば、組成変化を伴う相系列は界面曲率の連続的変化から予想でき、すなわち界面活性剤濃度の増加とともに以下の順で相転移が生じる。

（低濃度）L_1→I_1→H_1→V_1→L_α→V_2→H_2→I_2→L_2（高濃度）

（L_1：ミセル、I_1：不連続型キュービック、H_1：ヘキサゴナル、V_1：両連続型キュービック、L_α：ラメラ、V_2：逆両連続型キュービック、H_2：逆ヘキサゴナル、I_2：逆不連続型キュービック、L_2：逆ミセル）

この相系列から分かるように、不連続型キュービック液晶（I_1）は必ずL_1相とH_1相の間に存在し、両連続型（V_1）ではH_1相とL_α相の間に存在することになり、相図上の位置からキュービック液晶の種類を判定することができる。

2種類のキュービック液晶の判別に効果的な測定法が、PGSE-NMRや染色法などの拡散測定である。不連続型のI_1とI_2は連続相中にミセルが分散した構造であるが、両連続型のV_1とV_2は2つの連続相（一般的には水相と油相）が迷路のように連結した構造をとる。この構造の違いが構成成分の拡散速度に影響し、PGSE-NMRでこれらのキュービック液晶は明確に判別される（3-4節を参照）。図14は染色法の一例を示しており、同様な原

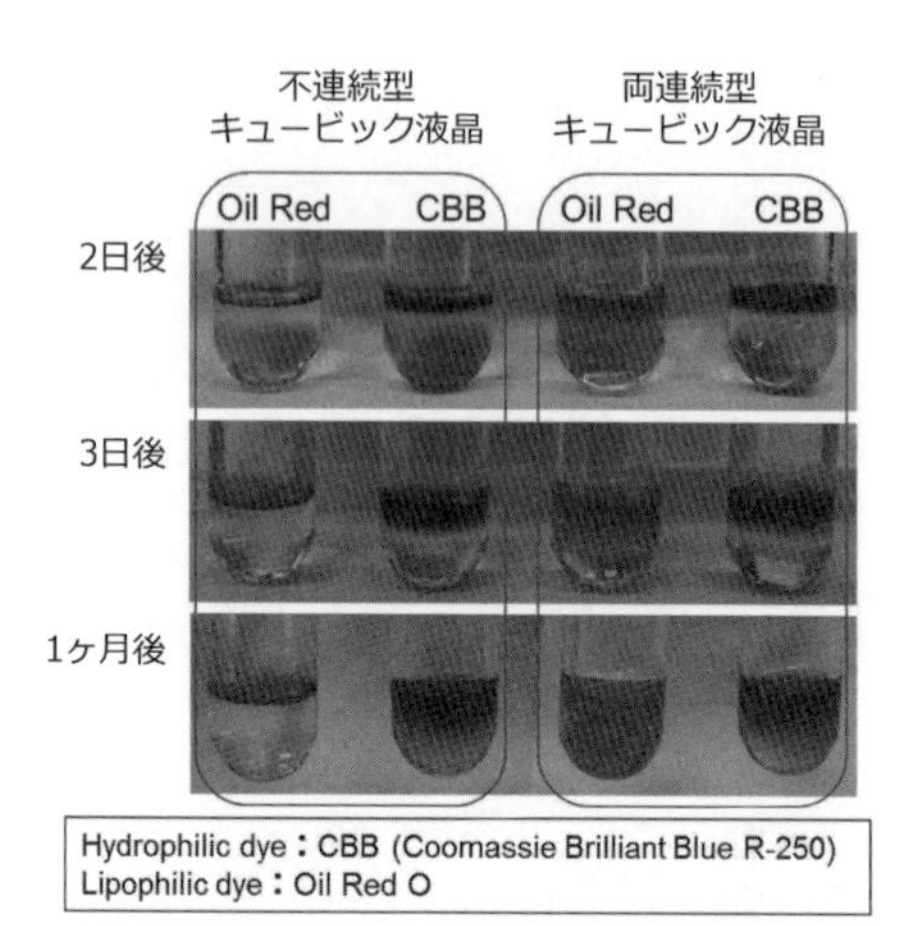

図14　キュービック液晶の簡易的同定法（染色法）[23]
不連続型キュービック液晶は水溶性色素（CBB）で染色されるが、両連続型キュービック液晶は水溶性・油溶性（Oil Red）色素の両方で染まる

理で色素の拡散からキュービック液晶を簡便に判別できるが[23]、キュービック液晶が高粘性であるため色素の拡散に時間を要する点と、色素溶液の滴下による組成変化（相状態変化）には注意が必要である。

5－2　レオロジー

レオロジーは化粧品の使い心地（感触、容器からの取り出しやすさ）を理解する上で重要な情報を与える。レオロジーはモノの変形と流動に関する学問であり、外力に対する応答から試料中の構造を知ることができる。連続相の評価方法の1つとして取り上げたが、レオロジーデータには分散相の構造情報も含まれる。すなわち、溶液全体の情報が反映されるため、分散相と連続相を個々に評価する場合はサンプル調製に工夫が必要である。ここでは、化粧品製剤の基本的な特徴を調べるための必要最低限の内容を述べる。

まず、レオロジー測定は大きく静的測定と動的測定に分類され、静的測定からは定常状態での情報が得られ、流体の種類の判定をはじめ、粘度（粘性係数、η）や降伏応力（σ_y）の測定に用いられる。いわゆる回転粘度計と同じ測定であるが、レオメーター（粘弾性計）では連続的に剪断速度（$\dot{\gamma}$）を変化し、それぞれの$\dot{\gamma}$でのηや剪断応力データを得ることができる。一方、動的測定は周期的に応力（または変形（ひずみ））を加え物体の変形応答を調べる測定法である。静的測定とは対照的に動的測定は溶液構造を破壊しない応力範囲（線形領域）で測定を行うことで、溶液内の構造に反映した粘弾性情報を得ることができる。

(i) 静的測定

化粧品製剤を含む全ての溶液（流体）は、ニュートン流体と非ニュートン流体に大別できる。静的測定はηやσ_yなどのパラメーターを評価できるとともに、これらの流体の種類を判別できる。ニュートン流体は、$\dot{\gamma}$を変化させても一定のηを示し、言い換えると$\dot{\gamma}$に比例して応力（σ）が増加する（図15(a)）。この比例定数がηであり、縦軸をηで表すと図15(b)

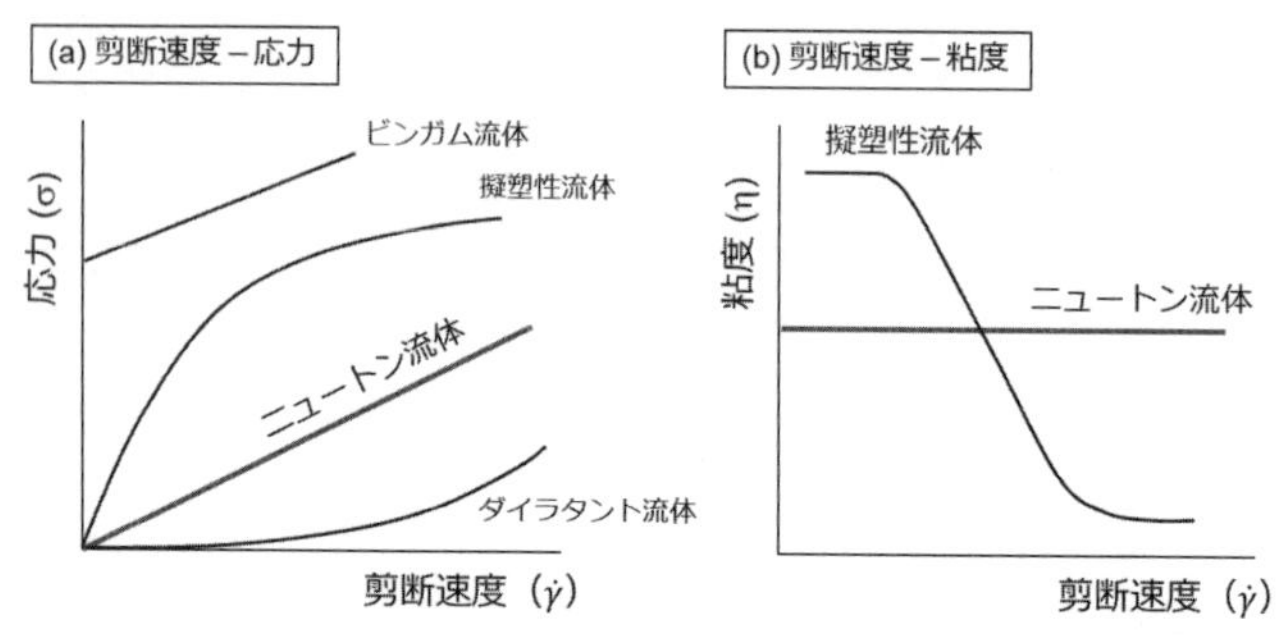

図15　ニュートン流体と非ニュートン流体の模式的流動曲線
(a)剪断速度－応力図、(b)剪断速度－粘度図

になる。教科書ではしばしば図15(a)で説明され、実際の測定や論文等では図15(b)が多用されるが、同じ事を意味する。ニュートン挙動は、水（$\eta \sim 10^{-3}$Pa・s）、グリセロール（100Pa・s）、オリーブオイル（10^{-1}Pa・s）などの単純液体で観察される。ミセル溶液においてはミセルの体積分率（ϕ_s）や構造に依存し、低濃度の界面活性剤溶液ではニュートン流体として振る舞うが、界面活性剤濃度を増加すると非ニュートン流体に変わる。これは、ϕ_sの増加に加えて、球状から円柱状または紐状の形態へミセル構造が変化することに起因する。球状ミセルの構造が界面活性剤濃度に依存しない場合、相対粘度η/η_0（η_0は溶媒粘度）は、φsの関数として表すことができる（アインシュタイン式）[34]。この式は、一般的に相互作用のない剛体球に適用される。

$$\eta/\eta_0 = 1 + 2.5\phi_s \tag{6}$$

一方、非ニュートン流体にはさまざまなタイプがあり、図15に代表例として塑性流体（ビンガム流体）、擬塑性流体、ダイラタント流体の流動曲線を示す。塑性流体は、降伏値を有する流体であり、ある一定の力（降伏応力σ_y）を加えないと流動しない。図15の$\dot{\gamma}-\sigma$図において、切片がσ_yに相当する。擬塑性流体では$\dot{\gamma}$の増加とともにηは減少し（ずり減粘、shear thinning）、多くの化粧品は擬塑性流体である。スキンケアクリームのように、皮膚に塗布した時は流動性を示さないが、指で剪断力を加えると液体のように伸び拡がる。すなわち、ηが減少する。一旦ηが減少した物体から剪断力を取り除くと再びηは増加し、元の状態へと戻る。擬塑性流体と類義の用語に「チキソトロピー」があるが、チキソトロピーには減粘現象に時間のファクターが含まれる。ずり減粘現象は、絡み合ったポリマー（または紐状ミセル）や密集した凝集体（エマルションなど）の構造粘性のある溶液系でしばしば観察され、流動場によるポリマーの再配列や凝集構造の破壊などに起因する。ずり減粘とは対照的にダイラタント流体はずり増粘（shear thickening）挙動を示し、見かけ粘度は$\dot{\gamma}$とともに増加する。このメカニズムは、剪断流下でのコロイド粒子の凝集（構造形成）から生じると考えられている。特定のミセル溶液系においてもshear thickeningが生じる場合があり、静置状態では親水基の反発力によりミセルは分散するが、ある$\dot{\gamma}$領域であたかも引力が働きミセルが連なった状態になる。

図15に示したレオグラムを描く場合、流体の種類に関わらず定常状態のデータがプロットされる。すなわち、各$\dot{\gamma}$において所定時間後のηやσを測定することになり、この定常状態に至るまでの時間設定は溶液の状態により異なるので注意が必要である。なお、チキソトロピー性を評価する際は、定常状態の測定ではないので$\dot{\gamma}$を連続的に変化して測定する。

(ii) 動的測定

繰り返しになるが、動的測定は溶液構造を破壊しない応力（ひずみ）範囲で行われる測定法である。溶液系では負荷される応力は非常に小さいので、レオメーターの選定にも注意する必要がある。

動的測定では、周波数（ω）の正弦波変形が負荷された時の応力（σ）－ひずみ（γ）間の位相シフト（δ）を観測する。理想的な粘性体の場合σは$\gamma=0$で最大になり、つまりσはγに対して位相がずれ、その時の位相角は90°（$=\pi/2$）である（図16(b)）。一方、理想的な弾性体の場合σはγと位相が揃っており、位相角$\delta=0$°となる（図16(a)）。粘弾性液体では、この位相角は0°～90°の範囲となり、粘性成分と弾性成分の2つの成分を用いて特徴付けら

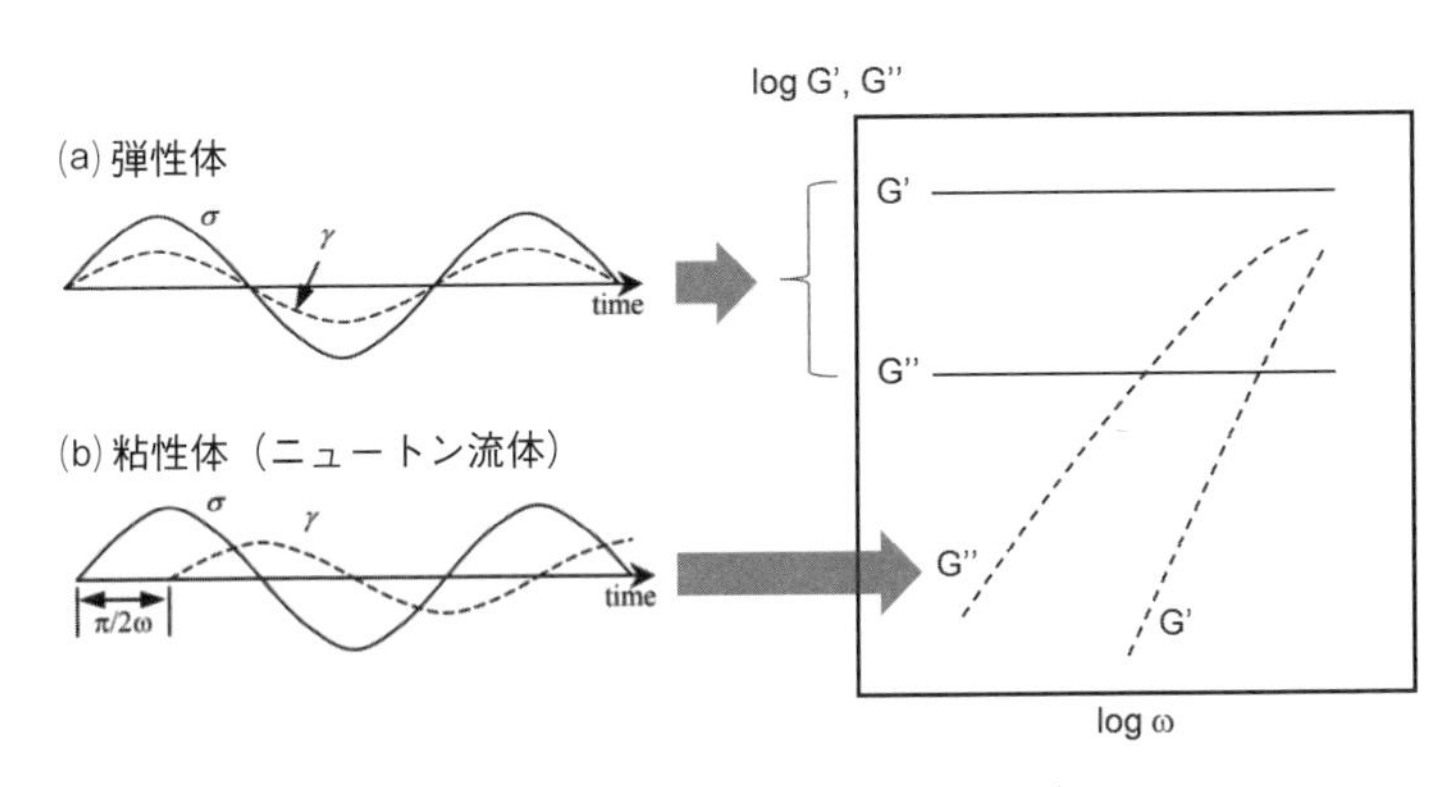

図16　弾性体と粘弾性の位相とレオグラム
レオグラム（右図）の横軸は周波数（ω）、縦軸は貯蔵弾性率（G'）と損失弾性率（G"）を表す

れる。実際の測定では、それぞれを損失弾性率（G"）と貯蔵弾性率（G'）で表される。図16の右図は、粘性的な液体と弾性的な液体の模式的なレオグラムを示しており、一般的な測定周波数領域（0・001Hz～100Hz）において粘性流体のG'とG"は周波数に依存して変化し、G"＞G'の関係にあるが、弾性流体ではG'＞G"となり、ほぼ一定の値を示す。動的測定において測定周波数は重要な意味があり、低周波数領域は溶液構造のマクロなブラウン運動がG'とG"に反映され、高周波数になるとミクロな伸縮運動やブラウン運動が関係してくる。

　レオロジーはミセルなどの溶液構造に関する間接的な測定法であるが、他の構造解析法では得られない力学的情報（例えば、紐状ミセルの硬さ（持続長））が得られる。Maxwellモデルなどレオロジーに関する理論は主に高分子溶液系に基づいて確立されており[35]、界面活性剤溶液系にも多く適用されている。ミセルや液晶などの自己組織体の解析は、本書の英語版「Cosmetic science and technology : Theoretical principles and applications (Elsevier, 2017) Chapter 32 "Rheology of Cosmetic Formulations"」で詳しく解説されているので、ご参考頂きたい。

6　界面の評価

エマルションの安定性は、界面活性剤の性質と配向、または界面で形成される会合構造に依存する界面特性によって制御される。ここでは、分子の運動性と粘弾性に焦点を当て、それらの評価法である(i)ゼータ電位、(ii)蛍光異方性、(iii)電子スピン共鳴（ESR）、(iv)広角X線散乱（WAXS）、および(v)界面レオロジー、について解説する。これらの方法のいくつかは、二分子膜のゆらぎや転位などの分子運動を理解するのにも役立つ[36]。

(i)　ゼータ電位

小粒子（または小液滴）のゼータ電位は表面電位とほぼ同等であり、電気泳動法、電気浸透法、流動電位法、沈降電位法、電気音響法、コロイド振動電位（ＣＶＰ）法の６つの測定法が知られている。電気泳動法は広く使用されており、散乱光のドップラーシフト理論（式⑿）に基づいてブラウン運動を行う小さな液滴に適している[37]。電場が入射光に対して直角に置かれると、散乱光の周波数中心は電気泳動移動度（μ）に応じてシフトする。式⑿で表されるドップラーシフト（Δv）の大きさは、μを使用して次のように表される。

$$\Delta v = \frac{2n \cdot \sin(\theta/2)}{\lambda}\mu E \tag{7}$$

ここで、Ｅは電界強度である。最終的に、ゼータ電位（ζ）はSmoluchowski式を使用してμから計算される[38]。

$$\zeta = \frac{4\pi\eta}{\varepsilon}\mu \tag{8}$$

ηとεはそれぞれ溶媒の粘度と誘電率である。

(ii)　蛍光異方性

蛍光偏光法は、蛍光分子が不動の場合、平面偏光励起光と同じ平面で蛍光が放出される原理に基づいており、膜構造を調査するためにしばしば使用される。励起光が垂直方向に偏光されている場合、蛍光も垂直方向に偏光されるが、この現象は励起状態における蛍光分子の運動性に依存する。

1,6－ジフェニルヘキサトリエン（ＤＰＨ）は蛍光分子として界面膜の流動性を調べるために使用され、界面活性剤分子の疎水鎖間に可溶化される。ＤＰＨが激しくタンブリングすると、蛍光異方性（f_A）または偏光（Ｐ）が小さくなりる。f_A値は微小環境での粘度とＤＰＨの結合状態（自由度）に強く依存しており、例えば界面活性剤分子がゲル状態（クラフト点以下）の時f_A値は大きくなる。f_AとＰは相互に変換できるが、一般に流動性を表すパラメーターとしてf_Aが用いられ、次式から得られる。

$$f_A = \frac{I_{VV} - G \cdot I_{VH}}{I_{VV} + 2G \cdot I_{VH}} \qquad (9)$$

Ｇは装置定数（$= I_{VH}/I_{HH}$）、Ｉは垂直（Ｖ）または水平（Ｈ）偏光検出器で検出される発

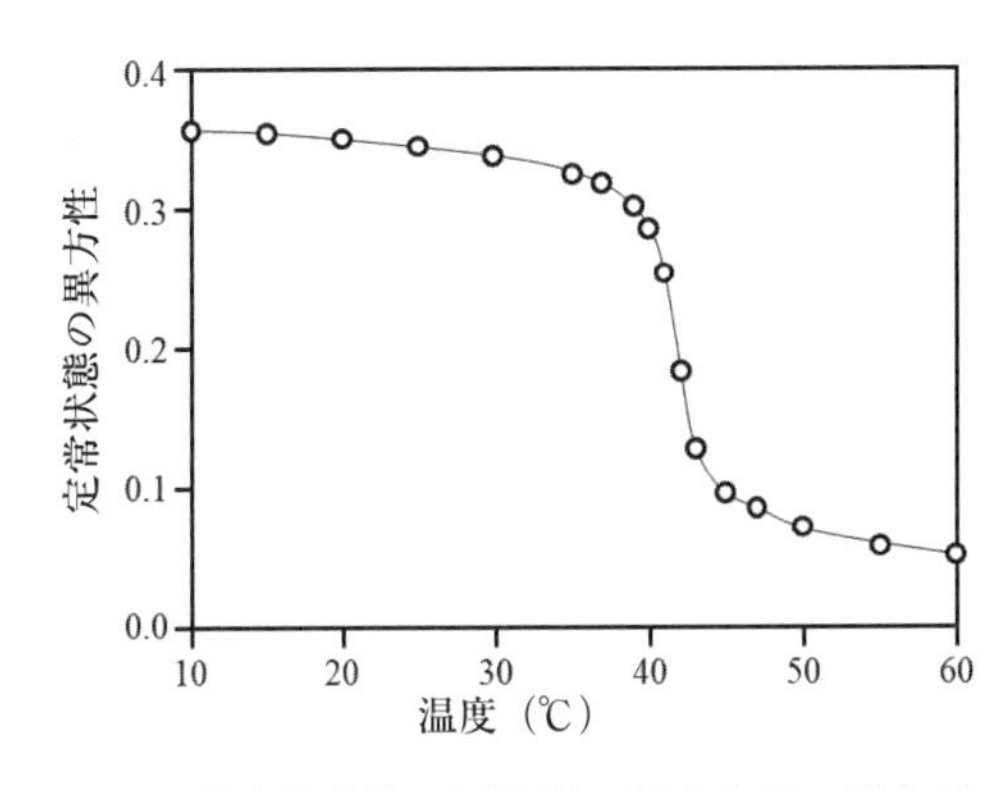

図17　蛍光異方性の測定例：温度上昇に伴うリン脂質（DPPC）膜のゲルー液晶転移[36]

光強度である。図17はゲルから液晶への転移における蛍光異方性の測定例である[36]。

(iii) 電子スピン共鳴（ESR）

電子スピン共鳴（ESR）は、「電子常磁性共鳴（EPR）」とも呼ばれ、生体試料でのUV照射によって生成されるフリーラジカルの検出、およびラジカル近傍の局所環境の動的変化の評価に使用される。後者の場合、安定な有機ラジカルを化学修飾したスピンプローブが用いられる。エマルションを含む界面活性剤系の場合、界面活性剤に類似したスピンプローブが用いられ、この種のスピンプローブは界面活性剤分子とともに界面に配置されるためエマルション界面の動的特性を調べることができる[39]。アルキル鎖の様々な位置にラジカル種をラベルした様々なスピンプロー

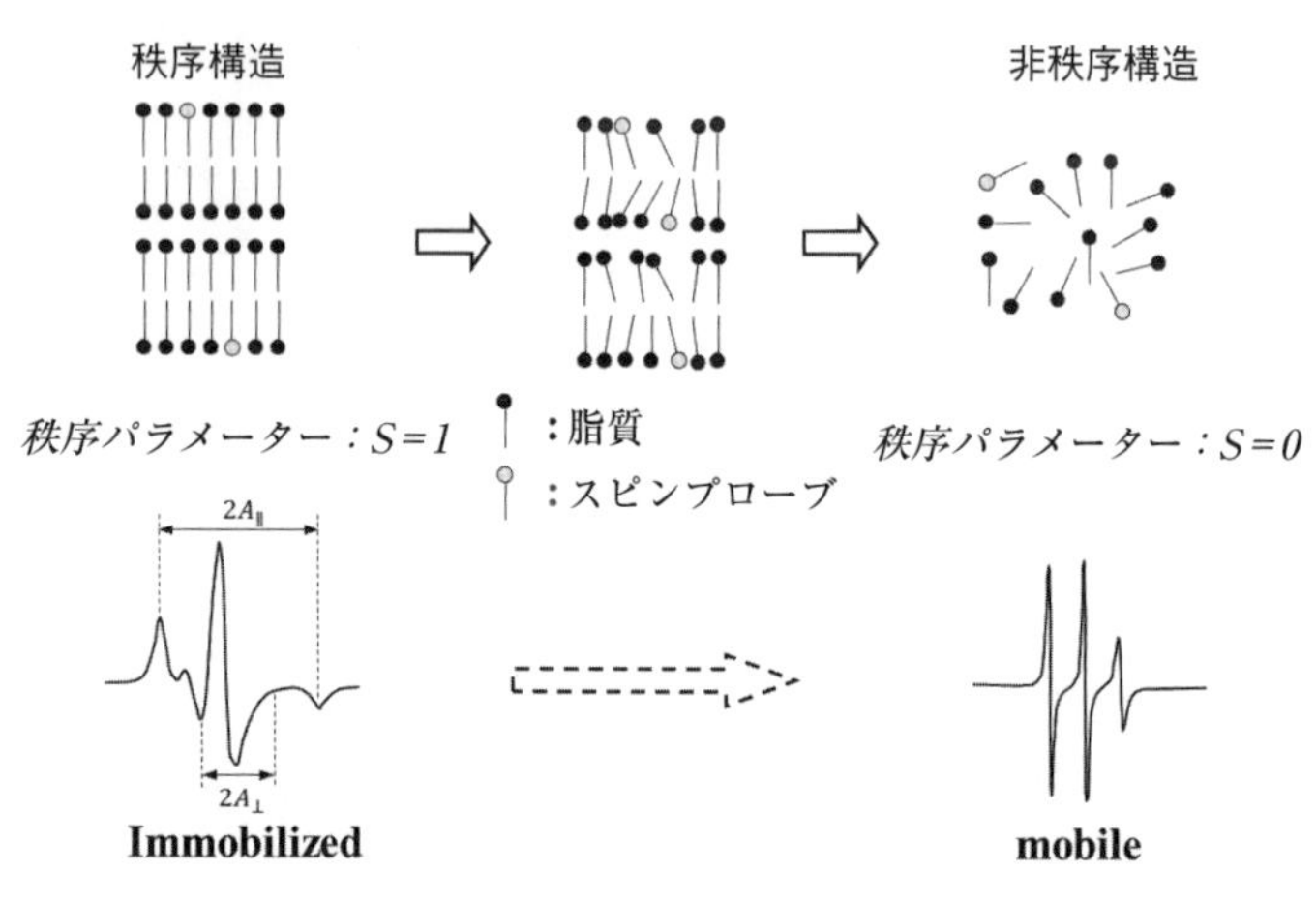

図18　脂質２分子膜の配向秩序とESRスペクトルの関係[43]

ブを使用することにより、深さ方向でのアルキル鎖の局所運動に関する情報が得られる。ESRはラジカルからの電磁波の吸収を測定するため、乳液のような濁った溶液にも適用できる。ESRスペクトルから、次式を用いて界面膜の「硬さ・柔らかさ」と「流動性」を表す秩序パラメーター（S）が計算される[40-42]。

$$S = \frac{A_{\parallel} - A_{\perp}}{A_{ZZ} - \frac{1}{2}(A_{XX} + A_{YY})} \cdot \frac{a}{a'} \qquad (10)$$

$A_{\parallel}$と$A_{\perp}$は外側と内側の超微細結合定数（図18）、aは固体状態でのスピンラベルの等方性超微細結合定数（$a=(A_{XX}+A_{YY}+A_{ZZ})/3$）、a'は膜中のスピンラベルの等方性超微細結合定数

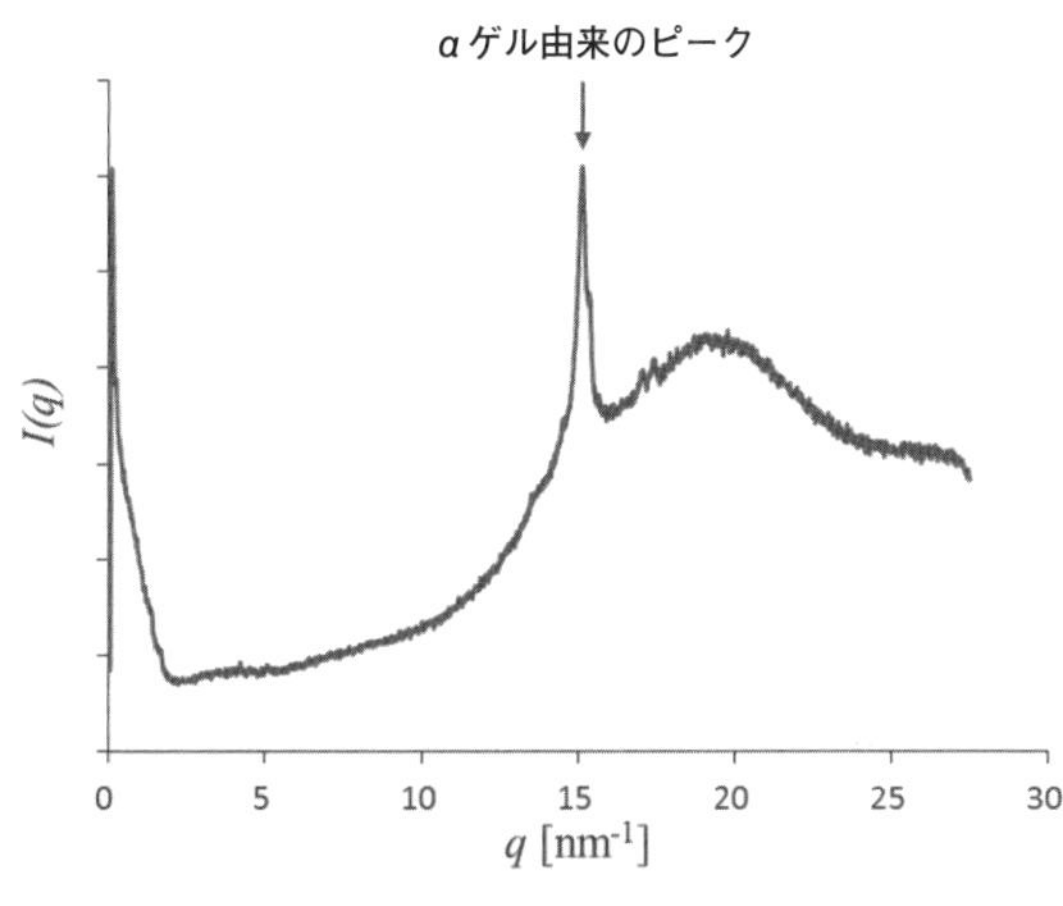

図19　αゲルの広角Ｘ線散乱スペクトル

($a' = A_{\parallel} + 2A_{\perp}/3$) を表す。また、$A_{XX}$、$A_{YY}$、$A_{ZZ}$ は実験定数である。図18に示すように、ＥＳＲスペクトルは分子配向状態に応じて秩序パラメーターＳは０～１の値を示す(43)。

(iv)　広角Ｘ線散乱（ＷＡＸＳ）

ＳＡＸＳと同様に、広角Ｘ線散乱（ＷＡＸＳ）は、液晶や水和固体（αゲルなど）を利用したエマルジョンの微細構造を解析するのに役立つ。この散乱測定は広角領域（通常2θ＞10°）で行われるため、ＷＡＸＳスペクトルは分子の充填状態を表す。図19はαゲル中に油を分散したエマルジョンのＷＡＸＳスペクトルを示しており、エマルション中にαゲル構造（界面活性剤分子の六方晶配列）が形成されていることを証明している。

(v) 界面レオロジー(44)

界面レオロジーは、エマルションや泡沫などの安定性に関わる重要なパラメーターであり、安定化には広範囲の周波数にわたるレオロジー特性と吸脱着速度論を理解することが重要である。エマルションの不安定化要素の1つであるオストワルド熟成は、界面粘性と界面における界面活性剤(または固体粒子)の吸脱着速度に関係する。多くの実用的なケースにおいて、界面は形状やサイズの変化などの外部の機械的摂動力の影響を受けている。形状が不変の場合、サイズ変化に伴う界面の応答は膨張弾性と粘度によって特徴付けられる。一方、サイズ不変での形状変化に対する界面の応答は、剪断弾性と粘度によって特徴付けられる。

レオロジーは外部から力が系に印加された時の応答を調べる科学であり、基礎理論と測定パラメーターはバルクのレオロジーに類似する(3－4節を参照)。膨張粘弾性測定の場合、界面積(ΔA)の微小変化が摂動力であり、界面の微小な調和振動を加えることによって液滴は乱される。この時の界面の応答から複素粘弾性係数(E(iω))が求められる(45)。

E(iω)は貯蔵弾性率(E'実数部)と損失弾性率(E"虚数部)で表され、E'とE"がそれぞれ膨張界面弾性と膨張界面粘性である。図20に周波数を変数とした時の界面粘弾性レオグラムの模式図を示すが、バルクのレオロジーで得られるものと類似する。

膨張粘弾性に比べて、剪断変形に対する界面応答の研究は十分に進んでいない。しかしな

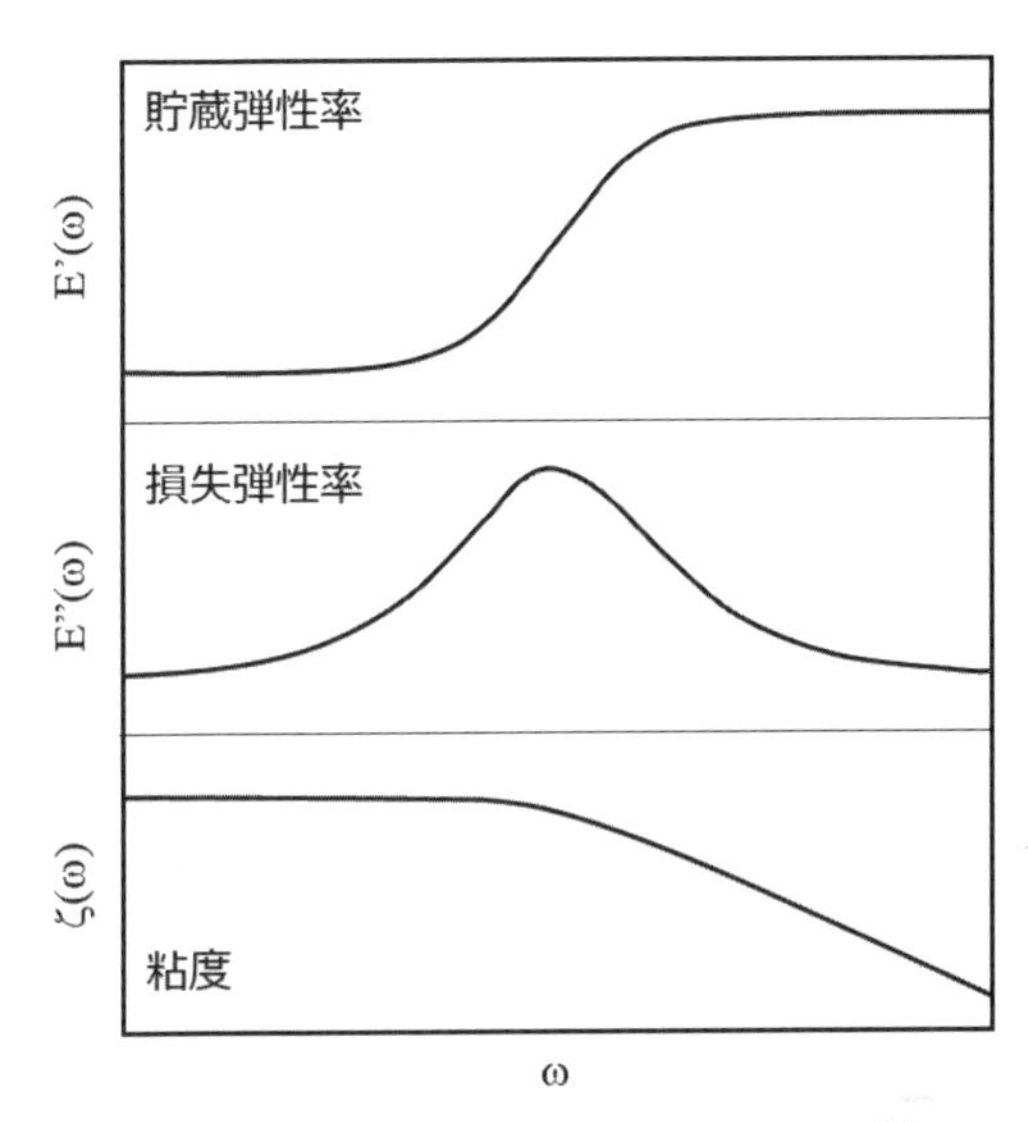

図20　界面粘弾性レオグラムの模式図[45]

がら、起泡、乳化、石油回収などの幅広い技術的側面において界面の剪断特性の重要性が徐々に認識されてきているため、近年では界面の剪断特性が注目されている[46]。

7　おわりに

本章では、ミセル、液晶、エマルションの構造に関する評価法を幅広く紹介し、各評価法について重要となるポイントを中心に解説した。当然ながら評価機器も日々進化しており、新しい機器が開発されるだけでなく、レオロジー－SAXS[47]やレオロジー－FTIR[48]のように2つの評価法を組合せた機器もある。これらの評価法の進化によって新しい機能性製剤の発見と創造に繋がることが期待されるが、機器を使用する側の研究者も各機器に関する原理や理論を習熟することが好ましい。近年の多くの装置が汎用化され、誰でも簡単に使用できることを想定した装置設計が施されているが、装置に頼ってしまうばかりに測定エラーに気付かないことが増えているように感じる。いずれの装置においてもこの点は注意して頂きたい。

化粧品製剤の物性評価に悩んだ際の足掛かりとなることを意識したため、ここでは詳しい理論や原理まで深掘りしなかったが、評価を実施する際は付記した文献や専門書を参考にして頂ければと思う。

参考文献

（1）福井寛，トコトンやさしい化粧品の本（第2版），日刊工業新聞社，p.59（2020）

（2）P. Debye, Light scattering in soap solutions. *J. Phys. Chem.*, **53**(1), 1–8 (1949)

（3）P. Stilbs and B. Lindman, J. Phys. Chem., **85**, 2587–2589 (1981)

（4）L.A. Singer, Fluorescence probes of micellar systems – An overview, in *Solution Behavior of Surfactants* (Eds. K.L. Mittal, E.J. Fendler), vol. 1, Plenum Press, New York, pp.73–112 (1982)

（5）M.A. Hayat, *Principles and Techniques of Electron Microscopy*：*Biological Applications*. 4th Edition, Cambridge University Press. pp.45–61 (2000)

（6）B. Ruozi, et al., AFM, ESEM, TEM, and CLSM in liposomal characterization：a comparative study. Int. *J. Nanomedicine*, **6**, 557-563 (2011)

（7）土屋好司，現場で役立つコロイド・界面現象の測定ノウハウ　第13章「ミセル，ベシクル，液晶のフリーズフラクチャー電子顕微鏡（FF-TEM）観察，第14章「ミセル，ベシクルのクライオ電子顕微鏡（cryo-TEM）観察」（編著：阿部正彦），日刊工業新聞社，pp.109-124（2016）

（8）日本化学会編，現代界面コロイド化学の基礎（第4版），丸善出版，p.53（2018）

（9）Disordered Effects on Relaxational Process, Glass, Polymer, Proteins (Eds. R. Richert and A. Blumen), Springer, Berlin (1994)

（10）P. Debye, Light scattering in solutions. *J. Appl. Phys.*, **15**(4), 338-342 (1944)

（11）B.H. Zimm, Molecular theory of the scattering of light in fluids. *J. Chem. Phys.*, **13**(4), 141-145 (1945)

（12）Otsuka Electronics Homepage（https://www.otsukael.jp/product/detail/productid/92/category1id/37/category2id/30/category3id/81）

（13）松岡秀樹，X線・中性子小角散乱法－高分子ミセルへの応用を例として－，日本油化学会誌，**49**(10), 1163-1171（2000）

（14）A. Guinier and G. Fournet, Concept of radius of gyration of a particle, in *Small Angle Scattering of X-ray*, Wiley, New York, pp.24-28 (1955)

（15）G. Porod, The small-angle X-ray scattering from densely packed colloidal systems. *Kolloid - Zeitschrift und Zeitschrift fur Polymere*, **124**, 83-114 (1951)

（16）L.A. Feigin and D.I. Svergun, *Structure Analysis by Small-Angle X-ray and Neutron Scattering*, Plenum Press, New York (1987)

（17）J. Brunner-Popela and O. Glatter, Small-angle scattering of interacting particles. I. Basic principles of a global evaluation technique. *J. Appl. Cryst.*, **30**, 431-442 (1997)

(18) B. Weyerich, et al., Small-angle scattering of interacting particles. II. Generalized indirect Fourier transformation under consideration of the effective structure factor for polydisperse systems. *J. Appl. Cryst.*, **32**, 197–209 (1999)

(19) A. Bergmann, et al., Solving the generalized indirect Fourier transformation (GIFT) by Boltzmann simplex simulated annealing (BSSA). *J. Appl. Cryst.*, **33**, 1212–1216 (2000)

(20) K. Holmberg, et al., Confinement, Obstruction and Solvation Determine Solvent Self-Diffusion in Microemulsions, in *Surfactants and Polymer in Aqueous Solution* 2nd Edition, John Wiley & Sons, Chichester, pp.148–151 (2003)

(21) U. Olsson, et al., Change of the structure of microemulsions with the hydrophile-lipophile balance of nonionic surfactant as revealed by NMR self-diffusion studies, *J. Phys. Chem.*, **90**(17), 4083–4088 (1986)

(22) K. Watanabe, et al., Poster presentation in XXII IFSCC Congress, Edinburgh, Sep. 2002.

(23) Y. Yamashita, et al., Phase behavior of N-Acylamino acid surfactant and N-Acylamino acid oil in water. *Langmuir*, **19**(10), 4070–4078 (2003)

(24) F.A. Jenkins and H.E. White, *Fundamentals of Optics*, 3rd Edition, McGraw Hill, New York p.288 (1957)

(25) T. Wriedt, Mie Theory : A Review. *The Mie Theory, Basics and Applications* (Eds. W. Hergert, T. Wriedt), Springer Series in Optical Sciences, vol. 169, Springer, Berlin, pp.52–71 (2012)

(26) C. Dalmazzone, et al., Application of DSC for emulsified system characterization. *Oil & Gas Sci. Tech. – Rev. IFP*, **64**(5), 543–555 (2009)

(27) M. Miyamoto, et al., Skin permeation promoting formulation based on novel bicontinuous alpha-gel structure with amphiphilic tranexamic acid derivative. *28th IFSCC2014 Full Paper*, 3440–

3445 (2014)

(28) K. Sakai, et al., Active interfacial modifier：stabilization mechanism of water in silicone oil emulsions by peptide-silicone hybrid polymers, *Langmuir*, **26**(8), 5349-5354 (2010)

(29) M. Antoni, et al., Binary emulsion investigation by optical tomographic microscopy for FASES experiments. *Colloids Surfaces A*：*Physicochem. Eng. Aspects*, **309**, 280-285 (2007)

(30) W.H. Bragg and W.L. Bragg, The reflexion of X-rays by crystals. *Proc. R. Soc. Lond. A*, **88**, 428-438 (1913)

(31) Y. Yamashita, et al., Aggregation and phase behavior of a double-chain surfactant, N-dodecyl-N-octyl-N-methylamine oxide, as a function of the protonation degree. *Langmuir*, **23**, 1073-1080 (2007)

(32) Y. Yamashita, Phase behavior of amino-acid surfactant in water-oil system. Master Thesis, p.17 (2002)

(33) A. Khan, et al., Liquid crystallinity in a calcium surfactant system. Phase equilibriums and phase structures in the system calcium octyl sulfate/decan-1-ol/water. *J. Phys. Chem.*, **86**, 4266-4271 (1982)

(34) H. Hoffmann, Viscoelastic Surfactant Solutions. in *Structure and Flow in Surfactant Solutions* (Eds. C.A. Herb, R.K. Prud' homme), ACS Symposium Series 578, American Chemical Society, p.3 (1994)

(35) M. Doi and S.F. Edwards, *The Theory of Polymer Dynamics*, Oxford, New York (1986)

(36) W. Stillwell, *An Introduction to Biological Membranes*, Academic Press, London, pp.164-172 (2013)

(37) R.J. Hunter, *Zeta Potential in Colloid Science*：*Principle and Application*, Academic Press, London (1981)

(38) A. Sze, et al., Zeta-potential measurement using the Smoluchowski equation and the slope of the current-time relationship in electroosmotic flow. *J. Colloid Interface Sci.*, **261**(2), 402–410 (2003)
(39) 大西俊一，スピンラベル法：とくに生体膜の研究(1)，化学と生物，**14**(2)，108–116（1976）
(40) O.H. Griffith and P.C. Jost, Lipid spin labels in biological membrane. in *Spin Labeling Theory and Applications* (Ed. L.J. Berliner), Academic Press, New York, pp.453–523 (1976)
(41) W.L. Hubbel and H.M. McConnell, Molecular motion in spin-labeled phospholipids and membranes. *J. Am. Chem. Soc.*, **93**, 314–326 (1971)
(42) D. Marsh, Electron paramagnetic resonance；spin labels. in *Membrane Spectroscopy* (Ed. E. Grell), Springer, Berlin, pp.51–142 (1981)
(43) 中川公一，高度な ESR 技法を用いた脂質構造とダイナミクスの研究，オレオサイエンス，**10**(4)，133–139（2010）
(44) A.J. Mendoza, et al., Particle laden fluid interfaces：Dynamics and interfacial rheology. *Adv. Colloid Interface Sci.*, **206**, 303–319 (2014)
(45) S.A. Zholob, et al., *Determination of the dilatational elasticity and viscosity from the surface tension response to harmonic area perturbations*, in Interfacial Rheology (Eds. R. Miller, L. Liggieri), Brill, Leiden, (2009)
(46) J. Krägel, et al., Interfacial shear rheology. *Curr. Opin. Colloid Interface Sci.*, **15**, 246–255 (2010)；G.G. Fuller, et al., Complex fluid-fluid interfaces：rheology and structure. *Annu. Rev. Chem. Biomol. Eng.*, **3**, 519–543 (2012)
(47) O. Diat, et al., Effect of shear on a lyotropic lamellar phase. *J. Phys II France*, **3**, 1427–1452 (1993)

(48) K. Oldorp, Curing of an acrylate glue – Rheology with simultaneous FTIR spectroscopy. Thermo Fisher Scientific Application Note V–254 (2011)

第5巻のあとがき

熊野可丸

入社以来、43年に渡って、化粧品や医薬品の開発の為の様々な研究に携わって来ました。その為に本シリーズの第1巻（文化・社会と化粧品科学）、第2巻（化粧品を支える科学技術）、第3巻（肌／皮膚・毛髪と化粧品科学）、第4巻（化粧品の成り立ちと機能）に述べられたような様々なあらゆる分野の知識、技術、科学へのチャレンジをして来たと思います。その長年のチャレンジ心を支えてきたものはCreative Integration（創造的統合）の発見です。すなわち、化粧品及び医薬品に関するあらゆる科学・技術を高めると共に、利用者の一人一人の知識と知恵を柔軟かつ自在に統合し結集することで新しい価値の創造と伝達を実現して行くことでした。変化をチャンスと考え、自分の枠を作らず①クリエーターとして、いつも「Something News」「Something Difference」のSerendipity的な発想②チャレンジャーとして複数の専門家となり、複眼思考で判断すること③トランスレーターとして研究成果を判り易く翻訳し、発信すること④マーケッターとして市場動向・変化を先取りして、国内のみならず、グローバルレベルで「お客様品質」を知ることでした。この発想がどう創るか（How）

から、何を創るか（What）のモノづくりにつながり、技術開発を消費者と共にあるべきと常に複眼思考で情報を収集し、選択して考えるべきと感じました。日常的に様々な種類の化粧品や用具を利用する消費者の志向や願望は時代と共に激しく変化して行くので、化粧品開発者は個人はもちろん、組織としてもその変化と対応し、新たな目標を実現化すること、ネットワークづくりや自らがそのムーブメントを変化を起こし、加速して行くことが大事なことと思われます。

最後に、私の描画「ワレモコウ」を本巻にも掲載されたこと関係者の皆様にお礼申し上げます。「ワレモコウ」は私の好きな高山植物の一つで、8月～10月頃見ることが出来ます。山野の日当たりの良い草地に生え、独特な香りがあり、高さ50㎝～1mにもなる多年草です。長楕円形（1～2㎝）の暗赤紫色の花を楽しめます。数日間乾燥してドライフラワーとしても利用出来来、他の野生花と共に生けることも楽しみ方の1つです。

〈編者、著者紹介〉

坂本一民（さかもとかずたみ）　1946年生まれ。東北大学大学院工学研究科修了。味の素、資生堂、成和化成、千葉科学大学薬学部教授を経て、現在東京理科大学客員教授。理学博士、日本化学会フェロー。

山下裕司（やましたゆうじ）　1977年生まれ。横浜国立大学工学研究科を修了後、バイロイト大学（ドイツ）で理学博士の学位を取得。チッソ石油化学株式会社に4年間勤務後、聖マリアンナ医科大学ポストドクターを経て、現在千葉科学大学薬学部准教授。

渡辺　啓（わたなべけい）　1965年生まれ。横浜国立大学大学院工学研究科修了。㈱資生堂にてスキンケア、洗浄剤の基礎・応用研究、製品開発に携わり、現在東京理科大学客員教授、明治薬科大学非常勤講師を兼務。工学博士。

中村直生（なかむらなおき）　1952年、静岡県生まれ。東京農工大学卒、ポーラ化成工業株式会社を経て、現在株式会社パラエルモサ化粧品研究所所長。

坂井隆也（さかいたかや）　東京都出身。1990年東京理科大学理学部化学科卒業、1992年同大学理学研究科化学専攻修士課程修了。1992年花王株式会社に入社。現在、同社研究開発部門、研究主幹。工学博士。

楊　建中（ようけんちゅう）　１９６２年、中国北京市生まれ。大阪市立大学工学博士、Ｐ＆Ｇ社へアケア製品開発主席研究員を経て、現在美研創新株式会社代表取締役社長。

南野美紀（みなみのみき）　１９６３年生まれ。近畿大学薬学部薬学科卒業、同年、株式会社クラブコスメチックス入社。２００５年に独立し株式会社ベルヴィーヌ創業。医学博士（大阪市立大学）、薬学博士（大阪大学）、経営学修士（神戸大学）。武庫川女子大学薬学部客員教授。ＩＦＳＣＣ（国際化粧品技術者会連盟）名誉監査役。

神田不二宏（かんだふじひろ）　１９５７年生まれ。㈱資生堂を経て、現在武庫川女子大学薬学部客員教授。工学博士（東京大学）、ＩＦＳＣＣ（国際化粧品技術者会連盟）フェロー。

熊野可丸（くまのよしまる）　１９４３年生まれ。東京理科大学応用化学科卒業、薬学博士。資生堂に入社以来、一貫してスキンケアの研究開発に携わる。１９７６年、日本人として初のＩＦＳＣＣ（国際技術者会連盟）の最優秀論文賞を受賞。その後、日本化粧品技術者会（ＳＣＣＪ）会長、およびＩＦＳＣＣの会長を務める。現在ＳＣＣＪの名誉会長。

『化粧品科学へのいざない』シリーズ第５巻

化粧品(けしょうひん)そぞろ歩(ある)き

2022年４月11日　第１刷発行

編　者　坂本一民、山下裕司
著　者　渡辺啓、中村直生、坂井隆也、楊建中、
　　　　南野美紀、神田不二宏、熊野可丸、山下裕司、
　　　　坂本一民
発行者　小山紀夫
発　行　株式会社薬事日報社　https://www.yakuji.co.jp
　　　　東京都千代田区神田和泉町１番地　電話03-3862-2141
印　刷　昭和情報プロセス株式会社
カバー　ファントムグラフィックス株式会社

 ISBN978-4-8048-1581-9